消化管ストーマ
造設の手引き
Manual of Intestinal Stoma Construction

編 日本ストーマ・排泄リハビリテーション学会
　　日本大腸肛門病学会

文光堂

● 日本ストーマ・排泄リハビリテーション学会,
　日本大腸肛門病学会　編

日本ストーマ・排泄リハビリテーション学会（理事長　前田耕太郎）のガイド委員会（委員長　森田隆幸）と日本大腸肛門病学会（理事長　杉田　昭）のストーマ・排泄リハビリテーション委員会（委員長　前田耕太郎）が消化管ストーマガイド合同委員会を組織し，本書の企画，編集，執筆を行った．

● 編集執筆者一覧 (50音順)

荒木　靖三
石川眞里子
板橋　道朗
大村　裕子
熊谷　英子
幸田　圭史
小林　和世
佐々木一晃
貞廣荘太郎
竹之下誠一
中村　利夫
西口　幸雄
平井　　孝 (故)
舟山　裕士
前田耕太郎
森田　隆幸
山田　陽子

● 執筆協力者 (50音順)

穴澤　貞夫
大木　進司
小杉　千弘
塩田　規帆
中越　　亨

発刊にあたって

　わが国のストーマ保有者は年々増加し，今や20万人を超えている．その理由としては大腸がんなどの悪性腫瘍の増加や炎症性腸疾患などの良性疾患に対してストーマ造設を要する機会が増加していることが挙げられるが，ストーマ造設を要する疾患の背景は複雑となり，造設されるストーマの種類も多くなってきている．さらに，包括医療制度の導入，抗がん剤治療，放射線治療の急速な進歩によってストーマ医療を取り巻く環境は大きく変わりつつあり，全国の施設で，さまざまな問題を抱えながらストーマ造設とケアが行われているのが現状である．一方では，質の高いストーマ装具や用品が開発・普及することと相まって，ストーマケアに関連する看護師の活動もより広まった．このような大きな流れの中でストーマ医療に携わる医師と看護師が協働しながら「管理しやすい良いストーマとはどのようなストーマか」，「良いストーマをどのように造設するのか，それらを標準化することが出来るのか」を探ることが求められたのは正に時代に即した要望でもあった．

　第36回，第37回日本ストーマ・排泄リハビリテーション学会総会のシンポジウムで「ストーマ造設の標準化は出来るか」のテーマが取り上げられ，それを機に消化管ストーマ造設のガイドライン的なものの作成が検討された．日本ストーマ・排泄リハビリテーション学会にガイド委員会が組織され，日本大腸肛門病学会のストーマ・排泄リハビリテーション委員会と合同で「消化管ストーマ造設の手引き」の企画が行われた．

　今回発刊された本書の内容は消化管ストーマ造設，ストーマ閉鎖，ストーマ合併症，術前・術後ケア，社会保障制度，日常生活の指導まで，可能な範囲で文献検索を行い，それらに基づいて記述している．ある程度エビデンスのある内容のものも，エビデンスのないものも含まれているが，クリニカルクエスチョン，サイドメモ，コンセンサスなども加えて理解しやすい記載とした．また，ストーマ造設の手技やケアの実際をガイドラインとしてまとめることには限界があるため，タイトルは「手引き」とし，あえて推奨度は記載していない．

　研修医など若手医師，一般消化器外科医，看護師を読者対象としたが，日頃，ストーマ医療に携わる大腸外科医や認定看護師が手にとっても参考になる内容である．「なぜ，このようなストーマを造設したか，このようなストーマになったのか」，ストーマ造設の実際を看護師の方々に理解してもらえるように，また，「どのようにして術前・術後のケアを行うのか」日常の診療で看護師任せになっているストーマケアの実際を医師が理解できるようにという目的の内容でもある．

　本書がストーマ造設に携わる医療者にとって役立ち，わが国のストーマ医療の進歩とストーマ保有者のQOLの向上につながれば幸いである．

平成26年1月

編集者一同

目次

I ストーマの分類 … 1
- A 造設する腸管による分類 … 2
- B ストーマの形態による分類：単孔式ストーマ vs 双孔式ストーマ … 4
- C ストーマが造設されている期間による分類：一時的ストーマ vs 永久的ストーマ … 10
- D 機能的な分類：制御性（禁制）vs 非制御性（非禁制）ストーマ … 10
- E 開口時期からみたストーマの分類：一次開口ストーマ vs 二次開口ストーマ … 11

II 術前準備 … 21
1 術前からの医療者の関わり〜術前ケアの重要性と意義〜 … 22
- A 術前ケアとは … 22
- B ストーマ造設における術前ケア … 22
- C 術前ケアの目的と効果 … 23
- D 術前ケアの実際 … 23

2 術前ケア … 25
- A 術前インフォームドコンセント … 25
- B 精神的サポートと受容 … 27
- C 術前腸管前処置 … 28
- D ストーマサイトマーキングの実際 … 28
- E 特殊な病態でのストーマサイトマーキング … 35

III 消化管ストーマ造設 … 43
1 単孔式ストーマ造設 … 44
- A 単孔式結腸ストーマ … 44
- B 単孔式回腸ストーマ … 56

2 双孔式ストーマ造設 … 62
- A ループ式回腸ストーマ … 62
- B ループ式結腸ストーマ … 69
- C エンドループ式ストーマ … 72
- D ループエンド式ストーマ … 74
- E 皮膚・筋膜ブリッジを用いたループ式ストーマ造設 … 75
- F ロッドを用いたループ式ストーマ造設 … 78

		G 双孔式ストーマ造設術での造設腸管の選択	80

3　腹腔鏡下ストーマ造設 ─── 95
	A	腹腔鏡下ストーマ造設の対象となる疾患	95
	B	腹腔鏡を用いたストーマ造設の利点	95
	C	腹腔鏡下ストーマ造設が禁忌となる場合	96
	D	腹腔鏡下ストーマ造設の実際	96

4　炎症性腸疾患（IBD）とストーマ造設 ─── 99
	A	潰瘍性大腸炎のストーマ造設	99
	B	潰瘍性大腸炎のストーマケア	104
	C	クローン病のストーマ造設	108

5　特殊な病態・疾患でのストーマ造設 ─── 120
	A	緩和ストーマ造設術	121
	B	大腸癌によるイレウスおよび穿孔性腹膜炎に対するストーマ造設	122
	C	左側結腸の憩室穿孔症例でのストーマ造設	126
	D	急性腸間膜血行不全症でのストーマ造設	129
	E	基礎疾患（皮膚疾患）および特殊な病態でのストーマ造設	130

Ⅳ　ストーマ閉鎖　137

1　双孔式回腸ストーマ ─── 138
	A	ストーマ閉鎖時期と閉鎖時期による問題点	138
	B	双孔式回腸ストーマ閉鎖術の実際	139
	C	ストーマ閉鎖術に関する比較研究─手縫い吻合 vs 器械吻合	141
	D	ストーマ創の閉鎖法	141
	E	ストーマ創閉鎖法の比較研究	144
	F	術後合併症と合併症対策	144

2　双孔式結腸ストーマ ─── 147
	A	ストーマ閉鎖時期	147
	B	ストーマ閉鎖法	147
	C	術後の合併症とその頻度	151

3　ハルトマン手術後の左側結腸の再建 ─── 155
	A	ハルトマン手術となる病態	155
	B	ハルトマン手術後の左側結腸の再建の注意事項	155
	C	吻合方法	156
	D	術後合併症	157
	E	ハルトマン手術後の再建のタイミング	158
	F	腹腔鏡手術を用いた再建	158

V 術後のストーマケア　161

1 ストーマ創管理の基本　162
- A　ストーマ創と手術関連創　162
- B　ストーマ造設と創のデザイン　開腹手術と内視鏡手術　162
- C　創閉鎖時のストーマ手術創のドレッシング　164
- D　ストーマ増設直後の創管理　165
- E　術後のドレッシングとストーマ袋の交換　166

2 どこを，どのように観察するか　167
- A　早期合併症が管理困難を招く　167
- B　ストーマの観察　167
- C　腸蠕動と便の排出　168
- D　粘膜皮膚縫合部の抜糸　168

3 ストーマケアの実際　170
- A　術直後のストーマケア　170
- B　術後の装具選択　174

VI ストーマ合併症　177

1 ストーマ合併症の定義と分類　178
- A　ストーマ合併症の定義　178
- B　早期合併症と晩期合併症　178
- C　合併症の重症度による分類　179
- D　ストーマ管理困難　179

2 早期合併症　183
- A　ストーマ粘膜皮膚離開　183
- B　ストーマ陥没・陥凹　184
- C　ストーマ壊死　184
- D　ストーマ周囲皮膚炎・皮膚障害　185
- E　ストーマ部感染・ストーマ周囲膿瘍　185
- F　ストーマ閉塞・腸閉塞　185
- G　ストーマ瘻孔　186
- H　ストーマ出血　186
- I　ストーマ外傷　186

3 晩期合併症　188
- A　ストーマ脱出　188
- B　傍ストーマヘルニア　188
- C　ストーマ狭窄　190
- D　ストーマ静脈瘤　190

  4 ストーマ再造設を含む合併症への外科的治療 —— 191
   A 病態と適応 —— 191
   B ストーマ再造設法 —— 191

VII ストーマ造設と社会保障制度　195

 1 障害者総合支援法による社会保障制度 —— 196
  A 身体障害者の対象 —— 196
  B 身体障害者手帳の申請 —— 196
  C ストーマ用装具（日常生活用具）の給付 —— 198
  D その他の福祉制度 —— 200
 2 年金法による社会保障制度〜障害年金〜 —— 202
 3 医療費控除 —— 203
 4 在宅で受けられるサービス —— 205
  A 介護保険で受けられるサービス —— 205
  B 医療保険で受けられるサービス —— 207

VIII 日常生活の指導　211

  A 食生活 —— 212
  B 排泄の変化 —— 215
  C 入浴 —— 216
  D 運動 —— 218
  E 旅行 —— 218
  F 就学・就労 —— 219
  G 性生活 —— 219
  H 睡眠 —— 219
  I 衣服 —— 220
  J 災害時の備え —— 220
  K ストーマ用品の入手方法と廃棄方法 —— 221
  L サポートシステム —— 221
  M その他 —— 222

■索引 —— 225

I ストーマの分類

I ストーマの分類

- ▶ ストーマを造設する腸管によって，結腸ストーマ，回腸ストーマなどに分類されるが，造設腸管による解剖学的，生理学的特性がある．
- ▶ 排泄口の個数や挙上腸管の形態によって単孔式ストーマと双孔式ストーマに分類される．
- ▶ 狭義には，排泄口が1つのものを単孔式，排泄口が2つとなるものを双孔式という．
- ▶ ストーマが造設されている期間によって一時的ストーマvs永久的ストーマと分類されるが，これは単孔式，双孔式などストーマの形態にかかわらず生涯にわたりストーマを使用するか否かによる結果的な表現である．
- ▶ 機能的には制御性(禁制)vs非制御性(非禁制)ストーマに分類される．欧米では禁制Kock式ストーマが有名であるが，消化管ストーマで禁制ストーマが造設されることはまれになった．
- ▶ 開口時期から一次開口ストーマvs二次開口ストーマに分類される．

A 造設する腸管による分類

- 造設されたストーマの形態によらず，造設に用いた腸管の部位・臓器による分類である．
- 後腹膜に固定された腸管 fixed segment(盲腸・上行結腸，下行結腸)と腸間膜を有し腹腔外への挙上が容易な腸管 free segment(回腸，横行結腸，S状結腸)に大別され，多くの場合free segmentが造設腸管として選択される．
- 造設腸管それぞれに解剖学的特性，生理学特性があり，造設された腸管に特有の問題が生じうる(p.3サイドメモを参照)．
- 回腸ストーマと左側結腸ストーマの水分代謝や電解質代謝などの違いを表1に示した．

1) 結腸ストーマ colostomy

❶ 盲腸・上行結腸ストーマ cecal colostomy, ascending colostomy, ascendicostomy
- 腸管の径が大きく，壁も薄いため造設しにくい．
- 内容も回腸ストーマとあまり変わらないので実際に造設されることはほとんどない．

❷ 横行結腸ストーマ transverse colostomy, transversostomy
- 横行結腸の右側や左側に造設されるが，疾患や病態によって選択する．

造設腸管別にみたストーマ関連合併症の頻度や特徴

- 1976〜1995年に造設された1,616例を対象に合併症発生率や背景因子を検討した報告がある[1]．ストーマ造設腸管別にみると回腸ストーマ 49％，上行結腸ストーマ 35％，S状結腸ストーマ 34％，下行結腸ストーマ 31％，横行結腸ストーマ 22％の頻度であり，回腸ストーマと横行結腸ストーマで有意な差がみられたが，後期合併症では有意な差はみられなかった．
- ストーマの形態：ループ式ストーマに比べ，単孔式ストーマでは有意に合併症が少なかった．
- ストーマ造設腸管・形態別に**ループ式回腸ストーマの合併症が最も多く，単孔式横行結腸ストーマが最も少なかった**[1]．
- 322例のストーマ造設で66.8％の合併症があり，傍ストーマヘルニア，狭窄，脱出が多く，特に**横行結腸を用いたループ式ストーマの造設は避けたい**という報告もみられる[2]．
- 結腸直腸の閉塞疾患で緊急手術を行った360例を対象に，**ストーマ周囲感染を合併した誘因を検討した報告**では，ストーマ周囲感染は20例5.6％にみられたが，**下行結腸ストーマが6.7％と最も頻度が高く**，次いで横行結腸ストーマ 6.1％，回腸ストーマ 3.2％であった．
- 閉塞期間，肥満，手術時間，血清アルブミン値，CRP値なども危険因子に挙げられたが，ストーマ周囲感染を合併した例は，高頻度に手術創の感染も合併した[3]．

表1　回腸ストーマと左側結腸ストーマの比較

	回腸ストーマ	左側結腸ストーマ
排液量（水分）	1,000〜1,500mLと多いが，安定すれば半量になる	当初は排泄物に含まれる水分は多くなるが，普通の食事が摂取できる時期には通常の便と同様になる
排液量（電解質）	Naの排泄が2〜3倍多くなる	通常の便と同じ
尿量への影響	尿量は通常より40％減少する 尿酸結石の合併	通常の便と同じ
腸管のtransit	次第に遅くなる	不明
身体の水分バランス	慢性的な脱水傾向になる	脱水はない
細菌叢	早期に大腸化するがバクテロイドは出ない 嫌気性菌は少ない	バクテロイド，嫌気性菌が多い
便臭	便臭はない	便臭がある
消化酵素活性	活性が高い	活性は低い
栄養	胆汁酸の喪失（胆石症の合併） ビタミンB_{12}の欠乏（大球性貧血を起こしうる）	著変なし

❸下行結腸ストーマ descending colostomy，descendicostomy
- 後腹膜に固定されている腸管であり，合併症も起こしやすい．
- 下行結腸でストーマを造設する場合には後腹膜から授動し，緊張がかからぬように挙上する．

❹S状結腸ストーマ sigmoid colostomy，sigmoidostomy
- マイルズ手術やハルトマン手術で造設されるストーマである．

2) 小腸ストーマ small enterostomy

❶ 空腸ストーマ jejunostomy
- 腸間膜動脈血栓症などで救命的に造設されることがあるが，排液量がきわめて多く，空腸ストーマが造設される疾患は限られる．

❷ 回腸ストーマ ileostomy
- 最も多く選択されるストーマである．排泄物が液状のため，合併症の頻度は少なくなく，慢性的な脱水を起こす[4,5]．

3) その他

❶ 盲腸瘻 cecostomy
- 主に，順行性浣腸などで腸管内容の排泄を行うための人工的に作製した瘻孔である．

❷ 虫垂瘻 appendicostomy
- 虫垂の長さや内腔に個人差があり，その適応は限られる．

B ストーマの形態による分類：単孔式ストーマvs双孔式ストーマ

- 単孔式ストーマ end stoma は管腔臓器の断端，すなわち消化管の断端endを体表に挙上して造られるストーマで，造設に用いられた消化管の名称をつけ，単孔式回腸ストーマend ileostomy，単孔式結腸ストーマend colostomy，単孔式S状結腸ストーマend sigmoidstomyなどと呼ばれる．
- 双孔式ストーマは腸管の口側端の口proximal (functional) opening，と肛門側端の口distal (de-functioning) opening，または粘液瘻mucous fistulaを有するストーマで，用語集ではcolostomy/ileostomy with double orificeと表現されている．
- 腸管係蹄（ループloop）の連続性を保って造設されるものと，腸管係蹄を切離して造設するものがある．
- 「双孔式」という用語は「単孔式」に対応する表現であり，本邦ではよく使用されるが，英文で使用する場合には適切な表現はできない．
- 双孔式ストーマにはさまざまな表現がある（p.84，Ⅲ-②．双孔式ストーマ造設，サイドメモを参照）．

1) 単孔式ストーマ end stoma

- 狭義には腸管を切離し，腸管の断端endを体表に出して開口・造設するストーマである．
- 腹会陰式直腸切断術（abdominoperineal resection；APR，マイルズ手術Miles' operation），ハルトマン手術（Hartmann's procedure）で造設される単孔式S状結腸ストーマが代表的である．

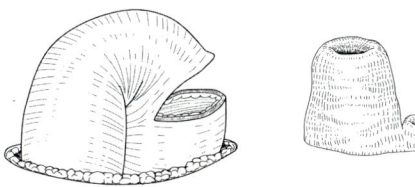

図1　ループ式ストーマ
腸管係蹄の連続性を保って造設する.

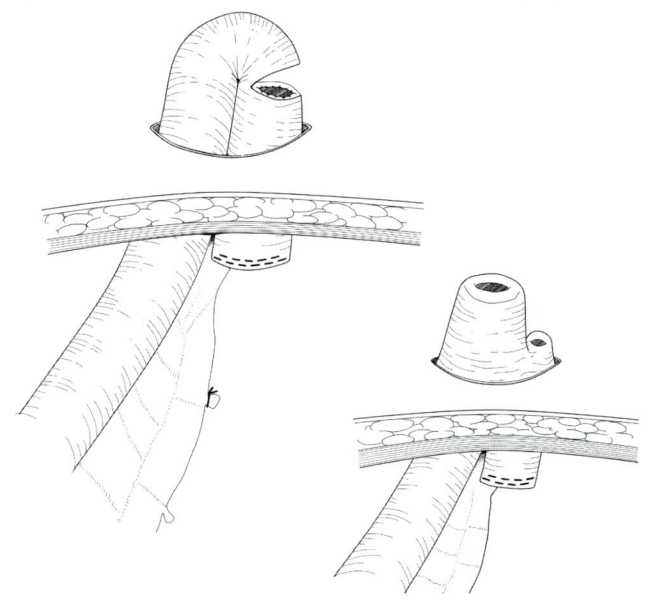

図2　ループエンド式ストーマ
離断し挙上した腸管係蹄の頂点を開口し，ストーマを造設する.

- 小腸で造設されるものは潰瘍性大腸炎での一期目手術，あるいは潰瘍性大腸炎や大腸腺腫症での大腸全摘術で造設される単孔式回腸ストーマが多い.

2) 双孔式ストーマ

❶ループ式ストーマ loop stoma
- 腸管と腸間膜の連続性を保って，腸管を係蹄状に腹壁に挙上し作製するストーマである（図1）.

❷ループエンド式ストーマ loop end stoma
- 肥満例や腸間膜の短縮している例で，単孔式ストーマを造設すると発生する合併症を予防する目的で，離断した腸管係蹄の頂点を開口するストーマである[6,7].
　図2に示す形態のストーマを含め，さまざまな造設形態になる（詳細はp.74〜75 Ⅲ-[2]双

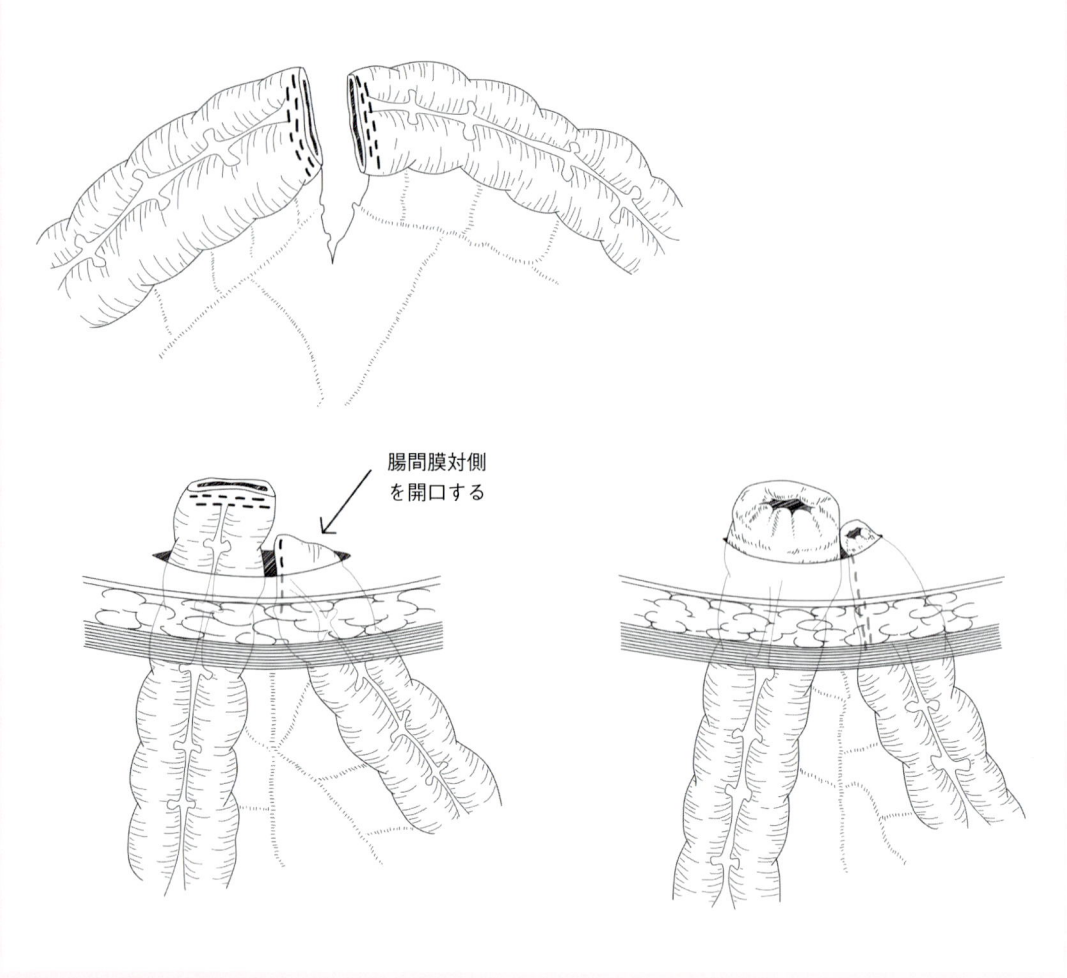

図3　エンドループ式ストーマ

孔式ストーマ造設を参照).

❸エンドループ式ストーマ end-loop stoma
- ループ式ストーマ造設に際し，ロッドを使用することなく，かつ形状が単孔式ストーマに類似し管理しやすいストーマとすることを目的に図3に示す術式がPrasadらにより報告された[8〜10] (p.72〜74 Ⅲ. 双孔式ストーマ造設，エンドループ式ストーマの項を参照).
- 腸間膜の連続性は一部保たれるが，辺縁動脈を切離するため腸管断端の血流に注意する.

❹二連銃式ストーマ double-barrelled colostomy/ileostomy
- 腸管の連続性を断ち二連銃のような形態で併置して造設する双孔式ストーマである.
- 二連銃式で造設する機会は減少したが，特に結腸ではループ式ストーマに比べストーマサイズが大きくならないという利点がある(図4).

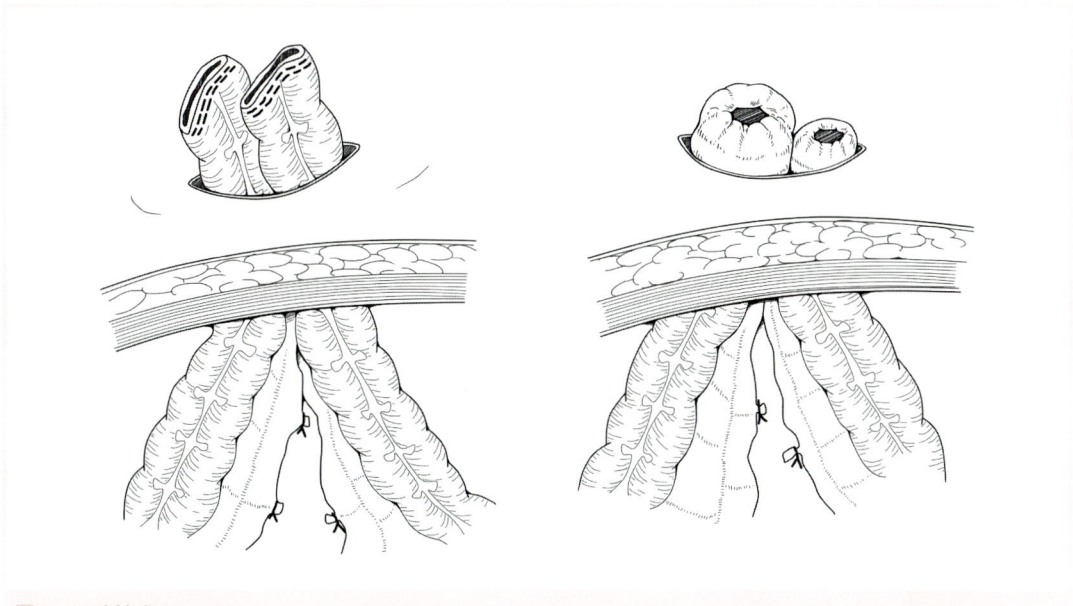

図4 二連銃式ストーマ

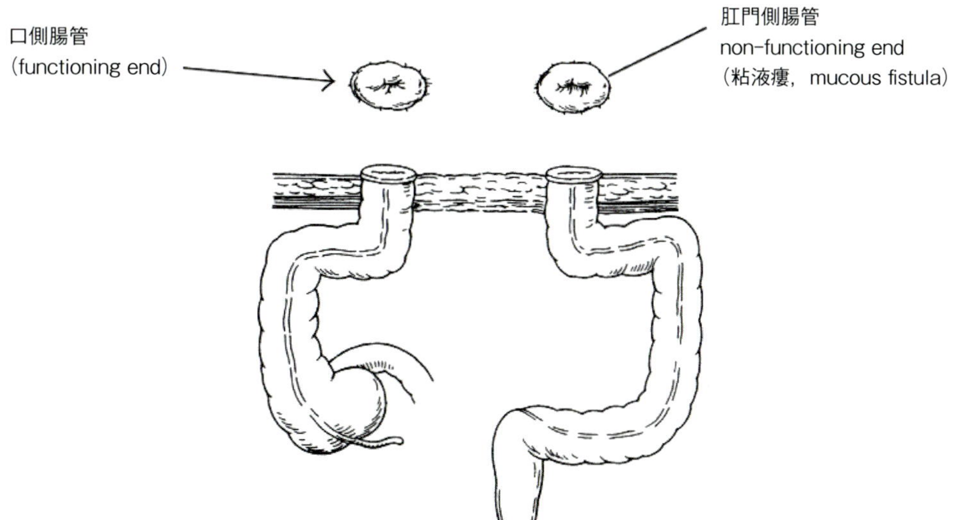

図5 分離型ストーマ

❺ 分離型ストーマ divided colostomy/ileostomy
- 連続性を断った腸管断端を，互いに離れた部位に置いて造設するストーマである．
- 口側腸管を腸管内容が排泄されるfunctioning endとし，肛門側腸管を粘液瘻とする(図5)．
- 広義には潰瘍性大腸炎の分割手術で大腸亜全摘術後の，回腸ストーマとS状結腸粘液瘻も

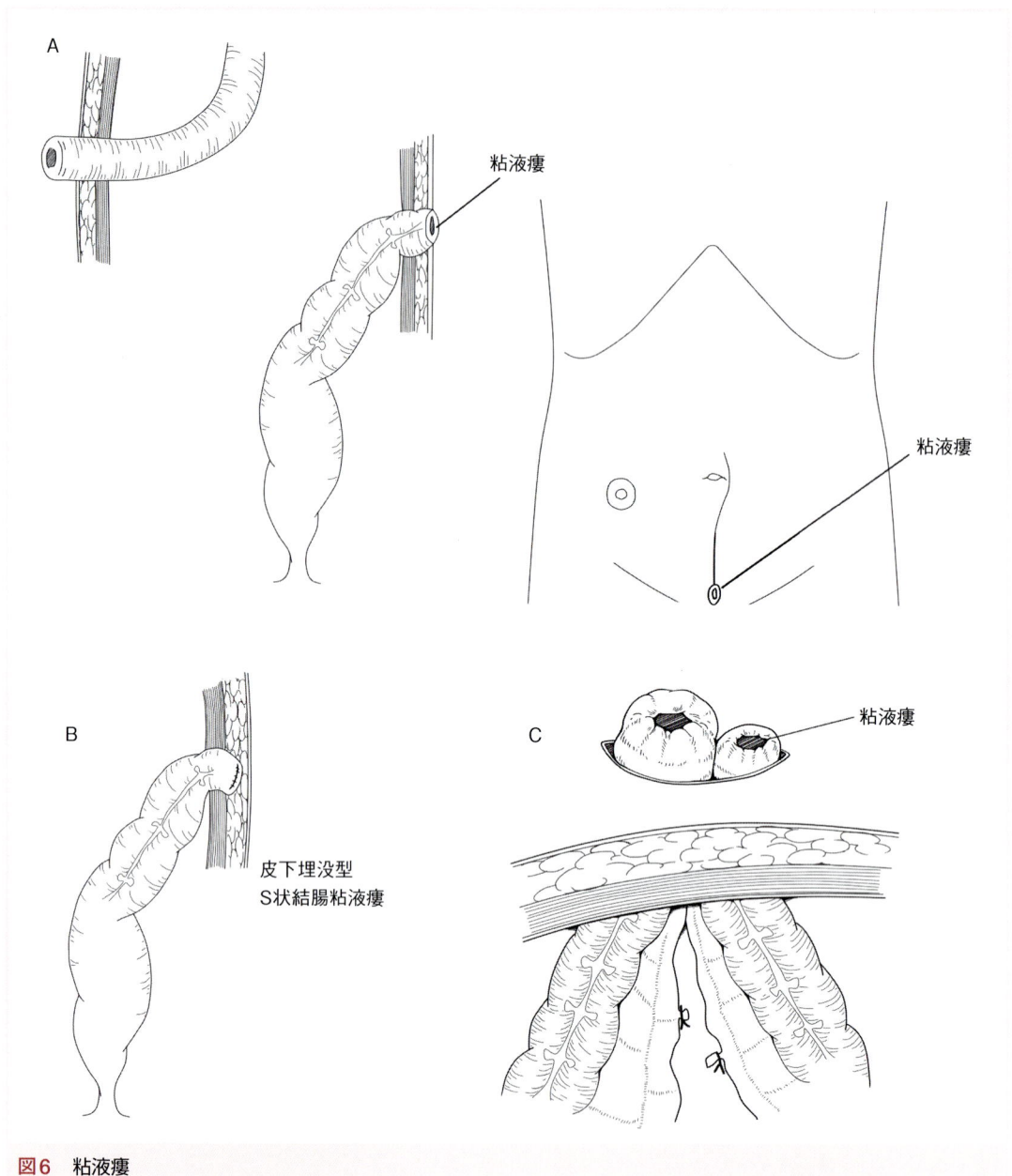

図6 粘液瘻

　　分離型ストーマである.
- 後述するダブルストーマとは区別する.

3) その他のストーマ

❶粘液瘻 mucous fistula
- 双孔式ストーマのうち,分離型ストーマの肛門側断端 non-functioning end を粘液瘻というのが一般的である.

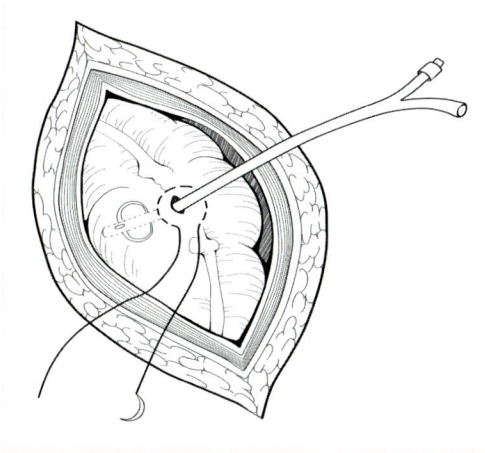
図7　開腹による盲腸瘻の造設

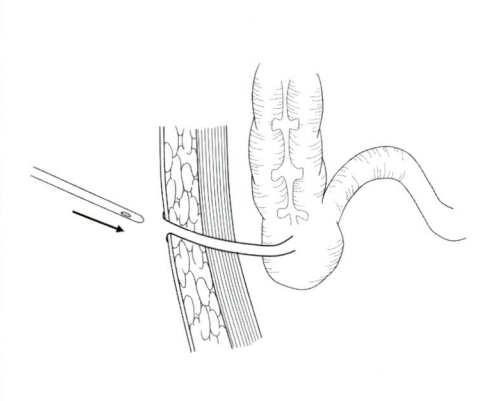
図8　虫垂瘻

- スキンレベルないしスキンレベルより若干高めに開口した排泄口で，空置腸管の減圧や粘液の排泄を目的にしたストーマである．
- 潰瘍性大腸炎の分割手術でのS状結腸粘液瘻などがよく知られている（図6A）．粘液瘻の合併症の低減や粘液瘻の管理を要しないなどの利点を有する皮下埋没型S状結腸粘液瘻の報告もある（図6B）[11]．
- 広義には，双孔式ストーマの遠位側断端から粘液だけが排泄されるもの（図6C）も粘液瘻と呼ばれることがあるが，係蹄式ストーマの遠位側開口部を粘液瘻と呼ぶことは少ない．

❷ 盲腸瘻 cecostomy，虫垂瘻 appendicostomy

- 悪性腫瘍，良性疾患などさまざまな原因で大腸の狭窄・閉塞をきたしているときに，減圧のためのストーマ造設を避ける目的で tube-cecostomy が行われた歴史がある（図7）．
- 1950年代以降の報告では死亡率が高いこと，チューブ挿入部の感染，チューブ閉塞などさまざまな合併症が起こるため，有用性が高いとする報告はあるものの一般的ではない[12]．
- 虫垂を挙上してカテーテルを挿入し，減圧や洗腸液の注入に用いる報告もあるが（図8）[13]，虫垂の太さや長さが個々人により異なるため，安定した成績や有効性は得られていない．
- 盲腸瘻や虫垂瘻も，近年では，順行性洗腸療法 antegrade continence enema を行って便失禁をコントロールする1つの選択肢として応用されている[14〜19]．
- 開腹，腹腔鏡下手術あるいは内視鏡的に虫垂瘻や盲腸瘻を造設し，そこから順行性に洗腸を行うことによって大腸を空虚な状態に保ち，排便をコントロールする方法で便失禁では65〜80％の改善率が報告されている．チューブ挿入部の創感染が45％と多く，狭窄例では拡張術や再造設が行われることもある．

C ストーマが造設されている期間による分類：一時的ストーマvs永久的ストーマ

- ストーマの造設形態（ハルトマン手術での単孔式ストーマ，diverting stomaでの双孔式ストーマ）にかかわらず，ストーマ閉鎖stoma closure・腸管の再建reversalが期待できるストーマは一時的ストーマtemporary stomaと表現する．
- 同様に，ストーマ造設の理由や形態を問わず，生涯にわたり使用するストーマを永久的ストーマpermanent stomaと表現する．
- 疾患にかかわらず，一時的なループ式ストーマでもストーマ閉鎖が行われず，永久的ストーマになる例がある．ハルトマン手術でもストーマ閉鎖・腸管再建が行われる．ストーマ閉鎖や再建についてはp.137「Ⅳ．ストーマ閉鎖」の項を参照．

D 機能的な分類：制御性（禁制）vs非制御性（非禁制）ストーマ

- 通常造設される消化管ストーマは制御性のない非禁制ストーマである．
- 禁制型ストーマの適応は限られる．本邦で実際に造設することはまれであるが，禁制型ストーマとしては図9に示すKock ileostomyが有名である[20]．
- 便の禁制を保つという点で，患者の満足度は高いが，24例中14例，58％がストーマ狭窄や逆流防止弁の機能不全のため再手術を受けている[21]．
- 他に，smooth muscle collarを巻き付ける方法やplugなど装具を使ったものも禁制に含まれるが，現在では行われない．

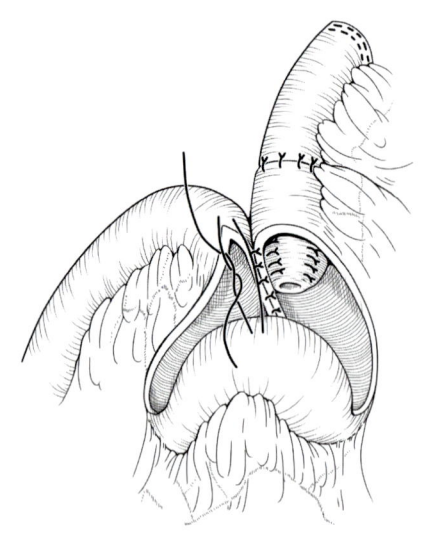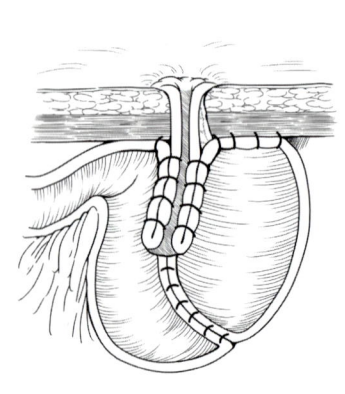

図9　逆流防止機能のついた禁制Kock式回腸ストーマ

E 開口時期からみたストーマの分類：一次開口ストーマvs二次開口ストーマ

1) 一次開口ストーマ primary opening stoma

- 挙上した腸管を開口し，粘膜と皮膚を縫合primary mucocutaneous sutureするストーマ（図10A）を一次開口ストーマと呼ぶ．
  広義には，挙上した腸管を開口するが，粘膜皮膚縫合ができず自然成熟を待つストーマ（図10B）も開口時期の点では一次開口ストーマに含まれる．
- 開口した腸管と皮膚を一期的に縫合する方法は1951年にPateyによって報告された[22]．
- 挙上腸管を術後10日以内に開口する手技（delayed opening）に比べ，一次開口を行った例で早期合併症が多いか否かを，単孔式S状結腸ストーマ造設100例を対象にRCT（ランダム化比較試験）を行って，ストーマの血流障害（虚血），陥凹retraction，粘膜皮膚接合部離開separationや感染，在院日数について検討した報告がある[23]．一次開口した群でストーマの壊死が1例に，二次開口で1例に陥凹がみられたが，両群の在院日数には差はみられなかった．後期合併症については検討されていない[23]．
- **このような歴史的背景を経て，現在は後述する特殊な場合を除いて一次開口し，粘膜と皮膚を縫合primary mucocutaneous suture，primary maturationする手技が一般的になった．**

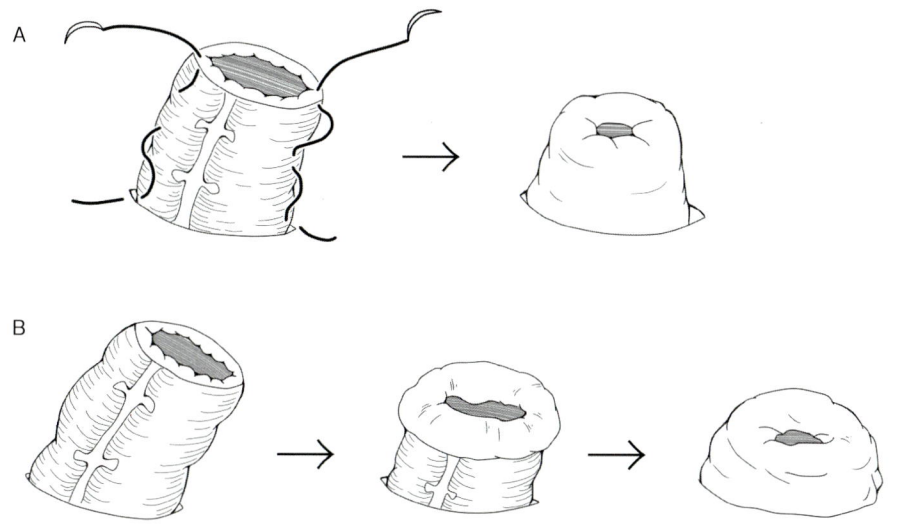

図10 一次開口ストーマ
一次開口し粘膜皮膚縫合を行うストーマが多いが（A），一次開口し自然成熟を待つストーマ（B）も含まれる．

I ストーマの分類

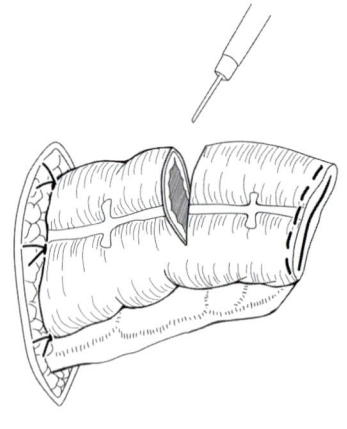

図11 腹膜炎などで一次開口ができない場合の腸管の挙上
5〜6cmの腸管を挙上し数針腹壁に固定しておき，病態が安定したら二次開口する．その間，単品系オープンエンドの装具を装着し，挙上腸管をウエットガーゼで覆い腸管を乾燥させないようにして管理する．

2) 二次開口ストーマ secondary opening stoma

- 二次開口は緊急手術(腹膜炎，イレウス)で，腹腔内の状態や腸管の状態により一次開口が困難なため腸管の挙上のみを行い，全身的・局所的な状態の改善を待ち，二次的に開口を行うストーマである．
- 広義には，できるだけストーマ造設を避ける目的でhidden stomaやghost ileostomyを造設し，ストーマ造設が必要になった場合に二次的に開口する手技も含まれる．

❶緊急手術(腹膜炎，イレウス)での二次開口

- 腹膜炎，腸閉塞，腸間膜血管閉塞症などで腸管や腸間膜が浮腫肥厚し，組織が脆弱な場合，一次開口が困難で，かつ一次的に開口を行う操作が腸管の損傷をきたし，合併症を誘発する原因になる．
- そのような場合には，単孔式ないし双孔式の腸管を挙上 exteriorization し，ウエットガーゼでドレッシングを行って管理，局所の病態が改善した後(2〜7日目)に開口する場合がある(図11)．

二次開口ストーマが行われる原因

- 一般状態がきわめて重篤で手術時間を短縮するため
- 腹膜炎で，腸管の浮腫や漿膜炎が高度なとき
- 腸間膜の血流障害が懸念されるとき
- イレウスで腸管の浮腫が高度で外翻が困難なとき
  (実際の臨床では，腹膜炎，腸管の血流障害腸閉塞で腸管の外翻固定が困難なとき行われることが多い)

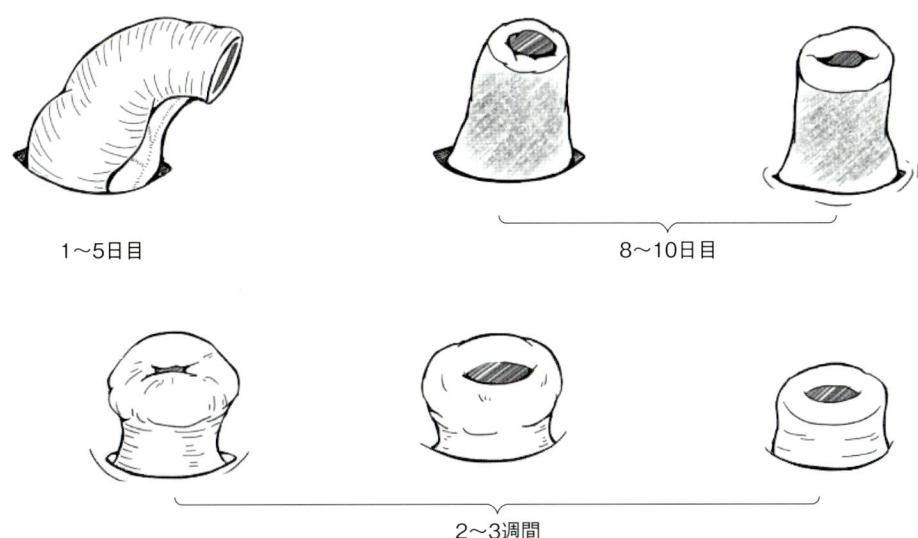

1〜5日目　　8〜10日目　　2〜3週間

図12　二次開口時のストーマの自然成熟
術後10日目位の間に漿膜炎を起こすが，漿膜炎の消退に伴って粘膜が自然に翻転しストーマが成熟する．
(文献24より引用改変)

- 粘膜皮膚縫合 delayed mucocutaneous suture をできることもあるが，皮膚との縫合ができず，ストーマの自然成熟を待つこともある．
- 二次的に開口する場合には，delayed mucocutaneous suture，delayed colostomy，delayed maturation，secondary maturation のようにさまざまに表現される．
- 腸管の自然成熟は図12のような経過をとることが回腸ストーマで報告されている[24]．
- 自然成熟では挙上した腸管の漿膜炎が避けられないこと，その炎症によって貫通孔と腸管の間に炎症が起こりストーマ陥凹 retracton やストーマ脱落 falling，肉芽によるストーマ狭窄 stenosis，回腸ストーマでは ileostomy dysfunction を起こす可能性があることを念頭に置く．

❷ ghost ileostomy での二次開口

- ストーマ造設自体が患者に与える影響，ストーマ関連合併症，ストーマ閉鎖に伴う合併症，や手術死亡などの問題があるため，いかにストーマ造設を避けるか，特に肛門温存手術でのdiverting stoma を減らすことができるか，この目的のため皮下や腹腔内にループを作製しておき，縫合不全などが起こった場合に局所麻酔など低侵襲な方法で腸管を引き出し，ストーマを造設する手技が散見されるようになった．
- 一般的な方法ではなく論議は多い(p.14サイドメモを参照)．
- 過去にはunopened colostomy, hidden colostomy の報告もある (p.15サイドメモを参照)．

📖 ghost ileostomyに関する最近の知見

- 肛門温存手術に際し，ルーチンのdiverting stoma造設を減少させる目的で，腹腔内に回腸ループを作製・固定しておき，縫合不全が合併した場合に低侵襲下にストーマを造設する手技が2010年 Micciniにより紹介された．
- 2008年に36例が低位前方切除＋ghost ileostomy造設を行った．うち4例11％は縫合不全のため，術後5，6，8日目にストーマ造設に移行となったが，6〜12週後に合併症なく閉鎖できた．残る32例ではストーマを造設することはなく，ghost ileostomyに伴う全身的，局所的合併症もみられなかったと報告している[25]．
- ghost ileostomyと通常のdiverting stomaの前向き研究が行われ，合併症，在院日数，QOLが比較検討されghost ileostomyの有用性が示され，特に**縫合不全発生の危険因子のない低位での結腸直腸吻合への適応**が示唆されている[26]．
- ghost ileostomyの造設手技として，単純に係蹄を挙上するもの(図13A, B)や腹壁を切開parietal splitして挙上するもの(図13C, D)が報告されているが，適応に関しては今後の検討が待たれる[27, 28]．

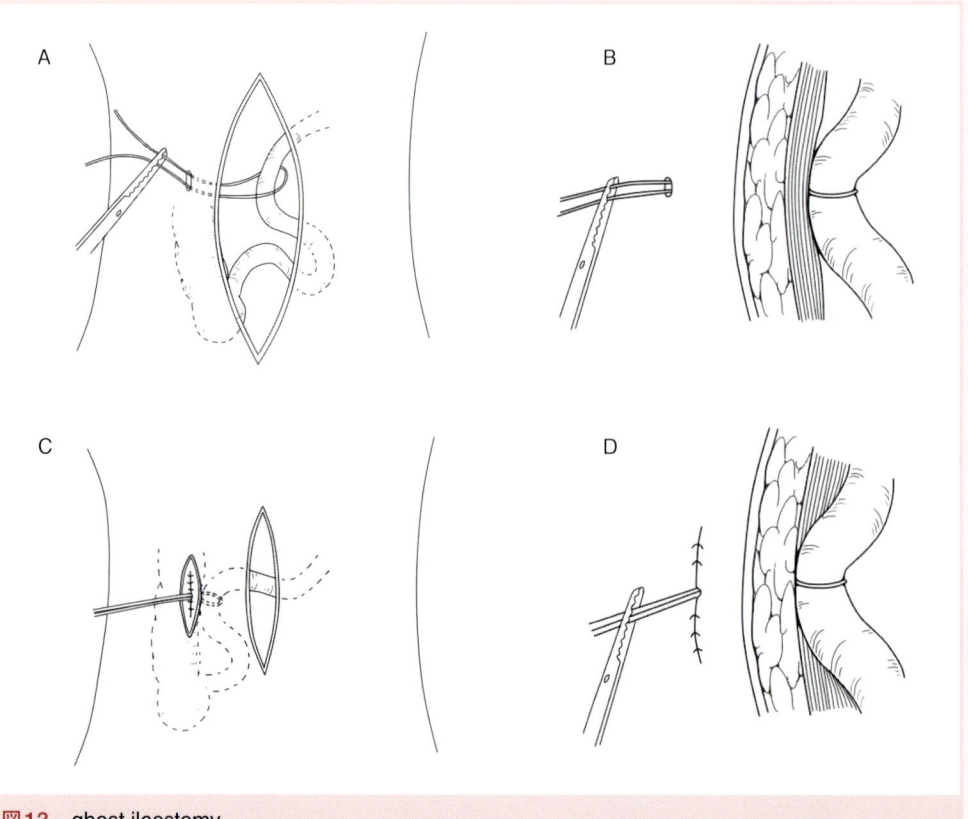

図13　ghost ileostomy

unopened colostomy, hidden colostomyの歴史に学ぶもの

- 結腸直腸吻合で縫合不全のリスクのある例にルーチンにdiverting stomaを造設することを避ける目的で，腹壁に挙上した結腸ループを一次開口せず(unopened colostomy)，縫合不全を併発した際に二次開口する手技である．Vaxmanは14例に行い，うち3例は局所的，全身的合併症のため二次的に開口しループ式結腸ストーマを造設．残る11例はストーマを造設することなく術後10日以内に腹腔内に戻している[29]．
- 予想されるストーマ造設例を減少させることができると述べているが，さまざまな問題がある[30]．
- 切除不能な直腸癌で閉塞に至っていない場合にストーマを造設するか否かに迷う場合にtrephine stomaとして筋膜ブリッジで作製したループ式結腸ストーマを皮下に造設しておき，閉塞が起こった際にベッドサイドで開口するものでhidden colostomyとして報告されている(図14)．ストーマが開口される時期には，患者は終末期の状態であることが多く，それまでの期間にストーマのない状態で生活させたいという考えで行われた手技である[31]．

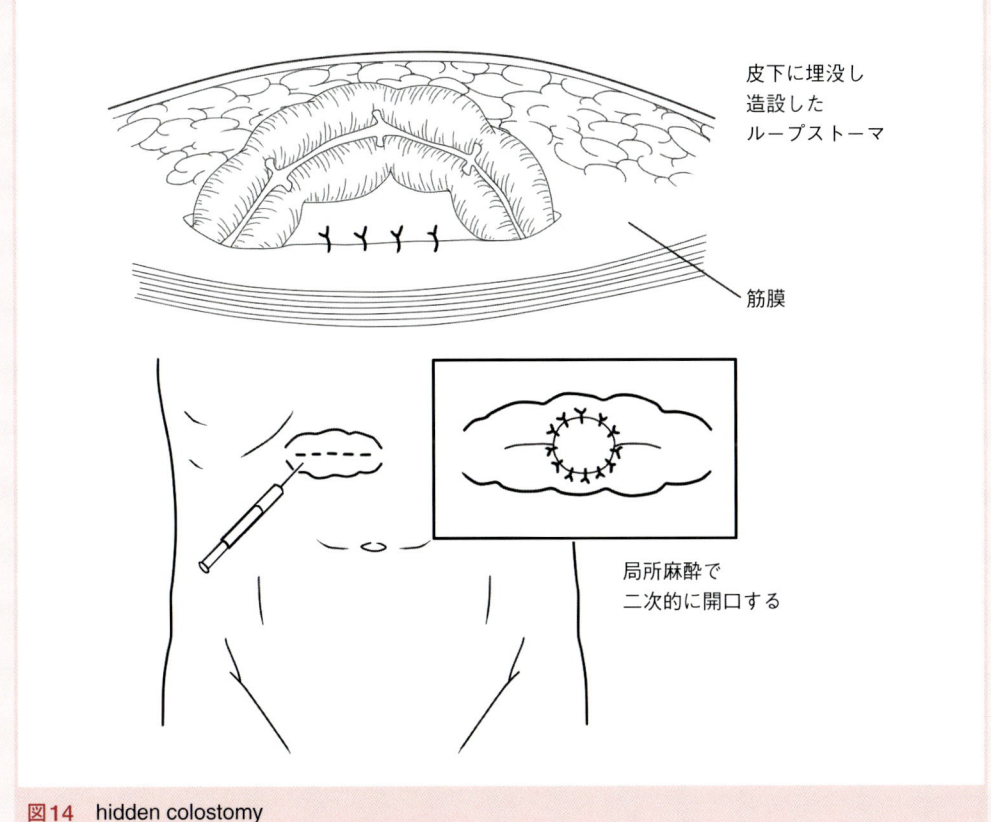

図14　hidden colostomy

- その後，unopened colostomy, hidden colostomyの報告はみられず，歴史的な歩みにとどまるが，できるだけストーマ造設は避けたいという患者自身や医療者の思いを理解すべきである．

トレフィンストーマ trephine stomaとは

- 通常の開腹術は行わず，ストーマ貫通孔を開け，その部から腸管を挙上し単孔式ストーマを造設する方法がSenapati（1991年）によりtrephine stomaとして報告された[32]．複雑痔瘻，便失禁などの良性疾患16例を対象に，単孔式S状結腸ストーマを造設したが，3例は通常の開腹術を必要とした．後期合併症としてストーマ陥凹retractionがみられた．
- その後，良性疾患を中心に同様の手技が報告され，出血量，手術時間，術後合併症などの面での**低侵襲の手技**として有用性が述べられている[33〜35]．
- オリジナルの報告では単孔式ストーマの造設であるが，**広義**には，ストーマの形態によらず，**ストーマ造設部のみを開腹し，その貫通孔から腸管を挙上し造設するストーマ**をtrephine stomaトレフィンストーマと解釈した方がよい（図15, 16）．
- 症例によっては局所麻酔でも可能であり，侵襲が少なく，簡便な方法であるが，下記の問題がある．

trephine stomaの問題点

- 肥満例では難しい
- 複雑な開腹術の既往がある例では禁忌である
- 開腹術への移行あるいはストーマ造設のために置いた創を大きくせざるを得ない場合がある
- 傍ストーマヘルニアの発生が多くなる可能性がある
- 腸管のどのsegmentを挙上するのか迷うことがある
- 挙上した腸管のどちらが口側か肛門側か判断が難しいことがある

- これらの問題を改善する目的で，大腸内視鏡を使用した造設腸管の誘導や腹腔鏡下手術でのtrephine stomaの造設も行われるようになってきた[36, 37]．

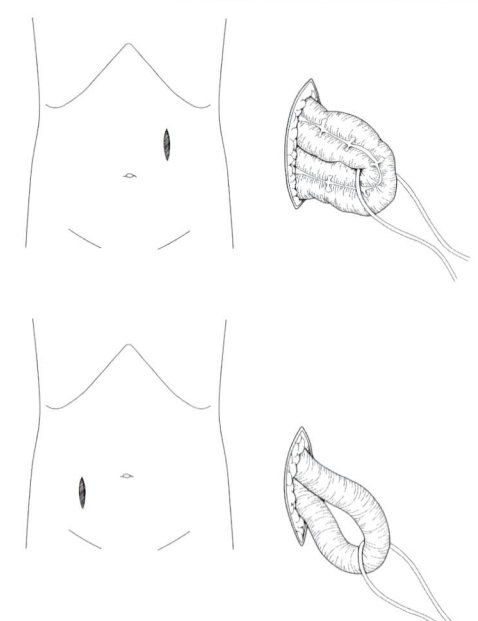

図15　トレフィンストーマ
腹壁の小切開創から腸管を挙上しストーマを造設する．

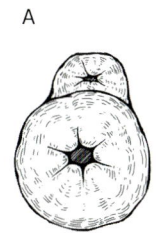
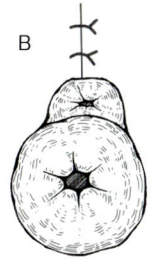

図16 創とストーマの位置
Aのように大きさが合えば理想的であるが，創が大きくなった場合にはBのように排泄口functional openingの位置によらず，腸管を創の尾側に誘導する．

ダブルストーマdouble stoma，ウエットストーマwet stomaの用語の使い方

ダブルストーマdouble stoma

- 通常は，骨盤内臓全摘術などで消化管ストーマと尿路ストーマをもつ場合に使われる．A double stoma for fecal and urinary excretionの省略した呼称であり[38]，"double stoma"で文献検索してもヒットすることはまれである．
- 消化管と尿路の2つのストーマ造設を避けるため，新膀胱と尿道との吻合や結腸と肛門吻合を行い，ダブルストーマを回避する術式も導入されている．

ウエットストーマwet stoma

- PubMedで検索すると，骨盤内臓全摘術や姑息的手術として消化管と尿路のdiversionを有するとき，手術侵襲を軽減する目的，尿路ストーマと消化管ストーマという2つのストーマ（ダブルストーマ）を回避する目的で消化管ストーマに尿管を吻合したものがウエットストーマwet stomaと呼称されている（図17）．特に，便と尿が腸管内で混じり合わないようにdouble-barrelled wet colostomyが造設され長期予後も報告されている[39, 40]．
- 回腸ストーマなど排泄内容が水様であってもウエットストーマという用語を使用すると混乱を生じる．

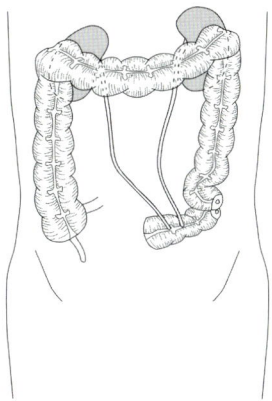

図17 ウエットストーマ
non-functional limbとなる腸管に尿管を吻合し，腸管内で便と尿が混じり合わないようにする．

引用文献

1) Park JJ, Del Pino A, Orsay CP, et al：Stoma complication：the Cook County Hospital-experience. Dis Colon Rectum 1999；42：1575-1580
2) Cheung MT：Complications of an abdominal stoma：an analysis of 322 stomas. Aust N Z Surg 1995；65：808-811
3) Liu EH, Pai L, Wu CC, et al：Postoperatively parastomal infection following emergent stoma creation for colorectal obstruction：the possible risk factors. Int J Colorectal Dis 2008；23：869-873
4) Ngale D, Pare T, Keenan E, et al：Ileostomy pathway virtually eliminates readmissions for dehydration in new ostomates. Dis Colon Rectum 2012；55：1266-1272
5) Okamoto T, Kusunoki M, Kusuhara K, et al：Water and electrolyte balance after ileal J pouch-anal anastomosis in ulcerative colitis and familial adenomatous polyposis. Int J Colorectal Dis 1995；10：33-38
6) Hebert JC：A simple method for preventing retraction of an end colostomy. Dis Colon Rectum 1988；31：328-329
7) Bumin C, Yerdel MA：Loop end colostomy：a new technique. Br J Surg 1996；83：811
8) Prasad ML, Pearl PK, Abcarian H：End-loop colostomy. Surg Gynecol Obstet 1984；158：380-382
9) Prasad ML, Pearl PK, Orsay CP, et al：Rodless ileostomy. A modified loop ileostomy. Dis Colon Rectum 1984；27：270-271
10) Prasad ML, Pearl PK, Orsay CP, et al：End-loop ileocolostomy for massive trauma to the right side of the colon. Arch Surg 1984；119：975-976
11) 前田耕太郎，橋本光正，酒井章次，他：粘液瘻造設と管理．手術 1994；48：1007-1012
12) Perrier G, Peillon C, Liberge N, et al：Cecostomy is a useful surgical procedure：study of 113 colonic obstructions caused by cancer. Dis Colon Rectum 2000；43：50-54
13) Kotanagi H, Koyama K, Sato Y, et al：Apppendicostomy irrigation for facilitating colonic evacuation in colostomy patients；preliminary report. Dis Colon Rectum 1998；41：1050-1053
14) 味村俊樹，福留惟行，倉本 秋：便失禁の評価と治療総論─診療ガイドライン作成に向けて─．日本大腸肛門病会誌 2011；64：860-866
15) 神山剛一，安部達也，鉢呂芳一，他：便失禁の保存的治療法．日本大腸肛門病会誌 2011；64：867-872
16) 勝野秀稔，前田耕太郎，山名哲郎，他：便失禁の外科的治療法．日本大腸肛門病会誌 2011；64：873-878
17) Uno Y：Introducer method of percutaneous endoscopic the Chait Trapdoor cecostomy catheter in adults neurogenic bowel. Gastrointest Endosc 2006；63：666-673
18) Hirst GR, Arumugam PJ, Watkins AJ, et al：Antegrade continent enema in the treatment of obstructed defaecation disorder with or without faecal incontinence. Tech Coloproctol 2005；9：217-221
19) Poirier M, Abcarian H, Nelson R：Malone antegrade continent enema：an alternative to resection in severe defecation disorders. Dis Colon Rectum 2007；50：22-28
20) Kock NG：Continent ileostomy. Prog Surg 1973；12：180-201
21) Castillo E, Thomassie LM, Whitlow CB, et al：Continent ileostomy：current experience. Dis Colon Rectum 2005；48：1263-1268
22) Patey DH：Primary epithelial apposition in colostomy. Proc R Soc Med 1951；44：423-424
23) Roed-Petersen K, Andersen B, Baden H, et al：Morbidity after immediate and delayed opening of sigmoid end colostomy：a randomized trial. Eur J Surg 1992；158：495-497
24) Turnbull RB Jr：Management of ileostomy. Am J Surg 1953；86：617-624
25) Miccini M, Amore Bonapasta S Gregori M, et al：Ghost ileostomy：real and potential advantages. Am J Surg 2010；200：55-57
26) Gullà N, Trantulli S, Boselli C, et al：Ghost ileostomy after anterior resection for rectal cancer：a preliminary experience. Langenbecks Arch Surg 2011；396：997-1007
27) Cerroni M, Cirocchi R, Morelli U, et al：Ghost ileostomy with or without abdominal parietal split. World J Oncolo 2011；9：92
28) Mori L, Vita M, Razzetta F, et al：Ghost ileostomy in anterior resection for rectal carcinoma：is it worthwhile? Dis Colon Rectum 2013；56：29-34

29) Vaxman F, Lonescu C, Volkmar P, et al : The unopened colostomy : a procedure to protect colonic anastomosis. Int J Colorectal Dis 1993 ; 8 : 48-50
30) Dixon AR, Thompson WH : Failure of the unopened colostomy to protect high-risk rectal anastomoses. Br J Surg 1996 ; 83 : 45
31) Kyzer S, Gordon PH : Hidden colostomy. Surg Gynecol Obstet 1993 ; 177 : 181-182
32) Senapati A, Phillips RK : The trephine colostomy : a permanent left iliac fossa end colostomy without recourse to laparotomy. Ann R Coll Surg Engl 1991 ; 73 : 305-306
33) Andersen ID, Hill J, Vohra R, et al : An improved means of faecal diversion : the trephine stoma. Br J Surg 1992 ; 79 : 1080-1881
34) Caruso D, Kassir AA, Robles RA, et al : Use of trephine stoma in sigmoid volvulus. Dis Colon Rectum 1996 ; 39 : 1222-1226
35) Stephenson ER, Ilahi O, Koltun WA : Stoma creation through the stoma site : a rapid, safe technique. Dis Colon Rectum 1997 ; 40 : 112-115
36) Banasiewitz T, Paszkowski J, Bobkiewicz A, et al : Endoscopy-assisted minimally invasive loop ileostomy after previous restorative proctocolectomy. Dis Colon Rectum 2012 ; 55 : 1012-1014
37) Ludwig KA, Milsom JW, Garcia-Ruz A, et al : Laparoscopic fecal diversion. Dis Colon Rectum 1996 ; 39 : 285-288
38) Koda K, Tobe T, Takiguchi N, et al : Pelvic exenteration for advanced colorectal cancer with reconstruction of urinary and sphincter functions. Br J Surg 2002 ; 89 : 1286-1289
39) Golda T, Biondo S, Kreisier E, et al : Follow-up of doble-barreled wet colostomy after pelvic excenteration at a single institution. Dis Colon Rectum 2010 ; 53 : 822-829
40) Lopes de Queiroz F, Barbosa-Silva T, Pyramo Costa LM, et al : Double-barrrelled wet colostomy with simultaneous urinary and feacal diversion : results in 9 patients and review of the literature.Colorectal Dis 2006 ; 8 : 353-359

II

術前準備

II 術前準備

1 術前からの医療者の関わり
～術前ケアの重要性と意義～

▶術前ケアとは，インフォームドコンセントで手術療法を提示したときから始まり，手術が開始される直前までの期間に行われるケアである．

▶ストーマ造設術の特徴は，術前から術後の排泄障害をはじめとするさまざまな問題の予測が可能で，それを克服するためのリハビリテーションを術前から計画的に展開できることである．

▶ストーマ造設術における術前ケアの目的は，患者や家族がストーマ造設の必要性を納得し，手術によって生じる排泄障害とその克服方法を正しく理解したうえで，安心して手術に臨めるようにすることである．

▶適切な術前ケアは，ストーマへの適応やストーマセルフケア確立の促進，ストーマ周囲皮膚トラブルやストーマ合併症の発生減少などに有効である．

A 術前ケアとは

- 術前ケアとは，インフォームドコンセントの場において医師から手術療法を提示されたときから始まり，手術が開始される直前までの期間に行われるケアで[1]，術前・術中・術後と時期によって分けられる周術期ケアの一部である．
- 欧米では，術前ケアとは表現せず，術前教育「preoperative teaching」「preoperative education」など教育的要素を多く含む言葉で表されているが，本邦では手術に向けて精神面・身体面準備の支援などのケアとして総括的に扱われていることが多い．

B ストーマ造設における術前ケア

- ストーマ造設術を受ける患者の術前ケアへのニーズは高く[2]，その内容はストーマを保有する者の権利として「オストメイト権利憲章」の中でも触れられている．
- ストーマ造設術の最大の特徴は，術前から術後の排泄障害をはじめとするさまざまな問題の予測が可能で，それを克服するためのリハビリテーションを計画的に展開できることにあり[3]，術前ケアは，リハビリテーションを円滑に進めるうえで必要不可欠なものである．
- 手術前・手術後・退院前・退院後外来の4つの時期別の医療者のケア・指導に対する患者満足度調査では，手術前のストーマケア指導に対する満足度が最も低い結果となっている[4]．ケア指導を受ける患者自身の身体的・精神的なコンディションなど，さまざまな要

因が関与している結果と考えられるが，日本では未だ患者のニーズを満足させるに十分な術前ケアのシステムが整っていない状況を示唆している．

C 術前ケアの目的と効果

- 術前ケアの目的は，患者の意思決定により手術療法を選択できるよう支援し，身体面，精神面，社会面すべてにおいて安心して手術に臨めるよう準備することである[5]．
- ストーマ造設術における術前ケアでは，ストーマを必要とする疾患や病態，その治療方法，新しい排泄管理の方法などの説明によって患者や家族がストーマ造設の必要性を十分に納得し，手術によって生じる排泄障害とその克服方法を正しく理解されるように支援することが重要である[6]．
- ストーマ造設によって生じる障害は，排泄障害，ボディイメージの変容などがあり，骨盤内自律神経を温存できなかった場合は，排尿障害や性機能障害も生じる．
- 術前の情報提供や指導は，手術後に生じる障害について予期的情報の提供の場となり[7]，患者や家族は，手術までの精神面の調整や，術後の社会復帰に向けての準備を行いやすくなる．
- ストーマケアを専門とするナースが介入した術前ケアは，ストーマに対する受け入れの促進，ストーマのセルフケア確立までの術後日数の短縮，訓練回数の減少（効率化）などの他，ストーマ周囲皮膚トラブルやストーマ合併症の減少，装着技術の習得などに有効である[2, 8, 9]．

セルフケアとは

- 看護学における「セルフケア」とは，成熟した個人および成熟しつつある個人が**日常生活の場で自分自身のケアをする行為**を指し，「自分自身のために」と「自分で行う」という二重の意味をもっている[10]．

- ストーマケア領域で頻用されている「セルフケア」とは，ストーマの排泄処理，スキンケア，ストーマ装具交換を意味して使用しており，一般的な「セルフケア」とは異なる．本項では，ストーマケアに関する内容に限定した狭義の「セルフケア」を用いる．

D 術前ケアの実際

- ストーマ造設術における術前ケアの内容を**表1**に示す．
- ストーマに関する説明や情報提供は，ほとんどの患者・家族が初めて聞く内容であるため，医療者から一方的な説明にならないように留意し，理解の程度や心理状態を確認しながら行う必要がある．また，多くの情報を患者のペースで学習できるように工夫するなど配慮することが大切である．
- 精神的・身体的苦痛がある状態では学習効率が低下するため，医療者は，まず何が患者の

II 術前準備

表1　術前ケア

○術前情報提供	○精神的サポート
・ストーマ造設の必要性 ⎫ ・術式とストーマの種類 ⎟ ・ストーマの特徴 ⎬ インフォームドコンセントの再確認 ・排泄経路の変化 ⎟ ・便の性状と排泄量 ⎭ ・ストーマの管理方法 ・術後の経過とケア計画 ・ストーマ保有者の日常生活 ・ストーマ装具費用 ・活用できる社会保障制度 ・退院後の支援体制　など	・正しい知識の情報提供 ・家族サポート
	○セルフケア能力の査定
	・精神面，身体面，社会面のアセスメント ・支援者の有無や支援力など
	○ストーマサイトマーキング
	・腹部の適切な部位への位置決め
○ストーマケアシミュレーション	
・装具装着の体験 ・排泄処理方法の体験	

学習の障害になっているかを正しく判断し，精神面の支援や身体症状のコントロールを図るなどして学習の基盤を整え，個別に情報提供や術前教育を行う時期（タイミング）や教育方略を検討する[11]．

● 患者は術後の短期間に排泄障害を克服しなければならないため，医療者は術前からストーマセルフケア能力の査定を行い，患者のセルフケア能力に見合った指導方法を選択し，セルフケアが困難な場合の支援方法まで事前に検討しておく[11]．

● 高齢者や障害者などセルフケア確立に時間を要すると予測される場合は，ストーマモデルを用いて排泄処理や装具交換のシミュレーションを行い，術前から訓練を開始することも効果がある．

● インフォームドコンセントや情報提供は，がんなどの病気に罹患し，手術を受けることによって患者や家族に生じやすい問題を明らかにし，それに対する解決策までを提示する．しかし，精神的な問題やケア負担などの問題は，医療者の支援には限界があり，家族間で行うねぎらいや励まし合いなどの情緒的サポートや，役割の分担・協力などの家族サポートが問題解決に最も効果的なことが多い[12]．

術前ケアの課題

- 在院日数の短縮化が進み，術前在院日数が1～2日と極端に短くなっている施設が多くなり，個別に時間をかけて行うことが困難になってきている．そのため術前ケアの場は次第に外来へ移行しつつあり，その効果も報告されているが，在院日数の短縮に伴い術後のケアを含め，これまでは入院中に行っていた診療が外来で行われるようになり，外来診療の内容は年々拡充・多様化する一方である[13]．
- 術前ケアを外来で定着させる（術前外来）には，教育を行う人材・時間，プライバシーを保てる場所，などの確保や，診療報酬を算定できる体制や医師との連携をより強化するシステムの整備が求められる[14]．

術前準備

2 術前ケア

- ▶疾患の概説，ストーマ造設が行われる理由，ストーマ合併症を含む術後合併症，術前・術後ケアの必要性，社会福祉制度や日常生活についてインフォームドコンセントを行う．
- ▶ストーマ造設後の障害やさまざまな問題を克服し，日常生活に復帰できるようにサポートする．
- ▶疾患の病態に応じ，機械的ないし化学的な術前腸管前処置を適切に行う．
- ▶経験豊富な医療従事者によるストーマサイトマーキングを行う．患者個々人の身体的特徴，疾患の病態，造設腸管の部位などの情報をもとにマーキング部位を検討する．
- ▶多くの面板のサイズが10cm^{2}であるため，ストーマ装具密着の障害となる因子，深いしわ，臍，瘢痕，肋骨や上前腸骨棘などの骨突起部，開腹創などから約5cm離してストーマの中心がくるようにマーキングすると面板の密着を妨げない．
- ▶術後にマーキング部の評価を行い，医療者間でフィードバックし合い今後に生かす．

A 術前インフォームドコンセント

- 多くの患者にとって，一時的であるとしても，手術によって自身の体にストーマが造設されることは多大なストレスである．永久的である場合はなおさらであるため，術前に十分なインフォームドコンセントが必要である．

1) 疾患についての説明

- 大腸癌のような悪性疾患の場合は，根治を目指すためには十分切除範囲の確保とリンパ節郭清が必要となる．これらの手術の根治性や安全性を確保するために，一時的もしくは永久的なストーマが必要になる場合があることを説明する．また，炎症性腸疾患やその他の良性疾患に伴う腹膜炎・膿瘍形成などの状況に対して，手術によって救命・全身状態の改善・経口摂取を可能とすること，などを目指すことを説明する．
- ストーマ造設腸管の部位によって，排泄物の性状は異なることも説明する．

2) 術式についての説明

- 各疾患に応じて，予定する手術術式，腹会陰式直腸切断術，ハルトマン手術，肛門温存手術などを説明する．
- 吻合部の保護，損傷された腸管の保護，肛門温存ができないなどの理由で，ストーマが一

時的か永久的か，回腸か結腸か，単孔式か双孔式になるか，について説明する．また，一般的にはストーマが不要もしくは一時的ストーマが容認されるような病態であっても患者個々人の背景因子（ステロイド投与，高度の糖尿病，肥満，高齢，全身状態不良など）で永久的ストーマにせざるを得ない場合は，その旨を説明する．

3) 手術後の合併症および後遺症についての説明

- 一般的な腹部手術の合併症，後出血，創感染，術後肺炎，腸閉塞などの合併症に加え，吻合部を有する手術の場合は縫合不全についても説明する．
- 下部直腸癌の手術時に造設されるストーマは一般に吻合部を保護するためのものであり，少なくとも縫合不全が治癒しなければストーマは閉鎖できないことを説明する．同時に，直腸癌の手術で自律神経周囲の操作をする手術の場合は，術後の排尿障害および性機能障害の起こりうる可能性についても説明する．

4) ストーマによる合併症の説明

- いずれのタイプのストーマを造設するかによって，合併症の種類と発生率は異なってくる．
- 例えば回腸末端のストーマであれば腸液の排泄が時として2,000mL以上になることもあり，このために全身的には脱水や電解質異常，ストーマ合併症としては皮膚障害・皮膚炎を起こしやすいことを説明する．したがって術後の水分や食事指導およびストーマ装具の扱いについての指導が必要になってくる．
- 結腸の双孔式ストーマではストーマ脱出や傍ストーマヘルニアが他の部位より起こりやすいとされており，肥満や腹圧を上昇させるような運動，生活習慣に関しての指導が必要になる．

5) 術前・術後ケアの説明

- 適切な処置を行わないとトラブルを生じうるため，術前の位置決め（ストーマサイトマーキング）から術後の装具交換・ストーマケアに至るまで，医師と看護師が連携して指導を行うことを説明する[15]．術前のインフォームドコンセントには看護師も同席し，ともに説明する．

6) 社会福祉制度と日常生活の説明

- 永久的ストーマの患者では，本邦では身体障害者4級に相当することも説明し，社会福祉的なサポートを受けられることを説明する（詳細はⅦ章　ストーマ造設と社会保障制度を参照）．
- 実際のストーマの写真や，模型，パウチなどを見せながら説明し具体的なイメージをもっていただく．患者によってはストーマが未知であるがゆえに悪いイメージをもつ傾向にあったり，臭いや形状に実際以上に悪い印象をもっている人もいるため，正しい情報を提供する必要がある．ストーマを所有しても，スポーツ，航空機を使用することも含めた旅行，仕事，食生活なども，ほぼ今まで通りに行うことは可能であることを説明する．

B 精神的サポートと受容

1) ストーマ造設術における障害の特徴

- ストーマ造設による障害は，先天的な障害とは異なり，後天的に生じた中途障害に分類される[16]．中途障害となる患者の障害適応は，患者はそれまで健康であった自己から一転してストーマ保有者となるため，障害をもつ自己への適応は誰しも一筋縄にはいかない．特に，コントロールのきかないストーマからの排泄は，自尊心の低下や自己価値観の低下を招きやすい[16〜18]．
- ストーマ造設によって引き起こされる障害の種類や程度は，手術前から予測できることであり，障害の克服方法を含め早期から障害適応に向けての準備ができる．

2) 術前ケアにおける精神的サポート

- ストーマ造設の告知後に生じる患者の不安は，疾患・病態やストーマ管理に関するもの，装具費用に関連した経済的なもの，社会的偏見に対するもの，日常生活に関するもの，などがあり個人によって千差万別である[19]．不安の多くは，社会復帰を念頭に置いたときに起こってくるものであり，不安を解消するには術前から退院後を想定した介入が必要である．
- 術前に行うストーマケアに関する適切な情報提供は，術前に生じる患者の不安を軽減することができ[20〜22]，退院後も長期間ストーマのある日常生活を良好に営む傾向にある．

3) ストーマへの適応

- 前川は，ストーマ保有者の自己適応を新たな排泄ケアを自分の生活に取り組み，新しい生き方に折り合いをつけていく過程を意味し，「ストーマ手術後の生活再構築のために自己の認識や行動を変えるという行為」と定義している[23]．
- 入院中の短期間で障害による環境の変化に適応し，ストーマを受容することは困難であり[24]，客観的にもストーマを受容できたか否かの判断は難しいが，ストーマケアに取り組む姿勢やストーマのセルフケア確立の有無，社会復帰が可能か，自己に対する肯定的な態度などを指標にすることが多い[17, 18]．
- ストーマへの適応性は，ストーマの管理状況の良否に影響され，特に患者のストーマの位置に対する満足度に深く関連する[25, 26]．ストーマへの適応性を促進するには，ストーマに関する情報提供やストーマサイトマーキングなどの適切な術前ケアを行い，術後のストーマ管理を良好に維持することが重要である[25, 27, 28]．
- ストーマの知識をもったナースによる術前ケアを受けた場合は，その後，長期間ストーマへの適合が継続されている[29]．
- 良好な健康状態とストーマに異常がないことは，ストーマケアが容易で良好に遂行でき，ストーマへの適応を促進しやすい[30]．
- 医師・外来看護師・病棟看護師・medical social worker (MSW) などで構成したチーム医

療で，術前教育から退院後まで長期的な支援に取り組んでいる報告もある[21, 31, 32]．ストーマケアに関わる医療者間で患者が抱いている問題点を共有し，問題解決策を具体的に提示することで，患者が安心してストーマを前向きに受けとめられるよう支援することが重要である．

C 術前腸管前処置

- 待機手術のストーマ造設は，多くの場合，本来の目的（悪性腫瘍の摘出，炎症部の除去，通過障害の回避など）に準じた前処置が行われる．本邦ではクエン酸マグネシウム（マグコロール®），ポリエチレングリコール（ニフレック®）などを中心に行われる機械的前処置（MBP：mechanical bowel preparation，機械的腸管洗浄とも呼ばれる）が多く採用されている．米国のCDC（Center for Disease Control and Prevention）では，MBPのほかに，手術の前日から非吸収性の経口抗菌薬（カナマイシン，メトロニダゾールなど）を投与する化学的前処置（CBP：chemical bowel preparation，化学的腸管洗浄とも呼ばれる）も推奨されていた[39]．しかし，本邦では化学的前処置が保険で認められていないうえ，CBPが本邦に紹介された前後にMRSAの発生が続発したという経緯があるため，現在は一般的に行われていないことが多い[33〜35]．しかし，SSI（手術部位感染）の発生率にCBPが有効であったとの報告[34, 36]もあり，本邦におけるCBPの有用性への結論は未だ得られていない．
- また最近ではMBP自体も消化器外科手術自体の術後感染症合併症を減らすエビデンスはないというデータが報告されてきている[37, 38]．穿孔や腸閉塞などがある場合には，通常前処置は禁忌である．

D ストーマサイトマーキングの実際

1） ストーマサイトマーキングとは

- ストーマ造設が予定されたときに，腹部のどこが理想的な造設部位であるかを選択し，その部位を腹部にマークすることをいう．
- 理想的な部位ideal locationとは，あらゆる体位で皮膚が重なり合う部分，しわ，瘢痕，骨が突出した部位，ベルトラインから離れ，ストーマ周囲の平面を確保でき，腹直筋を貫き，患者自身が見ることのできる部位である[40]．
- 術前にストーマサイトマーキングされた例では，装具装着やストーマの管理に伴うトラブルが少なくその有効性が報告されてきたが，エビデンスは明らかでなかった．その後，多くの臨床研究の蓄積に基づいて，2007年に米国大腸肛門病学会とWOCN学会の協働でストーマサイトマーキングに関する論文が出され，消化管ストーマが造設されるすべての患者が大腸外科医やET/WOCナースによるサイトマーキングを受けるべきとの見解が出された[40, 41]．

❶誰がストーマサイトマーキングを行うか
- 知識，技術ともに経験豊富な大腸外科医，ET/WOCナース，もしくは地域のストーマリハビリテーション講習会などで教育を受けた医療者などとともに行うことが望ましい[40〜42]．
- 2012年より，規定の講習会を受講した医療者がストーマサイトマーキングを行うと「人工肛門・人工膀胱造設術前処置加算　450点」が算定可能となった．規定の地域講習会リストは，日本ストーマ・排泄リハビリテーション学会ホームページ（http://www.jsscr.jp/k-list.html）で確認できる．

❷ストーマサイトマーキングの意義
- 適切な部位に造設された場合は，ストーマのセルフケアが確立しやすい[43]．
- 術前にマーキングを行うと，患者はストーマ造設を現実的なものと実感でき，ストーマ受容の一助となる．また，時間をかけてコミュニケーションをとりながら患者とともに位置決めをしていくため，医療者との信頼関係を構築しやすい[43]．
- 術前のマーキング施行の有無に関する報告をみると，**マーキング非施行例**では，装具装着に不適切な部位へストーマ造設されることが多い[44〜50]．その結果，ストーマの位置が骨突起部，鼠径部，深いしわ，開腹創などに近接し，期待するストーマ装具の耐久性が得られず，排泄物が漏れるためストーマ周囲のスキントラブルの発生が多い．
- **マーキング施行例**では，骨突起部や深いしわ，正中創などから距離をおいた位置にストーマが造設され，装具装着に関する問題やストーマ周囲の合併症の発生頻度が少ない[48, 49, 51, 52]．ストーマサイトマーキングの原則に従って腹直筋を貫いて造設されたストーマは，傍ストーマヘルニアやストーマ脱出などのストーマ合併症の発生率が低い[47, 48, 53]．ストーマの位置が適切か否かは，患者自身のストーマへの順応性と関連すると報告されている[25, 41]．

2) ストーマサイトマーキングを行う前の準備

- ストーマサイトマーキングを始める前に，確認しておく内容を**表2**に示す．

サイトマーキングのときにチェックするキーポイント[41]

体位での問題：拘縮，姿勢，体動性（車いす，歩行器の使用の有無など）
生理学的な観点：腹部の大きさ，突出度，腹壁の垂れ下がり，腹壁の重なり
腹壁のしわ，手術瘢痕，他のストーマの有無
腹直筋の状態，ウエストライン，腸骨稜，突出部，乳房の下がりの程度，ヘルニアの有無
患者背景：診断名（疾患），放射線照射の既往，年齢，社会的地位（職業），器用さ
その他：外科医の好み，患者の好み，ストーマの種類（造設目的：一時的or永久的），予測される排泄物の固さ，ダブルストーマが必要になるか

表2 ストーマサイトマーキング前に行う確認事項

患者側	・医師からストーマ造設の必要性の説明を受け，それを理解している ・ストーマに関する術前説明を受け，ストーマケアの必要性を理解している ・ストーマサイトマーキングの必要性を理解している ※必要性を理解していなければ，術前ケアの協力を得られない
医療者側	・術式とストーマの種類(腸管部位)が決定している ※術前カンファレンスで術式やストーマが造設される腸管の部位などを十分に検討し，解剖学に合った適切なマーキングの位置を想定する ・骨盤内の放射線治療歴の有無を確認し，ストーマを造設する腸管部位が照射野に入っていない ※照射野内の腸管でストーマを造設すると，腸管粘膜の血流障害を起こすことがある． ・疾患の症状(疼痛など)の有無を確認し，症状が治まっている ※腹痛などの症状がある場合は，体位を変更するなどの協力が得られないため，効果的なマーキングが行えない

表3 クリーブランドクリニックの原則

1	臍より低い位置
2	腹部脂肪層の頂点
3	腹直筋を貫く位置
4	皮膚のくぼみ，しわ，上前腸骨棘の近くを避けた位置
5	本人が見ることができ，セルフケアしやすい位置

表4 ストーマサイトマーキングの原則

1	腹直筋を貫通させる
2	あらゆる体位(仰臥位，座位，立位，前屈位)をとって，しわ，瘢痕，骨突起，臍を避ける
3	座位で患者自身が見ることができる位置
4	ストーマ周囲平面の確保できる位置

3) マーキング部位の選択法

❶ ストーマサイトマーキングの原則

マーキングの原則は「クリーブランドクリニックの原則[54](表3)」が周知されているが，この原則はマーキング部位が臍より尾側に限定され，標準体型にしか適応しないことが問題であった．現在は，さまざまな体型に適応できる「ストーマサイトマーキングの原則[55](表4)」が主流である．

● マーキングする位置は，ストーマ装具密着の障害となる因子，深いしわ，臍，瘢痕，肋骨や上前腸骨棘などの骨突起部，開腹創やドレーン創などから一定距離(約5cm)を置くことが望ましい[41](図1)．多くの面板のサイズが10cm^{2}であるため，ストーマの中心から5cm距離を置くと，面板の密着を妨げない[50]．

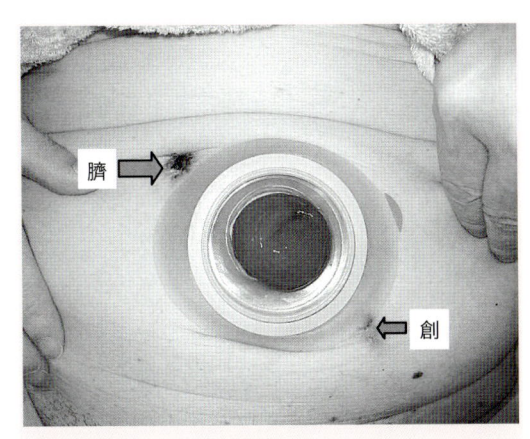

図1 創とストーマの距離
準清潔創や創から一定の距離をおいてストーマが造られているため，ストーマ装具が密着する貼付面積が確保できている．

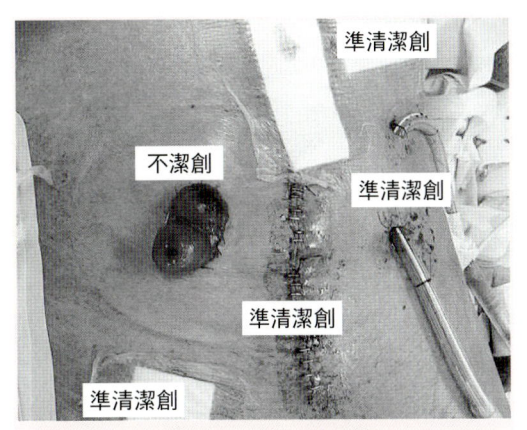

図2 ストーマ造設術における手術創のデザイン
ストーマ手術創デザインは，適切なパウチングができるよう，複数創の配置，創の形状や大きさを考慮する必要がある．

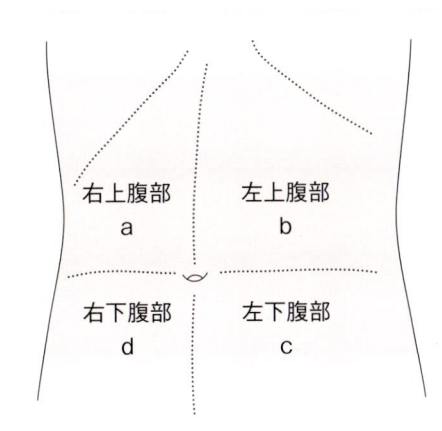

図3 腹部の区分け

❷手術創のデザインの仕方

ストーマ造設術では，パウチングを行うことを前提に，ストーマ創からの開腹創・ドレーン創など複数にわたる準清潔創との位置関係やそれぞれの配置，ストーマ創の形状・大きさをイメージし，手術創全体のデザインを行うことが創傷管理を行ううえでも重要である(図2)．

❸ストーマが造設される腸管と腹部の位置の関係

- 腹部は，臍を中心に水平軸と垂直軸に分け，a：右上腹部，b：左上腹部，c：左下腹部，d：右下腹部の4領域に区別し(図3)，術式，解剖学，病態などによって，マーキング位置と個数を決定する．

回腸ストーマ

直腸肛門手術での予防的ストーマcovering stomaとして，または，大腸全摘術後の予防的

a. 小腸ストーマ：(回腸)

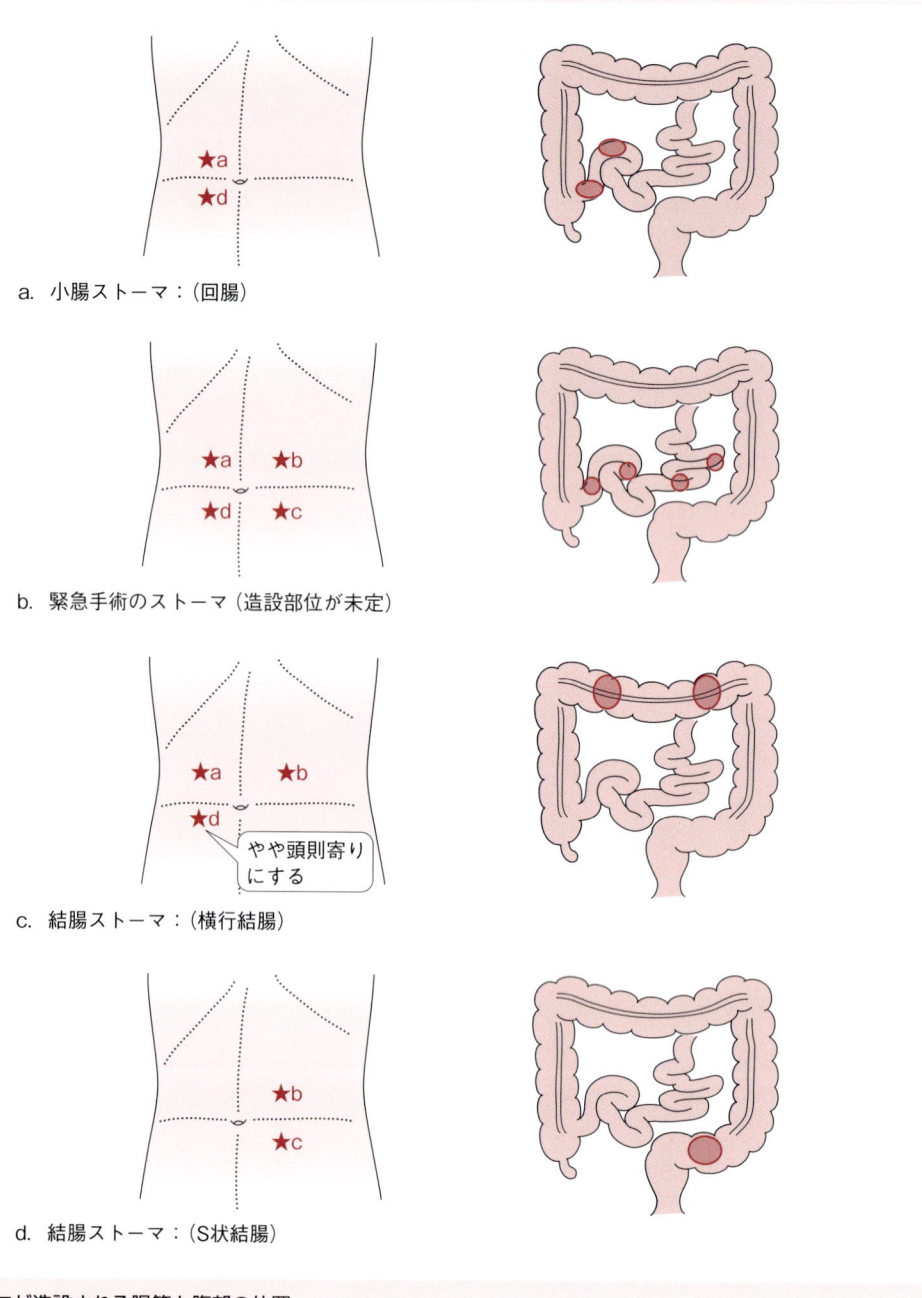

b. 緊急手術のストーマ（造設部位が未定）

c. 結腸ストーマ：(横行結腸)

やや頭側寄りにする

d. 結腸ストーマ：(S状結腸)

図4 ストーマが造設される腸管と腹部の位置

ストーマや永久的ストーマとして，回腸末端部に造設される場合はd領域となるが，肥満体型では下腹部が見えない場合もありa領域となることもある（図4a）．小腸は大腸と比較して腸管が長く可動域が広いため腹壁に引き出しやすい．

造設部位が未定のストーマ

緩和ストーマ造設や緊急手術などで腸管の造設部位が特定できない場合は，外科医と相談

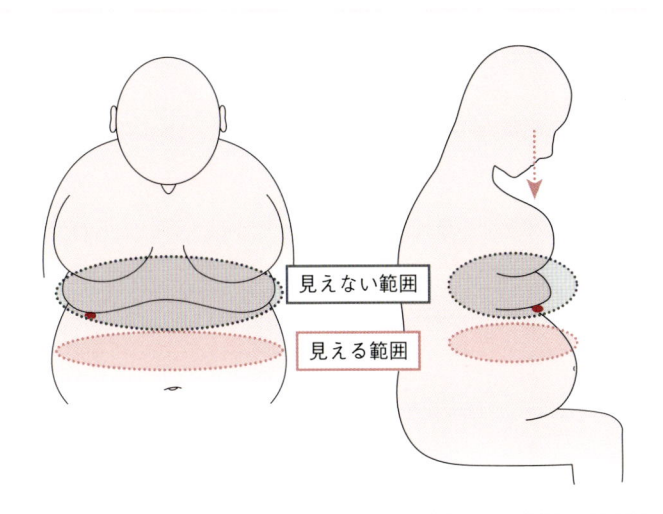

図5 腹部の可視範囲（女性例）
上腹部に深いしわが発生しているうえ，乳房にかくれてストーマが見えない．

の上複数ヵ所にマーキングする（図4b）．

横行結腸ストーマ

　直腸肛門手術での予防的ストーマとして，または，緩和ストーマとして造設されることがある．マーキング部は解剖学的に一般的にaかb領域となるが（図4c），上腹部に深いしわが発生する場合や，女性で上腹部が乳房で隠れる場合[56]（図5）は，右側のみ，d領域のやや頭側寄りにマーキングすることもある（図4c）．ストーマが造設される横行結腸の長さや腹壁への挙上が可能か検討しておく必要がある．

S状結腸ストーマ

　一般的に永久的ストーマとして造設されることが多い．解剖学的にc領域となるが，肥満体型で下腹部が見えない場合は，b領域になる場合が多い（図4d）．

4） ストーマサイトマーキングの方法

❶ 必要物品の準備

- マーキングディスク（小児用6.0cm，標準体重用7.0cm，肥満者用7.5cm）
- ストーマ装具（単品系or二品系どちらでも可）
- 水性マジック
- 油性マジック
- 定規またはメジャー
- 記録用紙
- カメラ
- 温タオル

❷サイトマーキングの実際（図6）

手順	ポイント
1. 仰臥位で基本線を引く（図6a） 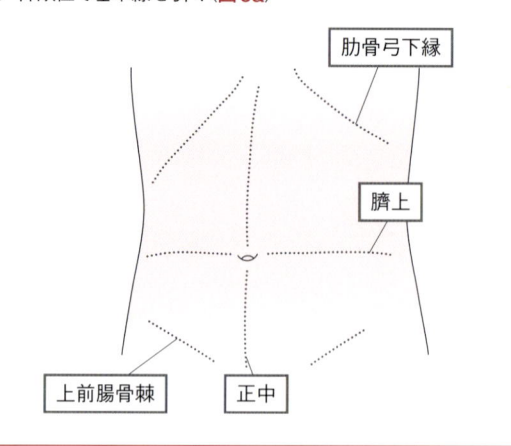	水性ペンで正中線，臍にかかる水平線を引く．次に指の腹で軽く押さえて骨突出部を確認しながら肋骨弓下縁，上前腸骨棘に線を引く
2. 腹直筋を確認して外縁に線を引く（図6b） 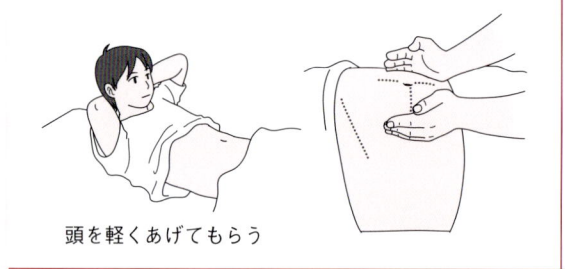	膝を伸展させた仰臥位をとる．軽く咳嗽をさせ，おおよその腹直筋の外縁部を見当したのち，患者に臍を見るようにして頭をあげてもらうと腹直筋を確認しやすい
3. マーキングディスクが安定する平面を確認し，仮の印をつける（図6c） 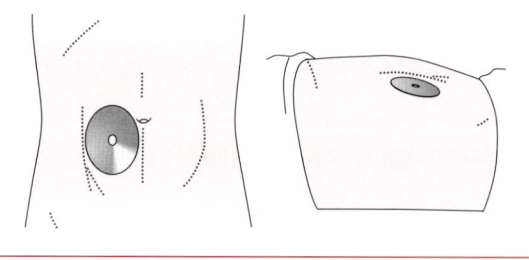	臍や，骨突出部から最低5cm以上離した位置で，マーキングディスクが安定する位置を探し，水性ペンで仮の印をつける
4. 坐位になり，患者から見える位置であるか確認し，しわの発生や腹壁の変化をみながら印を修正する（図6d） 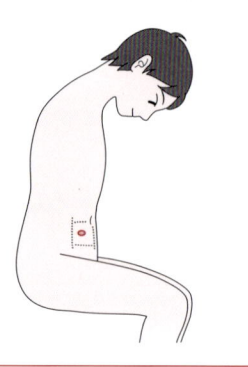	患者から見える範囲に印があるか確認する．坐位になると，患者は緊張して姿勢を正すことが多いためしわを確認できない場合がある．ストーマ装具を印に当てて，面板の貼用範囲やストーマ袋の排泄口までの距離などを確認する

5. 前屈位になり，しわの深さを確認する	前屈位になると深いしわを確認しやすい
6. 立位になり，患者から見える位置であるかマーキング部を指差してもらい，ベルトラインに当たっていないか，個々の生活に影響しない位置であるかなどを確認し，印を決定したら油性ペンで印をつけ最終決定にする．	職業によってストーマ管理に影響しないか留意する必要がある．農業や林業などでは鍬や電気のこぎりを腹にあてて作業することがあり，大工や電気工などでは道具袋を腰周りにつけて作業しているため，仕事上の問題を想定しながらマーキングが必要な場合もある．
7. 仰臥位になりマーキング位置を計測し記録をする（図6e） ①正中 ②臍 ③臍上の水平線 ④腹直筋外縁 ⑤肋骨弓 ⑥上前腸骨棘	正中，臍，臍上の水平線，腹直筋外縁，肋骨弓，上前腸骨棘のそれぞれからの距離を計測し記録する．また，坐位での腹壁の変化や，しわ，くぼみなどの状況をスケッチするか，写真を撮り記録する．
8. 不要なラインを消す	水性ペンで引いた基本線や仮の印などを温タオルで清拭して消す．

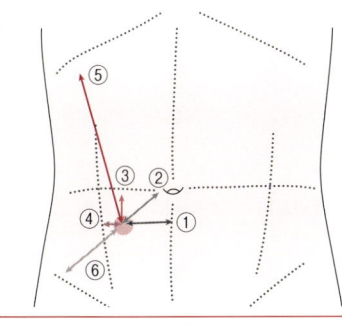

5) マーキングの評価

- マーキングした位置にストーマが造設されているかを確認するために，正中，臍，臍上の水平線，肋骨弓，上前腸骨棘のそれぞれからの距離を計測し，術前の記録と照合する．マーキング部位にストーマが造設されなかった場合は，医師に理由を確認し，今後のマーキングに役立てる[43]．
- ストーマ装具装着が安定しているか，ストーマ装具の密着が得られているかを確認する[43]．
- ストーマ位置による影響はないか，社会復帰後，患者はストーマの位置による支障がないかを問診で確認する[43]．

E 特殊な病態でのストーマサイトマーキング

1) 緊急手術

- 消化管穿孔やイレウスで手術となる場合は，腹痛や腹部緊満などの身体症状があり，通常のストーマサイトマーキングが行えず，体位による腹壁の変化や本人から見える位置であるかを確認できない場合がある．
- 身体的苦痛がある場合は，本人の楽な体位で行うか，手術室で麻酔導入後に腰や膝を屈曲させてしわやくぼみなどの腹壁の変化を見ながらストーマサイトマーキングを行う．
- 腹直筋の状態をCT所見[57]や腹部エコー[58]を用いて確認することもある（図7）．
- ストーマ造設により腹部膨満が緩和し，術前・術後で腹壁の状態が大きく変化する可能性がある．

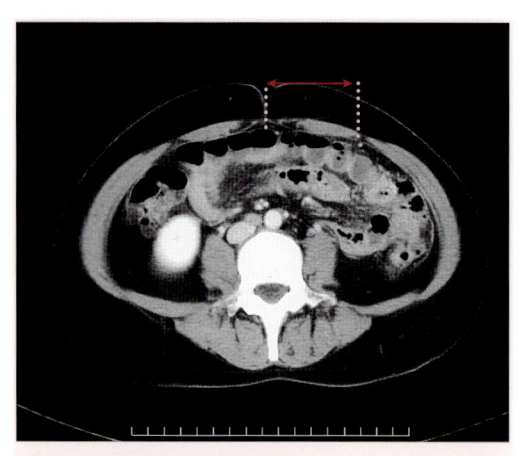

図7　CTで腹直筋の幅を確認
臍の位置で腹直筋の幅を測定する．

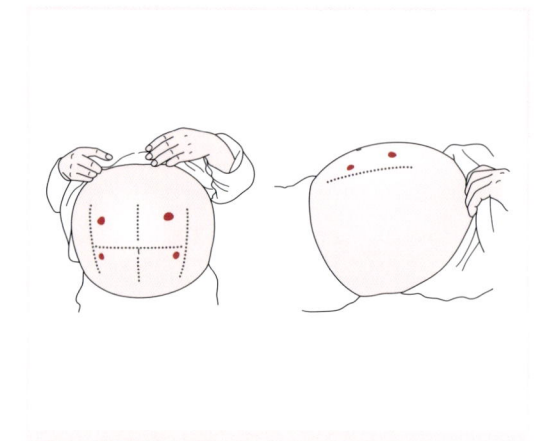

図8　腹部膨満が強い場合のマーキング

- 腹部緊満が強い場合は，術後に緊満が取れた後の腹壁の状態を想定しながら，臍や骨突起部から適切な距離を置いてマーキングする[59]（図8）．

2) 開腹後に予期せずストーマ造設が決定した場合

- ストーマ造設予定のない手術で開腹後に急遽ストーマ造設が決定した場合は，開腹創を寄せた状態で，開腹創から5cm程度離し[60]，かつ臍，骨突起部（上腹部では肋骨弓，下腹部では上前腸骨棘）に近接しない位置を選択する．

3) ストーマ再造設

- なんらかの理由でストーマを再造設する場合は，できる限り初回のストーマ造設部位から離してマーキングを行った方がよい．最初に造設した皮膚切開部位を利用して再造設すると，創感染や粘膜部の循環障害などのストーマ早期合併症を起こすことがある．

4) 肥満体型

- 肥満体型では，座位になると下腹部が突出して腹部脂肪層の頂点よりも下方が見えない場合がある（図9）．座位になったあと患者の側面から腹壁の形状を視診し，仮の印が腹部脂肪層の頂点上あるいはそれよりも頭側にあるか確認する．

5) 痩せ型

- 痩せ型では，腹直筋が狭く臍や開腹創などから一定距離をとれないことがあるため，臍や骨突起部に近接しないよう留意してマーキングを行う．この場合，開腹創がストーマ装具貼付内にかかることは必至であるが，開腹創を埋没縫合にするなどの工夫を行えば，ストーマ装具を密着させるのに必要な皮膚の平面を得ることが可能である．
- このほか，複数のしわが発生しやすいなどの問題があるが，ストーマ装具の面板を皮膚に

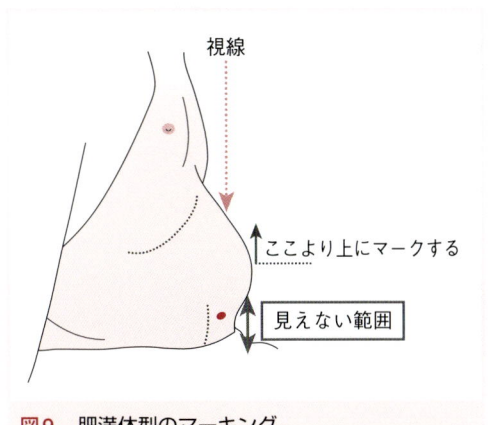

図9　肥満体型のマーキング
腹部脂肪層よりも上しか見えないことがある．

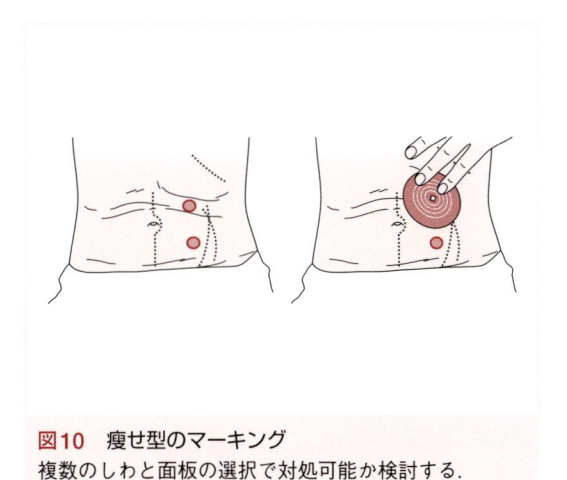

図10　痩せ型のマーキング
複数のしわと面板の選択で処可能か検討する．

当てて面板の形状の選択によって対処可能か検討する（図10）．

6） 骨盤内放射線治療歴

- 治療を担当した放射線医師にストーマとなる腸管部位が照射野に入っていないか確認する．線量分布線でも対象となる腸管部位への照射の有無を調べることができる．
- 照射された腸管でストーマを造設するとストーマ出血や循環障害などのストーマ早期合併症を発症し治癒も長期間遷延するため，照射されていない腸管でストーマを造設する．

外科医は適切な部位にマーキングができるか

　ET/WOCナースと11名の外科医（研修医6名，一般外科医3名，大腸外科医2名）で，人体モデルで行った単孔式結腸ストーマのマーキング位置の比較研究では，ET/WOCナースと大腸外科医のマーキング位置はおおよそ一致したが，その他の医師はそれよりも内側や下方にずれる傾向であった（図11）．内側寄りは正中創や臍部に，下方は上前腸骨棘に近接しやすく，不適切な位置となりやすい．

　外科医の卒後教育の一環としてストーマに関する教育が必要である[42]．

図11　ストーマサイトマーキングで外科医とET/WOCナースそれぞれが選んだストーマの位置

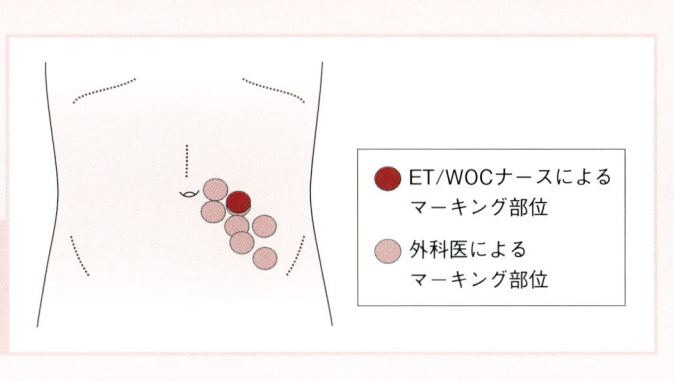

● ET/WOCナースによるマーキング部位
● 外科医によるマーキング部位

文献紹介
Bass EM, Delpino A, Tan A, et al : Dose preoperative stoma marking and education by the enterostomal therapist affect outcome? Dis Colon Rectum 1997 ; 40 : 440-442[49]

データベースに登録されたストーマ造設例，1,790例のうち，待期的にストーマ造設が行われた593例(消化管ストーマ，尿路ストーマを含む)を抽出し，術後30日以内の早期合併症とその後の晩期合併症について，ETナースによって術前にストーマサイトマーキングが行われた群と行われなかった2群に分け比較検討している．

術前にストーマサイトマーキングが行われなかった群では，不適切な部位へのストーマ造設が多く，ストーマ周囲の皮膚の問題が有意に多かった．

表1　マーキングの有無とストーマ位置

	マーキング群	非マーキング群
ストーマ周囲のしわ	10	19
骨突出部に近い	3	10
創部に近い	0	1
瘢痕に近い	0	1
計	13	31

マーキングされた群292例のうち，早期合併症は68例，23.3％にみられ，晩期合併症は27例，9.3％にみられた．マーキングが行われなかった301例のうち，早期合併症は95例，31.6％にみられ，晩期合併症は36例，12％に認められた．トータルの合併症発生率，早期合併症の発生率では有意差がみられたが，晩期では有意差は得られなかった．

晩期合併症の発生率で両群に差がないのは，ストーマ造設部以外の因子，すなわちストーマ造設手術の技術的な問題などが関与している可能性が高い．

表2　マーキング施行群と非施行群の早期・晩期別にみた合併症の比較(合併症は重複例を含む)

	マーキング群		非マーキング群	
合併症	早期	晩期	早期	晩期
壊死	22	0	16	0
狭窄	2	4	2	6
陥凹	17	2	19	3
脱出	0	3	0	5
ストーマ部感染	17	0	12	0
傍ストーマヘルニア	0	7	0	5
ストーマ周囲皮膚障害	40	18	84	24
瘻孔	1	0	0	1
出血	1	0	3	0
計	100	34	136	44

マーキング群　n＝292　非マーキング群　n＝301

文献紹介

Person B, Ifargan R, Lachter J, et al : The impact of preoperative stoma site marking on the incidence of complications, quality of life, and patients independence. Dis Colon Rectum 2012 ; 55 : 783-787 [61]

術前のストーマサイトマーキングやカウンセリングは患者のリハビリテーションやストーマ造設という新たな局面への適応を改善することを目標にしているが，これらを客観的に評価する必要性があった．QOL，自立性，ストーマ関連合併症の割合などを指標として検討した．質問票を用い，ストーマ関連合併症は術後の定期的診察をもとに記録した．

対象となった患者は2006～2008年に待期的手術を受けた105例で，52例は術前にマーキングが行われ，53名はマーキングが行われなかった．60例は永久的ストーマ，45例が一時的ストーマであった．

術前にマーキングされた例のQOLは，マーキングされなかった例に比べ20項目のうち18項目で有意に良好であった．また，自立性や合併症の発生率の頻度の点でもマーキングされた例が有意に良好であり，QOL，自立性，ストーマ関連合併症のすべてにおいてストーマの種類を問わず，有意差が認められ，ETナースの術前からの関わり合いの重要性を強調している．

解説

この報告は，イスラエルの1施設での臨床比較試験研究であり，結腸ストーマ（49名），回腸ストーマ（47例），尿路ストーマ（9例）を含んでいる．

術前のサイトマーキングが行われたか否かにかかわらず，一人のETによって術後にストーマケアが行われている．

狭義の管理的合併症を装具装着関連合併症 equipment-related complication* と表現している．

他に，外科的合併症のうち 傍ストーマヘルニア，ストーマ脱出を加えてストーマ関連合併症としている．Bassらの報告と異なり，外科的合併症を傍ストーマヘルニアとストーマ脱出に限定すると術前サイトマーキングを行うことの有用性が有意の差をもって示されてくる．

   *便漏れ leakage，装具フィット上の問題 fitting problems
   ストーマ周囲皮膚の問題 peristomal skin problems

引用文献

1) 秋元典子：周手術期看護の理念と専門性．周手術期看護論（雄西智恵美他監修），ヌーヴェルヒロカワ，2008；12-17
2) Ⅲ. Preoperative Preparation A. Patient Education. Management of the Patient with a Fecal Ostomy : Best Practice Guideline for Clinicians p6-9
3) 大村裕子：ストーマ造設患者に生じる障害とそのリハビリテーション．臨看 2000；26：1605-1609
4) 宮﨑啓子，赤井澤淳子，髙橋　純，他：ストーマケア指導における患者満足度調査．日WOCN会誌 2007；11：30-40
5) 五味美春：手術前の患者のアセスメントと看護目標　臨床外科看護総論．医学書院，2008；288-290
6) 松原康美：ストーマリハビリテーションにおける術前ケアの意義と目標．ナーシング 2012；32：6-7
7) 水野道代：手術に対する不安・恐怖への援助　3）予期的心配と予期指導．周手術期看護論（雄西智恵美他監修），ヌーヴェルヒロカワ，2008；54
8) 松原康美：外来におけるストーマ造設の術前教育の有効性．日ストーマ・排泄会誌 2011；27：p63（会議録）
9) 松原康美：チーム医療による外来でのストーマ造設術前教育の導入前後の比較検討．日ストーマ・排泄会誌 2013；29：14-23
10) ドロセア　E．オレム：セルフケア，セルフケア要件，治療的セルフケア・デマンド，オレム看護論，医学書院，1995，p149
11) 三富陽子：ストーマ保有者の教育．ストーマリハビリテーション実践と理論，金原出版，2006，p104-106
12) 鈴木和子：健康問題への家族の対応能力　5）家族内ダイナミズムの発揮，家族看護学　理論と実践，日本看護協会出版会，2007；26-27
13) 髙島尚美，村田洋章，渡邊知映：在院日数短縮に伴う消化器外科系外来における周術期看護の現状と課題—全国調査による看護管理者の認識．慈恵医大誌 2010；125：231-238
14) 上川禎則：術前ストーマ外来の現状と今後の課題．日ストーマ・排泄会誌 2012；28：11-16
15) 熊谷英子，舟山裕士：術前のストーマリハビリテーション．J Clin Rehabil 2006；15：1016-1020
16) 大村裕子：ストーマ造設患者に生じる障害とそのリハビリテーション．臨看 2000；26：1605-1609
17) 登坂有子：ストーマの受容．ストーマリハビリテーション実践と理論（ストーマリハビリテーション講習会実行委員会編集），金原出版，2006；15-16
18) 森田美佳，吉岡和彦，畑　嘉高，他：アンケート調査によるストーマ造設患者におけるストーマ受容の解析．日本大腸肛門病会誌 2006；59：322-327
19) 松浦信子：ストーマ造設の告知を受けた患者へのケア．ナーシング 2012；32：8-11
20) 松原康美：ストーマリハビリテーションにおける術前ケアの意義と目標．ナーシング 2012；32：6-7
21) Chaudhri S, Brown L, Hassan I, et al : Preoperative Intensive, community-based vs. traditional stoma education : a randomized, control trial. Dis Colon Rectum 2005；48：504-509
22) Lynch BM, Hawkes AL, Steginga SK, et al : Stoma surgery for colorectal cancer. J Wound Ostomy Continence Nurs 2008；35：424-428
23) 前川厚子：ストーマの自己適応とその関連要因．お茶の水医誌 2000；48：13-22
24) 田中秀子：障害の受容．ストーマリハビリテーション実践と理論（ストーマリハビリテーション講習会実行委員会編集），金原出版，2006；17-19
25) 祖父江正代，前川厚子，竹井留美：ストーマ保有者が受けたケアと自己適応の関連性の分析．日WOCN会誌 2006；10：3-39
26) 進藤勝久：ストーマ・サイト・マーキングの問題点と対策．STOMA 1988；3：158-160
27) Management of the patient with fecal ostomy : best practice guideline for clinicians Ed by WOCN society 2010 : 6-9
28) 祖父江正代，前川厚子，竹井留美：ストーマケアにおける患者と看護師間の相互行為と自己適応との関連性，日WOCN会誌 2010；14：221-229
29) Haugen V, Bliss DZ, Savik K : Perioperative factors that affect long-term adjustment to an incontinent ostomy. J Wound Ostomy Continence Nurs 2006；33：525-535
30) 添嶋聡子，森山美知子，中野真寿美：オストメイトのストーマ受容度とセルフケア状況およびストーマ受容影響要因との関連性．広島大保健ジャーナル 2006；6：1-11
31) 松原康美，稲吉光子：アクションリサーチ法を用いたストーマ周術期ケア改善のプロセス—チーム医療の取り組みに焦点を当てて—．日WOCN会誌 2011；15：55-64

32) 前田耕太郎, 丸田守人, 松本昌久, 他：ストーマリハビリテーションにおける医療連携. 日ストーマ・排泄リハ会誌 2004；20：11-16
33) 間遠一成, 間崎郎郎, 増田英樹, 他：結腸切除における機械的腸管洗浄は必要か？. 日外感染症会誌 2009；6：607-612
34) 小西毅, 渡邉聡明, 名川弘一：大腸手術における術後感染症予防の国際的標準とわが国の現状. 日外感染症会誌 2006；3：561-567
35) 橋爪正：Prospective study の結果から提唱する大腸癌手術の予防的抗菌薬投与法. 日手術医会誌 2003；24：203-205
36) Toneva GD, Deierhoi RJ, Morris M, et al：Oral antibiotic bowel preparation reduce length of stay and readmissions after colorectal surgery. J Am Coll Surg 2013；216：756-762
37) Cao J, Li J, Li F：Mechanical bowel preparation for elective colorectal surgery：update systematic review and meta-analysis. Int J Colorectal Dis 2012；27：803-810
38) Sant HP, Weidema WF, Hop WC, et al：Evalution of morbidity and mortality after anastomotic leakage following elective colorectal surgery in patients treated with without mechanical bowel preparation. Am J Surg 2011；202：321-324
39) Mangram AJ, Horan TC, Pearson ML, et al：Guideline for prevention of surgical site infection (SSI) in NNIS Manual. Atlanta, USA, 1999；XIII-11-14
40) Management of the Patient with a Fecal Ostomy：Best Practice Guideline for Clinicians Ed by WOCN society 2010
41) ARCRS and WOCN joint position statement on the value of preoperative stoma marking for patients undergoing fecal ostomy surgery. J Wound Ostomy Continence Nurs 2007；34：627-628
42) Macdonald A, Chung D, Fell S, et al：An assessment of surgeons' abilites to site colostomies accurately. Surgeon 2003；1：347-349
43) 山本由利子：ストーマサイトマーキング；手技と評価. 臨看 2000；26：1610-1616
44) 高橋弘美, 鈴木俊子, 高瀬チエ：緊急手術で一時的回腸瘻造設術を施行した患者のストーマ管理に関する問題点. 日ストーマリハ会誌 1992；8：41-45
45) 浅井佳菜子, 堀内美喜子, 村上和代, 他：術中にストーマ造設が決定し管理が難しかった 1 症例. 東海ストーマリハ研会誌 2008；28：93-96
46) 島田寛治, 他：肥満例のコロストミー. 日本ストーマ会誌 1998；4：15-17
47) 尾崎麻依子, 野澤慶次郎：ストーマサイトマーキングの効果と問題点. 日ストーマ・排泄リハ会誌 2012；28：116-122
48) 大村裕子, 臨倉薫, 太田博俊, 他：ストーマケアにおけるストーマサイトマーキングの意義. 日本大腸肛門病会誌 1988；41：44-49
49) Bass E.M, Del Pino A, Tan A, et al：Does preoperative stoma marking and education by the enterostomal therapist affect outcome? Dis Colon Rectum 1997；40：440-442
50) 渡辺道則, 井上敏治, 山村泰司, 他：不適ストーマの検討―術前位置決めの必要性について―. STOMA 1986；2：123-126
51) 澤口裕二, 小原啓, 佐藤富志史, 他：緊急手術時のストーマサイトマーキング. STOMA 1995；7：54-56
52) Pittman J, Rawl SM, Schmidt CM, et al：Demographic and clinical factors related to ostomy complications and quality of life in veterans with an ostomy. J Wound Ostomy Continence Nurs 2008；35：493-503
53) 門脇淳, 伊藤充, 北順二：CT 画像による Parastomal Hernia の検討. 日本ストーマリハ会誌 1993；9：23-28
54) Turnbull RB：Selecting Site for the stomal siting.C.C.F.E T Program, 1981
55) 大村裕子, 池内健二, 大塚正彦：クリーブランドクリニックのストーマサイトマーキングの原則の妥当性. 日ストーマリハ会誌 1998；14：33-41
56) 末平智子：ストーマ造設部位が限局された症例からストーマサイトマーキングを考える. 日 WOCN 会誌 2003；6：25-27
57) 積美保子：ストーマサイトマーキング. 新版ストーマ手術アトラス(塚田邦夫・渡辺成編集), へるす出版, 2012；7-16
58) 定田喜久世, 末平智子：腹部エコーを使用した緊急ストーマサイトマーキングの有用性. STOMA 2012；19：22-25
59) 積美保子：緊急手術時のストーマ造設の留意点 (1)術前のストーマサイトマーキング. 新版ストーマ手術アトラス(塚田邦夫・渡辺成編集), へるす出版, 2012；84-86
60) 舟山裕士：緊急手術時のストーマ造設の留意点 (2)術中のストーマ造設部位の決定. 新版ストーマ手術アトラス(塚田邦夫・渡辺成編集), へるす出版, 2012；87-88
61) Person B, Ifargan R, Lachter J, et al：The impact of preoperative stoma site marking on the incidence of complications, quality of life, and patients independence. Dis Colon Rectum 2012；55：783-787

III 消化管ストーマ造設

III 消化管ストーマ造設

1 単孔式ストーマ造設

▶ 単孔式ストーマはストーマリハビリテーション用語集では消化管の断端 end を体表に出して造られたストーマ end stoma と定義され，単孔式結腸ストーマは end colostomy，単孔式回腸ストーマは end ileostomy といわれている．
▶ 単孔式ストーマ造設はストーマ造設の基本であり，その基本手技がさまざまな場面でのストーマ造設に応用される．
▶ 円形のストーマとし，排泄口が中央に位置し，結腸では約1cm，回腸では約2cmの高さのあるストーマが管理しやすい．
▶ ストーマに用いられる腸管は，主として疾患によって決まってくる．単孔式結腸ストーマは主として直腸癌手術で造設され，単孔式回腸ストーマは潰瘍性大腸炎や大腸腺腫症などで造設される．
▶ 単孔式結腸ストーマは永久的ストーマになる頻度が高い．

A 単孔式結腸ストーマ end colostomy

- 単孔式ストーマはストーマリハビリテーション用語集では消化管の断端 end を体表に出して造られたストーマ end stoma と定義され，その造設は，ストーマ貫通孔の作製，腸管の挙上，一次開口，粘膜皮膚縫合からなる．

1) 貫通孔の作製 creating the trephine

❶皮膚切開法

- あらかじめ，マーキングされた部位に，出来上がりが円形となるように約3cmの皮膚切開を行う．
- 腹壁の厚さ，腸間膜脂肪の厚さ，腸管径に応じて，直線，楕円形（縦長），円形にマーカーペンなどでデザイン線をつけ，メスやクーパー剪刀で切離する（図1）．
- 直線，楕円形の皮膚切開は約40％にみられるが，正中創を閉腹したときに皮膚切開創が円形になることを予想しての切開法であり，円形に近いストーマを造設することは共通した認識である（図2，表1）．以下に示す表の数値(％)は第26回日本ストーマ・排泄リハビリテーション学会総会時に，同学会の評議員を対象にアンケート調査を行い，得られた回答数を単純集計した結果を示すものである（表1〜20）．アンケート集計結果はhttp://squre.umin.ac.jp/jsscr26/stoma-enq.pdfを参照[2]．

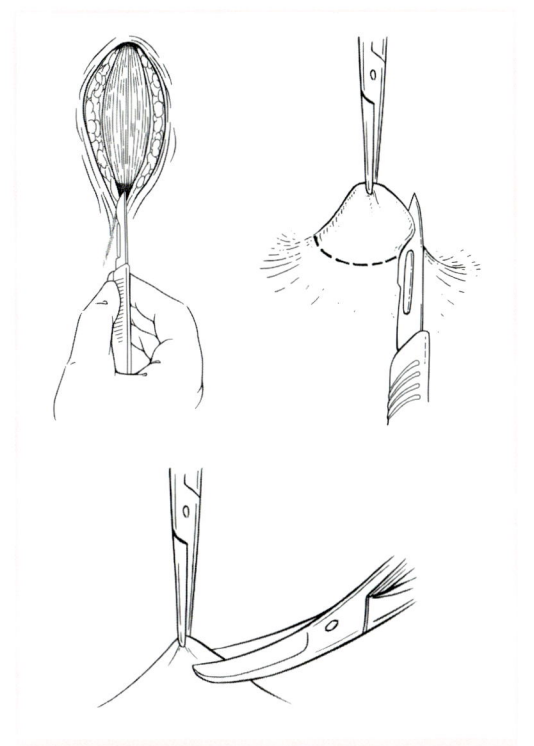

図1 皮膚切開法
メスで直線に切開する方法，あらかじめマークした部位をメスやクーパー剪刀で楕円形〜円形に切開する方法が行われる．

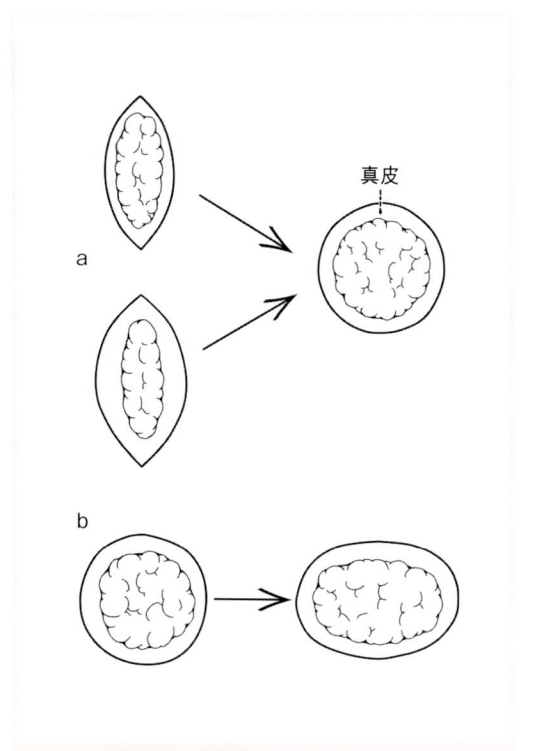

図2 皮膚切開後の変形
皮膚切開後に横方向の張力が働くので横長にならないように注意する．

表1 皮膚切開の方法

直線	楕円形	円形
6(16%)	8(22%)	23(62%)

表2 皮膚切開の長さ

挙上腸管径より長目	同程度の長さ	挙上腸管径より短め
1(3.3%)	15(50%)	14(46.7%)

- 皮膚切開の長さは挙上する腸管径と同程度かやや短めとする意見が多く，500円硬貨(径2.5cm)を目安に3cm前後の長さの皮膚切開を行う意見が多い(**表2**)．
- 皮膚切開創は実際の皮膚切開の長さより大きくなりやすく腸管を挙上してみて，狭ければ大きくするなどの工夫を行い，はじめから大きな皮膚切開は避けた方がよい．
- 肥満者，腹壁脂肪の厚い例で，円形の皮膚切開を行うと，横長のストーマになりやすく注意する．

表3 皮下脂肪は切除するか

切除する	時に切除する	切除しない
11(30%)	12(32%)	14(38%)

腹直筋筋膜前鞘　　　　　　　　　　腹直筋筋膜前鞘

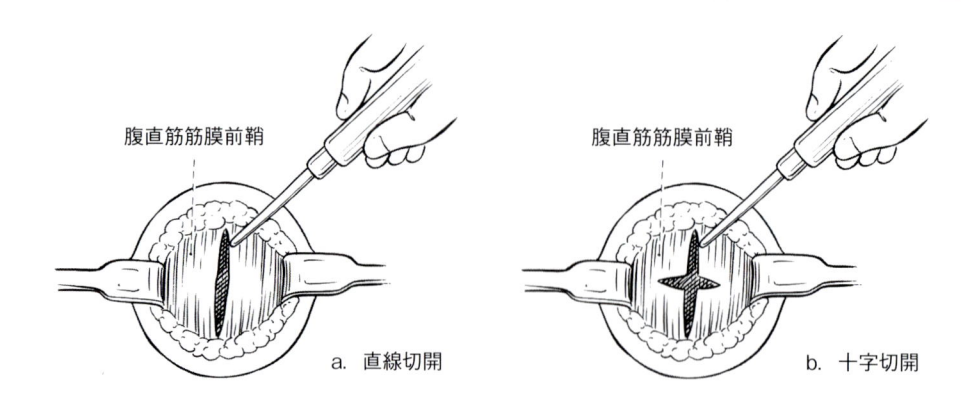

a. 直線切開　　　　　　　　　　　　b. 十字切開

図3　筋膜の切開法

- 挙上する腸管が貫通孔の皮膚と筋膜の間にうまく収まるように，また挙上する腸管の腸間膜の血流障害をきたさないようにするため，皮下脂肪を切除するか否かは意見が分かれる（表3）．
- 挙上する腸管の腸間膜脂肪組織が多いか少ないか，また，腸間膜が貫通する側の皮下脂肪のみを切除するのかなど，さまざまな状況で判断される．
- 皮膚切開と同様に，正中創を閉鎖時に貫通孔は変形することを前提に，皮下脂肪切除部位の皮膚が陥凹しないように注意して判断すべきである（正中創を閉鎖するとき，ストーマ造設部の切開創は一様に牽引されることはなく，変形することを念頭に置く）．

❷筋膜切開
- 腹直筋前鞘は縦方向に切開する方法（直線切開：vertical fascial incision）と，十字形に切開する方法（十字切開：crucial fascial incision）がある（図3，表4）．
- 筋膜切開の大きさは挙上腸管径と同程度とし術者の2横指が余裕をもって通過できる大きさが選択されることが多い．
- 小さすぎる切開は腸間膜の血流障害や腸管の虚血の誘因となる．
- 大きすぎると傍ストーマヘルニアの誘因になる．

表4　筋膜切開

直線	十字形	両方	円形
16(43%)	19(51%)	1(3%)	1(3%)

- 筋膜による挙上腸管の圧迫による腸間膜血流の障害を避けるため，十字形筋膜切開を行うとする意見が半数を占める．
- 正中創とストーマは近接することが多い．閉腹時の縫合により筋膜が正中側に牽引されるため，十字切開を行うと正中創の筋膜とストーマ貫通部位の横切開された筋膜が引き寄

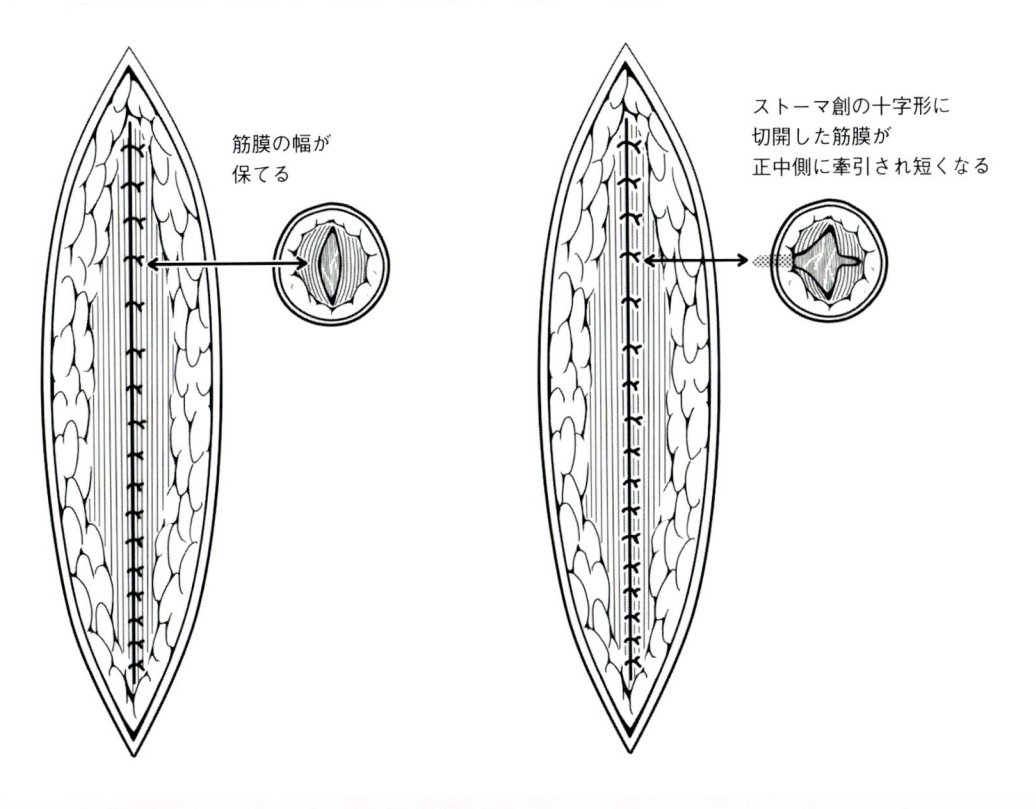

図4　正中創筋膜縫合とストーマ貫通孔の筋膜切開創の関係

られ筋膜切開部が大きく変形することがある(図4).

❸腹直筋の処理

表5　腹直筋の処理

split	筋肉を一部切除	筋層が厚い例では切除
34(92%)	1(3%)	2(5%)

- 腹直筋組織は切除せず，愛護的に左右に鈍的に剝離し分離splitする(図5, 表5).
- 腹直筋を通した方が，傍ストーマヘルニアの発生が低くなる[3]．腹部のどこを通しても，傍ストーマヘルニアの発生とは関連性はない[4]という意見もあるが，腸管の固定・把持を行うという点で，腹直筋を通すことは理にかなっている(図6).

❹腹直筋後鞘・腹膜：縦に切開する

- 腹膜外経路(Goligherトンネル，腹膜外トンネル)を通す場合は，腹腔側から腹膜を用手的に剝離し，腹直筋後鞘だけを切開する．

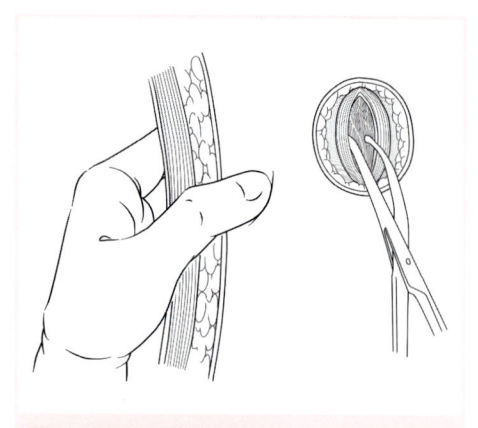

図5　腹直筋の鈍的分離
腹壁を把持し、上方へ緊張をかけながら創がずれないように腹直筋をsplitする。

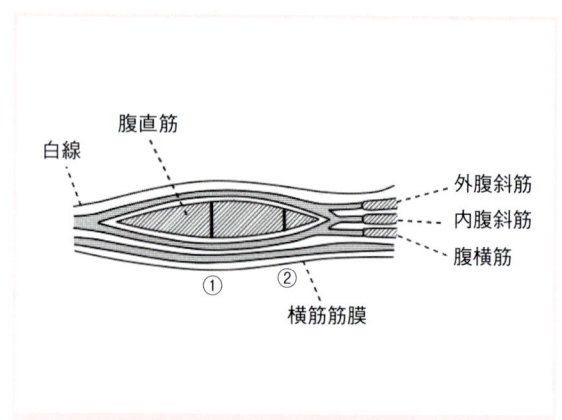

図6　挙上腸管を腹直筋のどの部位を通すか
腹直筋の中央①を通すとストーマが正中創に近くなるのでやや外側②を通した方がよく、その部位をsplitする。

2) 腸管の挙上と固定 bringing through the abdominal wall

❶結腸の挙上ルート

- 腹膜外経路extraperitoneal routeで挙上する方法と、腹膜内経路(transperitoneal route or intraperitoneal route)がある(図7～9、表6)。
- 臍より上(頭側)にストーマを造設する場合には腹膜外経路で造設することはできない。
- 腹膜内経路で挙上した場合、挙上腸管と腹壁に間隙(lateral space, lateral gutter, lateral sulcus)ができるが、あえて閉鎖する必要はないという意見、連続縫合や結節縫合で閉鎖(lateral mesenteric closure)したほうがよいという意見に分かれる。

表6　腹膜外経路か腹膜内経路かの選択

腹膜外経路	腹膜内経路	両方
21(57%)	13(35%)	3(8%)

- 腹会陰式直腸切断術(将来、ストーマ閉鎖を行うことがない)を行う例、腸管の長さに余裕がある例、肥満例でなければ腹膜外経路がよい[2]。腹膜外経路についてはp.54のサイドメモを参照。
- 傍ストーマヘルニア、ストーマ脱出の予防の点では腹膜外経路がよい[5～11]。
- 肥満例や腸管の長さに余裕がなく、サイトマーキングされた部位に挙上できなければ腹膜内経路を選ぶ。
- ハルトマン手術で将来、再建が予測されれば腹膜内経路がよい。
- 緊急手術では腹膜内経路がよい。
- 腹膜外経路(Goligherトンネル)の入口部で腸管の捻れや屈曲を起こす場合があり、腹膜外経路は行わない施設もある[2]。

図7 腹膜外経路(extraperitoneal route)

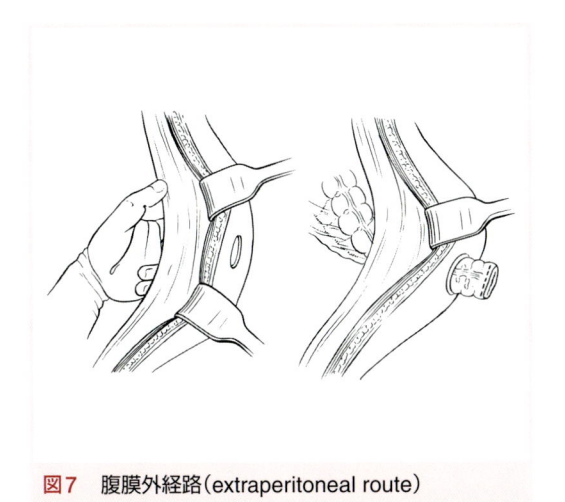

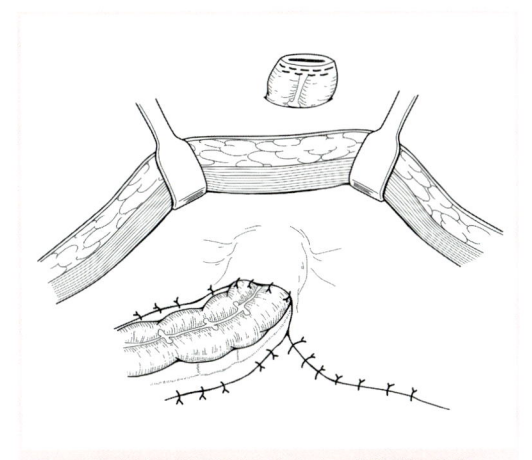

図8 腹膜外経路で挙上したときの後腹膜の修復
後腹膜の修復をしっかり行わないと，小腸が陥入しイレウスの原因になるので，後腹膜を閉鎖するのが一般的である．

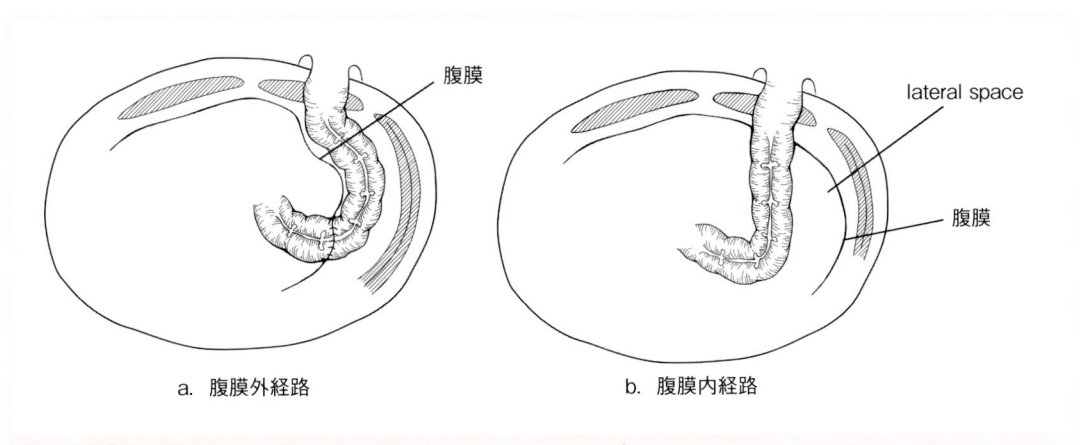

a．腹膜外経路

b．腹膜内経路

図9 腹膜内外経路(extraperitoneal route, intraperitoneal route)
a：腹膜外経路を通して挙上する腹膜外法に対して，b：直接挙上するものを腹膜内経路，腹膜内法という．

腸管挙上時に注意すべき点：挙上ルートにかかわらず以下の点に注意する．
- 下行結腸ストーマは合併症が多い．単孔式S状結腸ストーマでは傍ストーマヘルニアの頻度が高い[6, 12, 13]．
- 挙上腸管は緊張がかからないように挙上し，スキンレベルより5〜8cmの余裕をもって挙上する．
- 挙上腸管の血流を確実に保つ(腸管の色調を確認，腸間膜を切離し，血流を確認するくらいの慎重さが必要)．
- 腹膜外経路では腹膜入口部より口側，腹膜内経路では腹膜貫通部より口側の腸管に余裕をもたせると腸管の拡張・屈曲の原因になることがある．

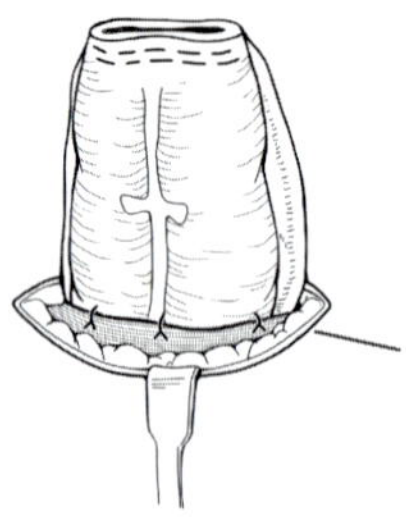

筋膜との固定

図10 挙上腸管と筋膜との固定

3) 腹壁と腸管の固定

表7 腹膜と腸管の固定

腹膜と腸管を固定する	固定は行わない
9(24%)	28(76%)

- 腹膜内経路で行うとき，腹膜と腸管を縫合固定する場合には2〜4針程度にとどまっている(表7).

表8 筋膜(腹直筋前鞘)と腸管の固定

固定する	時に行う	固定しない
14(38%)	4(11%)	19(51%)

- 筋膜(腹直筋の前鞘)と腸管の固定を行うことがあり，2〜4針が大部分であるが，その臨床的意義は明らかにされていない(p.50サイドメモを参照)(図10，表8).
- 針を腸管の全層に通すと，瘻孔，ストーマ周囲膿瘍の原因になることがある.
- 腸管の浮腫がある例，組織の脆弱な例では，あえて行う必要はない.

挙上腸管の腹膜や筋膜との固定は必要か

- ストーマ造設術の変遷はストーマを造設した結果生じる合併症とその対策の歴史でもある．二次開口が一般的であったストーマ造設の初期の合併症はストーマの脱落stomal fallingによる腹膜炎であった．
- その予防としてストーマ挙上腸管と腹膜や筋膜への固定や支持棒(現在のロッド)での挙上腸管の固定も行われている[14, 15]．
- 結腸ストーマを一次開口し皮膚と縫合固定されたのは1950年に入ってからのことである[16]．
- 傍ストーマヘルニアや脱出，陥凹，挙上係蹄の捻転などさまざまなストーマ合併症を経験する度に，その予防対策として挙上腸管の固定が行われてきた[17, 18]．
- また，陥凹型ストーマretracted stomaなどで再造設revisionを要するとき，その手技の中に剝離授動した腸管を筋膜に固定するという記載があることも事実である．
- 反面，腹膜や筋膜に縫合固定する操作が，ス

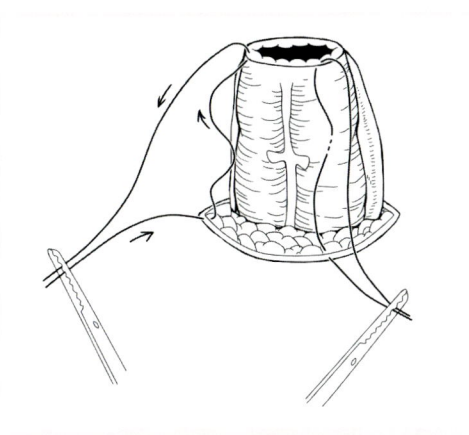

図11　真皮-漿膜筋層の外翻縫合

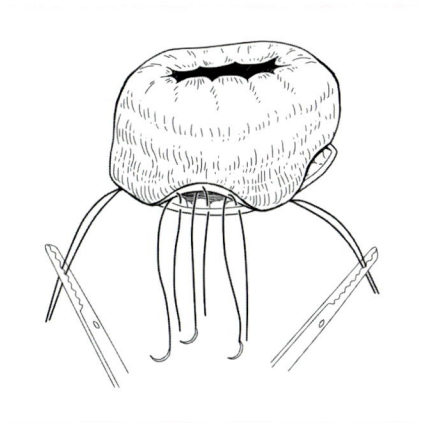

図12　外翻縫合の間の結節縫合

- トーマ周囲膿瘍やストーマ閉塞の原因になりうることも理解する.
- ストーマ造設手技は装具の改良とともに，さまざまな工夫が行われている.

挙上腸管を腹壁に固定する手技は，脱落や陥凹などの予防を目的に伝統的(慣習的)に継承されてきたものと理解することができるが，臨床的意義は明らかではない[19].

4) ストーマの開口・粘膜皮膚縫合 mucocutaneous suture

- 腸間膜付着部以外の腸管壁と皮膚に4～8針の外翻縫合eversion sutureを置き突出の形状を調整する(図11).
- 外翻縫合の間に結節縫合を追加する(図12).
- 縫合糸は吸収性のものがよい.

表9　針糸の通し方，抜糸に対する意見

皮膚と腸管全層を縫合し，抜糸を行う	真皮と腸管の漿膜筋層を縫合し，原則抜糸しない	埋没縫合を行い，抜糸しない	その他
10(27%)	11(30%)	8(22%)	8(22%)

- 針糸のかけ方は図12～15に示すように種々であるが，露出する縫合糸は抜糸するのが原則である(表9).
- 皮膚と腸管の全層縫合を行う方法(図13A)では，図13Bのように縫合糸が露出する．縫合糸を放置すると，粘膜皮膚移植seedingや粘膜皮膚接合部の肉芽形成の原因となるため，術後7日頃には抜糸を行う.
- 腸管の漿膜筋層と真皮にかける(図14A)と糸の結紮部が粘膜に覆われ，図14Bのように埋没されることが多いが，腸管の粘膜下層の組織が硬い例では粘膜によって縫合部分が覆われず，縫合糸が浮き出ている場合がある(図14C)．そのような場合は縫合糸を抜糸する．図15のように運針を行うと縫合糸が浮き出にくく，むしろ抜糸はできないことが多い.

III 消化管ストーマ造設

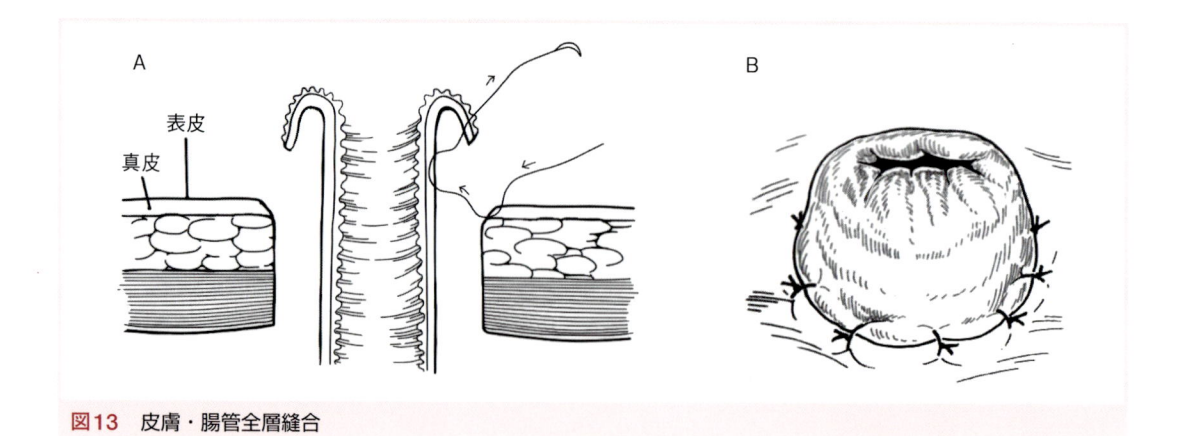

図13　皮膚・腸管全層縫合

図14　真皮・腸管漿膜筋層縫合

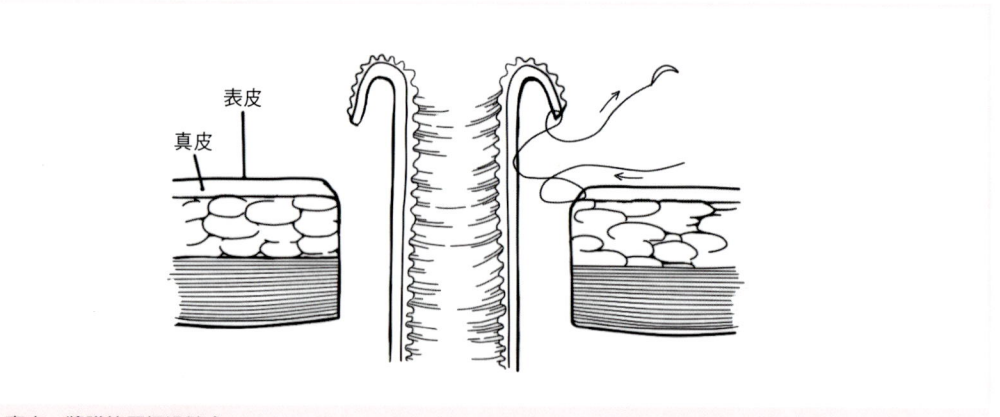

図15　真皮・漿膜筋層埋没縫合

ストーマの造設中にストーマの色調が変化した場合の対策

- ストーマ造設中にストーマの色が悪くなった場合には動脈性・静脈性の血流障害を疑う.

① 動脈性の血流障害
- 腸管壁が薄くなり,粘膜の色調が茶褐色に変わってきたら,動脈性の血流障害を疑う.動脈の攣縮spasmが原因のことがあり,温生食ガーゼで挙上腸管全体を覆い観察する.
- 筋膜のレベルで腸間膜が圧迫されていることがあり,筋膜切開を大きくする.これで改善しないときは,正中創を開け,再度,腸管を挙上する.

② 静脈性の血流障害
- 腸管壁の浮腫が出現し,粘膜が暗赤色になったら,静脈灌流の障害を疑う.
- 動脈血流の障害がなければ,やがて回復する例が多い.

単孔式結腸ストーマを造設する主な術式 マイルズ手術とハルトマン手術

- Milesは,直腸癌手術でそれまで会陰式で行われていたり,腹部の操作を加えたりする術式を,腹部と会陰から徹底的に切除することを1908年に提唱した.そうすることにより術後の再発が減少した.現在まで受け継がれている腹会陰式直腸切断術である[20].
- ハルトマン手術はHartmannが1921年に報告した術式で,直腸癌に対して直腸切除した後,吻合ができるが,局所の状況や患者の状態によりあえて吻合せずに,肛門側の直腸を空置し,ストーマ造設を行う術式である.**ハルトマン手術は本来,直腸手術で使用する術式であるが,S状結腸を切除し直腸を空置する場合にも使用され,広義に使われる術式である**.ハルトマン手術では術後にストーマ閉鎖術が行われる場合も行われない場合もあり,症例のおかれた状況により異なる[21].
- マイルズ手術とハルトマン手術は,術後腹部の創の状況はストーマを含めて同じであるが,旧肛門がないのがマイルズ手術で旧肛門が残るのがハルトマン手術である点が大きく異なる.

良いストーマの条件(図16)

- ストーマは正円形で,一定の高さ(コロストミー約1.0cm,イレオストミー約2.0cm)がある突出型,排泄口は粘膜の頂点に位置する.また,面板を貼付するストーマ皮膚部は平坦,ストーマ切開孔はストーマ創が安定し,成熟ストーマとなったときの腸管粘膜とほぼ同じサイズであること,粘膜皮膚接合部は術後経過しても腹壁に引っ張られて陥凹しないことがあげられる.しかし,拡張腸管をストーマとして造設しなければならないときは浮腫が引き,成熟ストーマのサイズの予測が難しい.ストーマ貫通孔が過大,過小にならないように留意する.
- 以上の条件は皮膚保護剤とストーマ袋による管理においてストーマ近接部を含めた粘着部の皮膚保護剤の密着を確実にする.これは排泄分泌物の皮膚接触を防止して皮膚刺激を避け,目的とした装具耐久期間を確実に予測できることでストーマ保有者の社会復帰を可能にする.また,形状の良いストーマはボディイメージを保つために重要である.

Ⅲ 消化管ストーマ造設

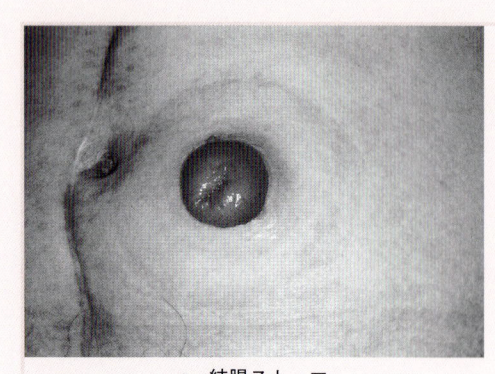

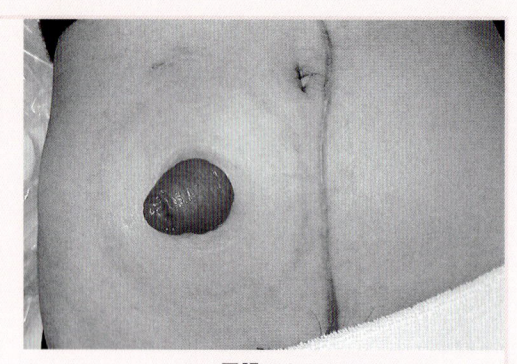

a. 結腸ストーマ　　　　　　　　　　b. 回腸ストーマ

図16　良い形状のストーマ

Consensus
単孔式結腸ストーマ造設に関するコンセンサス

- 管理しやすい良いストーマとは，排泄物が直接ストーマ袋に落ちるように一定の高さがあり，結腸ストーマでは約1.0cm，回腸ストーマでは約2.0cmの高さで，正円ないし楕円形の形状を呈し，排泄口が中央にあり，かつストーマ周囲に凹みやしわのないストーマ，すなわち装具装着で管理しやすいストーマである[22,23]．

1. 皮膚切開は，あらかじめマーキングされた位置に出来上がりが約3cmになるようにおく．
2. 筋膜切開は，約3cmの直線切開または十字切開をおく．
3. 腹直筋は，splitし中に腸管を通す．
4. 腹膜外経路を選んだ方が傍ストーマヘルニアの発生が少ない，という意見が多いが，腸間膜の長さ，手術の緊急度で腹膜内経路を選択する場合もある．
5. 粘膜と皮膚縫合は外翻縫合し，皮膚から1～2cmの突出型とする．
6. 腸管と皮膚の縫合部に露出する縫合糸は必ず抜糸する．

腹膜外経路 extraperitoneal route の臨床的意義は何か？

- 傍ストーマヘルニア，ストーマ陥凹などの合併症を減少させるために腹膜外経路を用いたほうがよい[5～11]，という意見が多い．しかし腹膜外経路も腹腔内経路も合併症の発生に差はなく，むしろ腹膜内経路を推奨している[24～26]意見もある．
- このように挙上腸管をどのような経路を通すのかについてはさまざまな意見があるが，Goligherによって報告された腹膜外経路（腹膜外トンネル，また，Goligher自身の名前をつけてGoligherトンネルといわれることもある）の意義について歴史的な視点から紹介．
- 腹会陰式直腸切断術でストーマを造設された例や回腸ストーマが造設された例で術後に腸閉塞を起こすことがあり，その原因の1つとして通常の腸閉塞の原因に加え，挙上腸管と腹壁の間にできる間隙（paraclostomy gutter, paraileostomy gutter, lateral space, lateral gutter, lateral sulcus）への腸管の陥

入などもあり，その間隙を縫合閉鎖する術式も行われてきた．このような背景を経て，1958年，Goligherは単孔式結腸ストーマや単孔式回腸ストーマを造設する際に生じる間隙（lateral gutter, lateral sulcus）ができない術式を考案し，extraperitoneal colostomy or ileostomyの論文を発表している[27]．

- その後，WhittakerとGoligherにより，腹会陰式直腸切断術を行い，ストーマを腹膜内経路で挙上しlateral spaceを閉鎖した162例と腹膜外経路で挙上した89例を対象に，早期合併症，腸閉塞，晩期合併症の発生率を比較した臨床研究の結果が報告されている[28]．

表10 早期合併症

合併症	腹膜内経路（n＝162）	腹膜外経路（n＝89）
浮腫	16	9
感染	23	11
粘膜皮膚接合部離開	17	7

表11 機械的腸閉塞の頻度

ストーマ経路	腸閉塞発生例
腹膜内経路（n＝162）	4例（保存的治療：2例，開腹術：2例）
腹膜外経路（n＝89）	2例（保存的治療：1例，開腹術：1例）

表12 晩期合併症

合併症	腹膜内経路（n＝162）	腹膜外経路（n＝89）
傍ストーマヘルニア	28	8
ストーマ脱出	10 　　39*	2 　　10*
ストーマ陥凹	1	0
狭窄	6	3
瘻孔	1	0
計	46	13

- 早期合併症は両群で変わらず（表10），当初想定した腸閉塞の頻度も変わりはなかったが（表11），晩期合併症である傍ストーマヘルニアやストーマ脱出は有意に腹膜外経路で造設した群の方が少なかった（表12）．この結果から，腹膜外経路でのストーマは傍ストーマヘルニアやストーマ脱予防に優れているという理由で普及した．

- 当初は，腹直筋を通さず腹壁の外側に造設されたが，次第に腹直筋を貫通させるようになった．

B 単孔式回腸ストーマ end ileostomy

1) 貫通孔の作製 creating the trephine

❶皮膚切開法
- あらかじめ，マーキングされた部位に，出来上がりが円形となるように約2cm（腸管経と同じかよりやや短め）の皮膚切開を行う（表13）．
- 皮膚切開の方法などについては単孔式結腸ストーマと同じである．

表13 皮膚切開の大きさ

腸管径より長め	同程度	短め	その他
3(18%)	24(65%)	10(27%)	0

- 円形に近いストーマを造設することが目標であることは単孔式結腸ストーマ造設と共通した認識である．

❷筋膜切開
- これも単孔式結腸ストーマ造設と同じく，直線切開，十字切開がある（表14）．
- 小さすぎる切開は腸間膜の血流障害や腸管の虚血の誘因となり，大きすぎると傍ストーマヘルニアの誘因になるのは同じである．

表14 筋膜切開

直線	十字形	楕円形	円形
16(43%)	18(49%)	1(3%)	2(5%)

❸腹直筋の処理
- 腹直筋も単孔式結腸ストーマ造設と同じく，愛護的に左右にsplitする．

❹腹直筋後鞘・腹膜：縦に切開する．

2) 腸管の挙上と固定 bringing through the abdominal wall and fixation of the intestine

❶腸管の挙上 bringing through the abdominal wall
回腸の挙上ルート
- 結腸ストーマ造設と違って，腹膜内経路を選択する場合が圧倒的に多い（表15）．

表15 腹膜外経路か腹膜内経路か

腹膜外経路	腹膜内経路
2(5%)	35(95%)

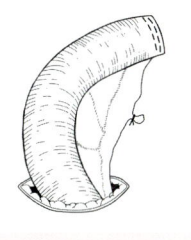

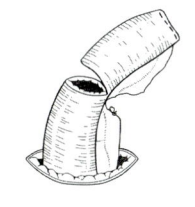

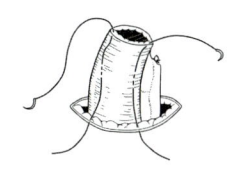

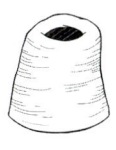

図17 単孔式回腸ストーマ

❷腹膜・筋膜と腸管の固定
- 腹膜と腸管の固定は行わない施設が多く(表16),筋膜と腸管の固定も行わない施設の方がやや多い(表17).

表16 腹膜と腸管の固定

固定する	固定しない
12(32%)	25(68%)

表17 筋膜(腹直筋前鞘)と腸管の固定

固定する	固定しない
16(43%)	21(57%)

3) ストーマの開口・粘膜皮膚縫合 mucocutaneous suture

- 腸間膜付着部以外の腸管壁と皮膚に4〜8針の外翻縫合 eversion sutureを置き,突出の形状を調整する(図17).
- 外翻縫合の間に結節縫合を追加する.
- 腸管と皮膚の固定の方法もさまざまであるが(表18),挙上する腸管は結腸ストーマより長くとり(表19),ストーマは高さが高く設定されている(表20).

表18 針糸の通し方と抜糸

皮膚と腸管全層を縫合し,抜糸を行う	真皮と腸管の漿膜筋層を縫合し,原則抜糸しない	埋没縫合を行い,抜糸しない	その他
12(32%)	11(30%)	8(22%)	6(16%)

表19 挙上する腸管の長さに関する意見

3〜4cm	5〜6cm	6〜8cm	その他
16(44%)	18(50%)	1(3%)	1(3%)

表20 完成したストーマの皮膚からの高さ

1.0〜2.0cm	2.1〜3.0cm
11(31%)	25(69%)

- 単孔式回腸ストーマが造設される場合，潰瘍性大腸炎などで，結腸が切除される場合が多く，小腸の自由度が増し，ストーマ周囲に小腸が絡みつく場合が多いという意見が多い．
- 単孔式回腸ストーマからの排液は，結腸ストーマと違って，液状であるため皮膚障害の軽減のため結腸ストーマより高さが求められる．

Consensus
単孔式回腸ストーマ造設に関するコンセンサス

1. 皮膚切開は，あらかじめマーキングされた位置に出来上がりが腸管径とほぼ同じになるようにおく．
2. 筋膜切開は，腸管径とほぼ同じ大きさの直線切開または十字切開をおく．
3. 腹直筋は，splitし中に腸管を通す．
4. 経路は腹膜内経路を選ぶことが多い．
5. 粘膜皮膚縫合は吸収糸を用いて外翻縫合し，約2.0cmの突出型のストーマとする．

Brooke ileostmy とは

- 手術創とは別の創から回腸を挙上し，右下腹部にストーマとして造設されたのは1930年代からであるが，ストーマが自然成熟されるまでの期間，体表にむき出しになった腸管が外気や排泄物にさらされるため，漿膜炎は避けられなかった．
- 1952年　ロンドンのBrookeは「A more simple device is to evaginate the ileal end at the time of operation and suture the mucosa to the skin; no complications have occurred from this」と単純なイラストで一次開口し，突出型に外翻固定する回腸ストーマ造設法を報告している（図18）．同時に，Koenig-Rutzen bag with beltという装具での管理法，頻回の装具交換による皮膚障害の発生，ストーマ閉塞の問題，ストーマ狭窄，ストーマ脱出，瘻孔形成についても述べているが，腸管を腹壁に固定する操作の問題やストーマ位置不良（鼠径部に近すぎない），などにも言及している[29]．
- Brookeの仕事とは別に，クリーブランドのCrileとTurnbullは1954年，漿膜炎によって挙上腸管の硬化が起こり，ストーマとして挙上した腸管の蠕動運動が低下し，そのため

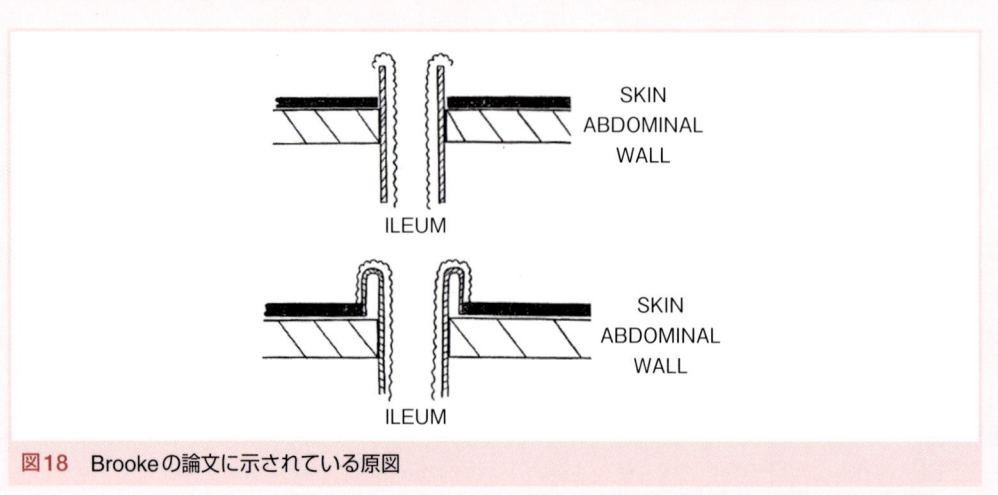

図18　Brookeの論文に示されている原図

に腸管内容物の排泄が障害されileostomy dysfunctionを起こすという病態を解明した．それを予防するためには早期のストーマ成熟が必要と考え粘膜翻転回腸ストーマ mucosal-grafted ileostomyの手技を報告している[30]．

- Brookeが報告した当初，Brooke式ストーマ造設法の意義と重要性について言及されてはいなかったが，Turnbull，Crileらの報告を経て，Brooke ileostomyの有用性が認識され，単孔式回腸ストーマの造設手技の基本として現在に至っている．

CQ ストーマの高さはどの程度が適切か

結腸ストーマでは約1.0cm，回腸ストーマではストーマの形状によらず約2.0cmが一応の目安である．

- **ストーマの高さ**は皮膚よりストーマ排泄口までの高さで表現され，ストーマの高さが最低値となる**仰臥位で測定**する．
- ストーマ管理の観点や外科医，看護師の経験やアンケート調査の結果から結腸ストーマでは約1.0cm，回腸ストーマでは約2.0cmを目安とし突出型のストーマを造設するという意見が多い[31,32]．
- WOCN学会から出版されているガイドラインでは回腸ストーマでは2.0cm，結腸ストーマでは平坦でもよいが，装具装着する皮膚面よりやや高めの方が望ましいと述べられている[33]．
- 欧米の教科書では結腸ストーマを造設する場合，外翻固定してストーマの高さを調整する記載は少ないが，炎症性腸疾患や結腸が短い例，すなわち内容物が固形とならない場合は皮膚障害を予防する目的で外翻固定したストーマ eversion colostomyの造設法が好ましいと記載されている[34]．
- ストーマを管理するうえで，ストーマに近接するしわのある例，ストーマ周囲皮膚が不整な例，ストーマの高さが1.0cm以下の順に凸型装具を使用している例が多く，1.0cm以上の高さのあるストーマを突出型ストーマ protruding (bud) stoma，0.9cm以下のストーマを非突出型 non-protruding stomaとすることが提唱されている[35,36]．
- 回腸ストーマでは2.0cm以下でも周囲皮膚の問題がなければ皮膚障害を起こさず管理できる例もあるが，ストーマの高さのない非突出型ストーマは管理困難の要因になる[35,37,38]．
- 結腸ストーマ，単孔式ないしループ式回腸ストーマを造設した180例を対象に退院後2年間，5回追跡調査を行いストーマサイズ（径，高さ）とストーマ関連合併症 stoma related complicationの関係を後ろ向き調査した研究がある．回腸ストーマでは単孔式，ループ式のタイプを問わず，高さが2.0cm以下の例では大部分の例に，結腸ストーマで高さが0.5cm以下では約半数に皮膚障害がみられたと報告されている[39]．
- イギリスで256病院に登録された3,970例のストーマ造設例を対象にストーマのタイプ，術後48時間以内のストーマの高さ，臨時手術/待機手術，問題の有無，BMI，性差，ストーマ造設に至った基礎疾患について調査された．1施設45～50例のストーマ造設があり，ストーマ合併症は6～96％という割合であった．ループ式回腸ストーマが最も問題を起こしやすいストーマであった．ストーマの高さが1.0cm未満は合併症発生の予測因子であり，緊急手術後の合併症が多かった．女性に比べ男性では合併症の発生が少なかった[40]．
- ループ式ストーマで**肛門側腸管 distal limbの高さ**は皮膚レベルより，やや高さがあった方が管理上の問題は少ないが，**どの程度とすべきか，現時点では明らかではない**．

引用文献

1) 日本ストーマリハビリテーション学会編：ストーマリハビリテーション学用語集(第2版)．金原出版，2003，p75
2) 森田隆幸：消化管ストーマ造設手技に関するアンケート調査．ストーマ造設手技とストーマケアに関するアンケート報告集(森田隆幸ら編)，第26回日本ストーマ・排泄リハビリテーション学会総会 2009．p1-29．(http://squre.umin.ac.jp/jsscr26/stoma-enq.pdf)
3) Sjödal R, Anderberg B, Bolin T : Parastomal hernia in relation to site of the abdominal stoma. Br J Surg 1988 ; 75 : 339-341
4) Oritz H, Sara MJ, Armendariz P, et al : Does the frequency of paracolostomy hernias depend on the position of the colostomy in the abdominal wall? Int J Colorectal Dis 1994 ; 9 : 65-67
5) Londone-Shmmer EE, Leong APK, Philips RK : Life table analysis of stomal complications follwing colostomy. Dis Colon Rectum 1994 ; 37 : 916-920
6) 稲次直樹, 吉川周作, 高村寿雄, 他：ストーマ造設手術の基本とストーマケア．外科治療 2007 ; 97 : 427-434
7) 高野正博, 坊田友子：合併症を伴わない理想的な消化管ストーマの造設法―再手術を必要とした症例より反省して―．日ストーマリハ会誌 2000 ; 16 : 69-78
8) 磯本浩晴, 赤木由人, 村上直考, 他：ストーマ造設, 閉鎖術．消化器外科 2005 ; 28 : 839-843
9) 畠山勝義, 須田武保, 岡本春彦：人工肛門造設術．消化器外科 2002 ; 25 : 1025-1033
10) 西口幸雄, 福岡達成, 出口諭江, 他：消化器外科領域における標準的な結腸ストーマ造設手技．日ストーマ・排泄会誌 2009 ; 25 : 79-84
11) Hamada H, Ozaki K, Muraoka G, et al : Permanent end-sigmoid colostomy through the extraperitoneal route prevents parastomal hernia after laparoscopic abdominoperineal resesction. Dis Colon Rectum 2012 ; 55 : 963-969
12) Park JJ, DelPino A, Orsary CP, et al : Stoma complication. Dis Colon Rectum 1999 ; 42 : 1575-1580
13) Cheung MT : Comparison of an abdominal stoma : an analysis of 322 stomas. Aust NZ Surg 1995 ; 65 : 808-811
14) 鈴木義雄：人工肛門―造設術式の歴史的変遷―．臨外 1982 ; 37 : 1173-1182
15) Allingham HW Jr : Inguinal colostomy : its advantages over lumbar operation with special reference to a method of preventing faeces passing below an artificial anus. Br Med J 1887 ; 2 : 874-878
16) Patey DH : Primary epithelial apposition in colostomy. Proc R Soc Med 1951 ; 44 : 423-424
17) 倉本　秋, 伊原　治：今日のストーマ　ストーマ合併症と対策．臨外 1990 ; 45 : 449-455
18) Anderson DN, Driver CP, Park KG, et al : Loop ileostomy fixation : asimple technique to minimize the risk of stomal volvulus. Int J Colorectal Dis 1994 ; 9 : 138-140
19) 赤木由人, 衣笠哲史, 白土一太郎, 他：消化管双孔式ストーマ造設術―手技の標準化に向けて―．日本大腸肛門病会誌 2011 ; 64 : 846-852
20) Miles WE : A method of performing abdomino-perineal excision for carcinoma of the rectum and of the terminal portion of the pelvic colon. Lancet 1908 ; 172(4451) : 1812-1813
21) Hartmann, H : 30th Congress Francais de Chirurgie-Process, Verheaux, Memoires, et Discussions 1921 ; 30 : 411
22) 大村裕子, 秋山結美子, 石澤美保子, 他：社会復帰ケアにおける装具選択基準の一提案．日ストーマ・排泄会誌 2009 ; 25 : 133-145
23) 山本由利子：ストーマ管理条件を左右する因子．ストーマ装具選択ガイドブック　適切な装具の使い方(穴澤貞夫, 大村裕子編)，金原出版，2012, p28-32
24) 大木繁男, 池　秀之, 山口茂樹, 他：ストーマリハビリテーション―今世紀の総括と今後の展望　S状結腸, 下行結腸STOMAの造設法―人工肛門造設の標準術式―．日ストーマリハ会誌 2000 ; 16 : 21-26
25) 河野　透, 富田一郎, 海老澤良昭, 他：人工肛門造設術・閉鎖術．手術 2004 ; 58 : 939-948
26) 高橋孝夫, 杉山保幸：人工肛門は後腹膜経路が標準か．臨外 2007 ; 62 : 1578-1580
27) Goligher JC : Extraperitoneal colostomy or ileostomy. Br J Surg 1958 ; 46 : 97-103
28) Whittaker M, Goligher JC : A comparison of the results of extraperitoneal and intraperitoneal techniques for construction of terminal iliac colostomies. Dis Colon Rectum 1976 ; 19 : 342-344
29) Brooke BN : The management of an ileostomy, including its complications. Lancet 1952 ; 2 : 102-104
30) Crile G Jr, Turnbull RB Jr. : The mechanism and prevention of ileostomy dysfunction. Ann Surg 1954 ; 140 : 459-

466

31) 高尾良彦, 藤田明彦, 諏訪勝仁, 他：人工肛門造設・閉鎖. 手術 2005 ; 59 : 811-818
32) 西口幸雄, 福岡達哉, 出口諭江, 他：消化器外科領域における標準的な結腸ストーマ造設手技. 日ストーマ・排泄会誌 2009 ; 3 : 79-84
33) Management of the patient with a fecal ostomy : best practice Guideline for clinicians. Pub by Wound Ostomy and Concinence Society 2010, p5
34) Keighley MRB, Williams NS : 5.Intestinal stoma : Surgery of the Anus, Rectum & Colon. 3rd ed. Philadelphia Elsevier Ltd, 2008, p175-287
35) 大村裕子：装具選択使用状況からみた装具選択基準の検討. 日本ストーマ学会誌　2004 ; 3 : 39（会議録）
36) 山田陽子, 松浦信子, 末永きよみ, 他：適正なストーマ装具選択のためのストーマ・フィジカルアセスメントツール作成の試み. 日ストーマ・排泄会誌 2009 ; 3 : 113-123
37) 秋山結美子：フィジカルアセスメントによる管理困難度の解析. 日ストーマ・排泄会誌 2012 ; 28 : 50（会議録）
38) 渡部通章, 小菅　誠, 小川匡市, 他：双孔式回腸ストーマ造設における高さと直立性の工夫. 日本大腸肛門病会誌 2012 ; 65 : 5-9
39) Perssn E, BemdtssonI, Carisson E, et al : Stoma related complications and stoma size- 2- year follow up. Colorectal Dis 2010 ; 10 : 971-976
40) Cottam J, Richarrds K, Hasted A, et al : Results of a nationwide prospective audit of stoma complications within 3 weeks of surgery. Colorectal Dis 2007 ; 9 : 834-838

2 双孔式ストーマ造設

- 双孔式ストーマは用語集ではcolostomy/ileostomy with double orificeと定義されている.
- 「双孔式」という表現は「単孔式」という用語に対応した本邦独自の表現である.
- 欧米の論文では単孔式ストーマend ileostomy, end colostomy, end sigmoidostomyなど(造設形態)に対して, loop stoma(造設形態)やdiverting stoma(機能的な表現)という記載法が一般的である.
- 機能的表現に形態的表現を加えて, diverting loop stoma, defunctioning loop ileostomy, covering loop ileostomyなどと表現されることもある.
- 腫瘍, 外傷, 放射線照射性腸炎, 憩室炎, 炎症性腸疾患(IBD)などで, それより口側の腸管内容の流れを遮断(diversion, defunctioning)し, 吻合部の安静を保つ, 減圧する, 腸内容による汚染を予防する, 感染の拡大を予防する, など種々の目的で造設されるストーマである.
- 待期的手術, 緊急手術など造設時の背景も多彩である.
- 造設手技が単純であること, 腸管ないし腸間膜の連続性を保つことを原則に, ループ式(環状, 係蹄式)やそれに準じる形態で行われる.
- 皮膚ブリッジやロッドで造設する場合には, 高さのないストーマになりやすい.
- 一時的ストーマとして造設する場合には, 閉鎖stoma closureも念頭に置いて造設する.

A ループ式回腸ストーマ loop ileostomy

1) 貫通孔の作製 creating the trephine

❶皮膚切開法

- ループ式回腸ストーマは右下腹部に造設されることが多い.
- ストーマからの排泄量が多く, 排泄物の皮膚刺激性irritationが高い(排液物に含まれる胆汁酸や消化酵素が多い)ことを念頭に置いて造設部位を選択する.
- 以下に示す表の数値(%)は第26回ストーマ・排泄リハビリテーション学会総会時に, 同学会の評議員を対象にアンケート調査を行い, 得られた回答数を単純集計した結果を示したものである(表1〜21). アンケート集計結果はhttp://square.umin.ac.jp/jsscr26/stoma-enq.pdfを参照[1].

表1　皮膚切開の長さ

腸管係蹄より長め	腸管係蹄と同程度	腸管係蹄より短め	同程度あるいは短め
5(13.5%)	23(62.1%)	8(21.6%)	1(2.7%)

表2　皮膚切開の方法

直線	楕円形	円形
12(32.4%)	7(18.9%)	18(48.6%)

- 術前にサイトマーキングされた部位に腸管係蹄loopと同程度の長さの皮膚切開を置く(表1).
- 皮膚切開の仕方は円形〜直線などが選択されるが(表2),出来上がりが円形〜類円形をイメージして行われている.

❷筋膜切開法

- 挙上する腸管係蹄と同程度の長さ,直線ないし十字形の筋膜切開を置く(表3, 4).
- 腹直筋は鈍的に分離splitし腹直筋後鞘・腹膜に達する(表5).
- 下腹壁動静脈を損傷しないように注意する.
- 概念的であるがストーマ貫通孔は術者の2横指が通る程度の大きさとする.

表3　筋膜切開の方法

直線	楕円形	円形	十字形
18(48.6%)	1(2.7%)	2(5.4%)	16(43.2%)

表4　筋膜切開の長さ

腸管係蹄より長め	腸管係蹄と同程度	腸管係蹄より短め
7(19.4%)	28(77.8%)	2(5.6%)

表5　腹直筋の処理法

split	一部切除	その他
37(100%)	0	0

2) 腸管係蹄の挙上と固定 bringing through the abdominal wall

❶腸管係蹄の作製

- 腸管係蹄同士の縫合固定を行う意見は30%以下である(表6).
- 回腸末端より30〜40cmの回腸の腸間膜に細径のネラトンカーテルを通して把持する(図1A).
- 腸管係蹄(脚)の口側腸管proximal limb, afferent limbと肛門側腸管distal limb, efferent limbを区別するためにマーキングを行っておく(図1A).

表6　腸管係蹄(脚)同士の縫合を行うか

行う	行わない
10(27.8%)	26(72.2%)

III 消化管ストーマ造設

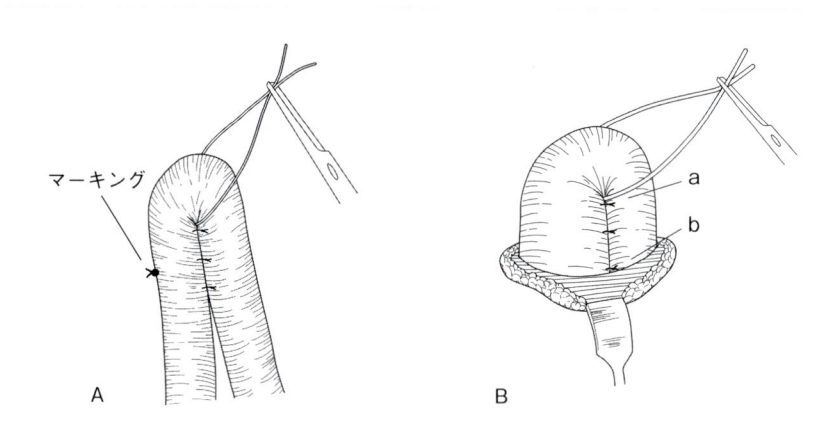

図1 腸管係蹄の固定とマーキング
A：口側もしくは肛門側にマーキングを行っておく．B：aの部分はスキンレベルより余裕をもって挙上，bの部位を筋膜に固定し口側腸管と肛門側腸管の大きさの調整もできる．

- 腸間膜脂肪の厚い例や腸管の拡張例ではできず，必須の手技ではない．
- ストーマ脱出の目的で行うこともある．
- 腸管係蹄をどれくらいの長さで挙上するのか，どのような形態のストーマを作製するのかの調整を行う目安になる(図1B)．
- ループ式回腸ストーマは皮膚障害をきたしやすいストーマであり，高さのあるストーマを造設することが求められ，余裕をもって腸管を挙上する．

❷ 腸管係蹄の回転 rotation（口側腸管の尾側への誘導）
- 腸管係蹄を回転させ，口側腸管を尾側 caudal や右外側に誘導するという意見は半数を占める(表7)．

表7　腸管係蹄の挙上時に回転させるか否か

回転させる	回転させない
18（50％）	18（50％）

- 腸管係蹄を回転する場合には，時計方向に90°〜180°回転させるとの回答が多い(図2)．
- 腸管係蹄を回転させず，口側腸管を頭側 cephalic に，肛門側腸管を尾側に誘導するとの回答も半数を占める(図3)．
- 腸管係蹄を回転させ，口側腸管を尾側に誘導する操作は，排泄物が直接ストーマ袋に入る，臥位や立位で内容物が肛門側腸管へ流れ込まないようにする（diversion，defunctioning を確実に行いたい）という目的，装具装着時に観察しやすくセルフケアを容易にする，などの目的で行われる操作である．
- 挙上腸管を回転する操作の臨床的意義は，腸管内容物の遮断効果，ストーマ造設に関連し

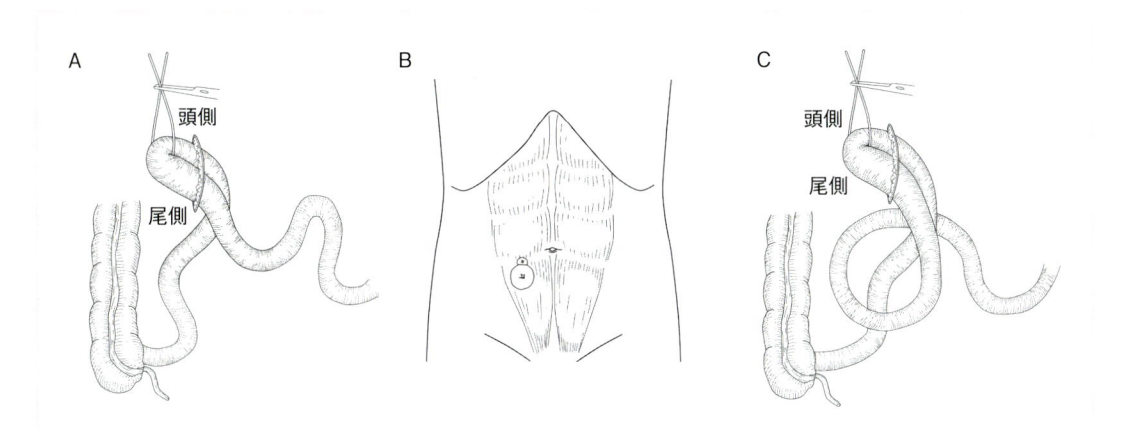

図2　腸管係蹄を回転させる方法
A：腸管係蹄を時計方向に回転させBのように口側腸管を尾側に肛門側腸管を口側に誘導する．
C：回腸を回転する際に，反時計方向に回転すると腸間膜の捻れが起こるので避ける．

係蹄を回転させず，口側腸管を頭側に肛門側腸管を尾側に誘導する．

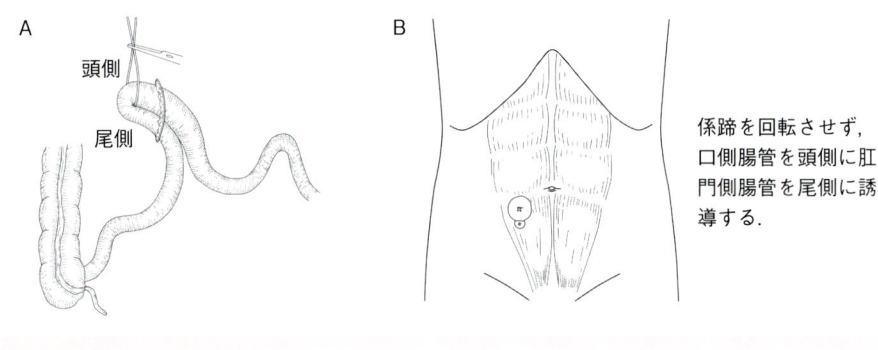

図3　腸管係蹄を回転させない方法

た術後合併症の頻度，ストーマ管理を行ううえでの利点・欠点などの観点から検討する必要がある（p.85 CQを参照）．

❸挙上腸管の固定

- ループ式回腸ストーマ造設後に起こりうる陥凹，ストーマ脱出の予防やストーマの高さの調整を行いやすくする目的で腹膜や筋膜と縫合固定することがある．
- そのような操作を行うとの回答は約30〜40％である（表8，9）．

表8　腹膜との固定を行うか

行う	行わない
12（33.3％）	24（66.7％）

表9　筋膜との固定を行うか

行う	行わない
15（40.5％）	22（59.5％）

- 固定では3〜4針という回答が多い．
- 固定を行うときに針糸を腸管壁に深くかけること（腸管への全層刺入）によって腸管壁を損

図4　腸管の開口部位

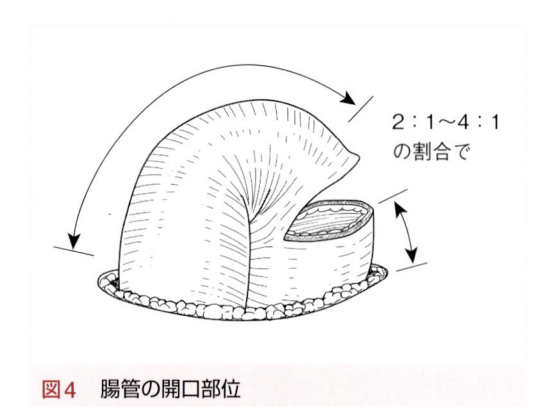

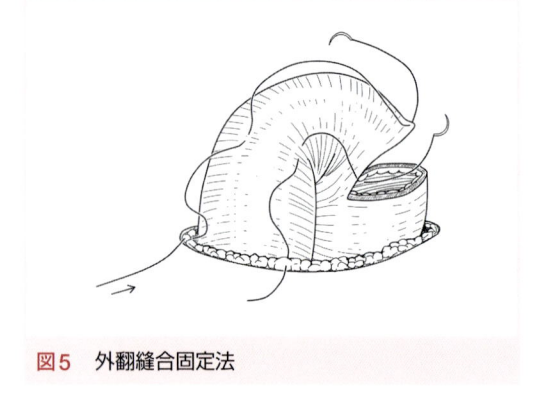

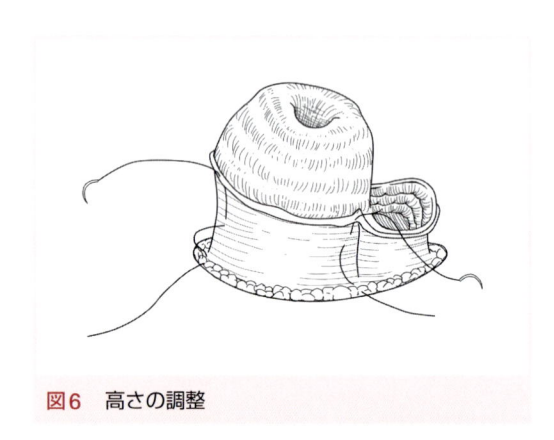

図5　外翻縫合固定法

図6　高さの調整

傷し，その周囲に炎症を起こし，それらが誘因となってストーマの狭窄や瘻孔発生することがあるため，針糸の刺入には注意が必要である．

3) ストーマの開口・粘膜皮膚縫合 mucocutaneous suture

❶腸管の開口法
- 挙上した腸管係蹄の開口は正中創の閉鎖を行った後に行う．
- 腸管の開口は腸管の横軸方向と長軸方向で行う方法があるが，横軸方向で行う回答が90％以上を占める．
- 横軸方向での開口は腸管係蹄の頂点より肛門側腸管を2：1〜4：1の割合で，**口側腸管の排泄口**が**高く**かつ**大き**くなるように1/2周〜2/3周切開する(図4)．口側腸管の開口proximal lumenは大きく高く，肛門側腸管の開口distal lumenは小さく低く，が原則である．
- 腸管を長軸方向で切開する場合は腸管係蹄の頂点で行い，切開が皮膚レベルにならないように注意する．

❷皮膚と腸管の縫合
- 真皮―漿膜筋層―粘膜切離部の漿膜筋層に外翻縫合 eversion suture を3針程度かけ口側腸管を外翻する(図5)．

- ● スキンレベルにする方法

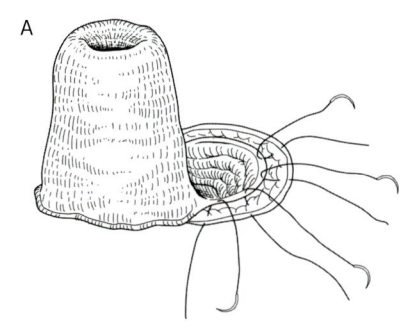

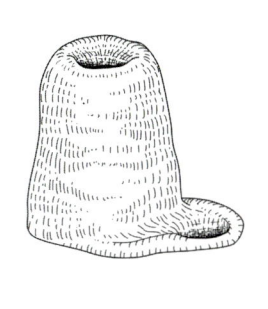

  A　　　　　　　　　　　　　　B

- ● スキンレベルより高めにする方法

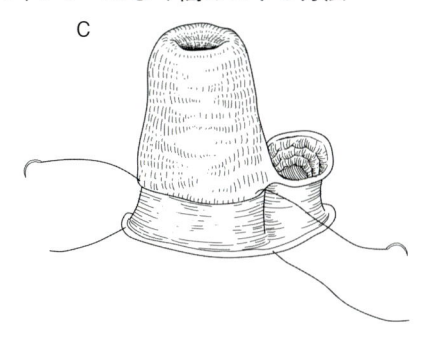

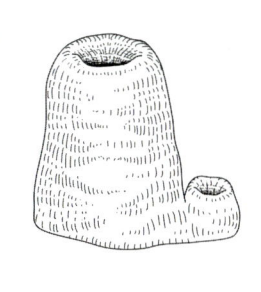

  C　　　　　　　　　　　　　　D

図7　肛門側腸管の高さの調整

- ●ストーマの高さの調整
  - ●口側は高く，肛門側を低く，が原則である（図6）．
- ●ループ式回腸ストーマの高さに関する意見
  - ●20 mm（以上）の高さを目安とする意見が多い．
- ●肛門側腸管の高さの調節（スキンレベルでよいか，スキンレベルより高めにするか）（図7）
  - ●図7Aのように肛門側をスキンレベルで縫合するとBのようになる．
  - ●図7Cのように肛門側腸管にある程度の高さをもたせ，Dのような形状のループ式ストーマとすることもできる．
  - ●肛門側腸管の高さをどの程度にすべきかは明らかではない（p.59，Ⅲ-1．単孔式ストーマ造設，ストーマの高さに関するCQを参照）

Consensus
ループ式回腸ストーマ造設のコンセンサス

diverting stomaでは最も多く造設されるストーマであり，消化管ストーマの中でも造設される頻度は増加している．ストーマからの排液量が多く，内容物の漏れなどのため皮膚障害が起こりやすい．

以下の点に注意して造設する．

- 皮膚切開，筋膜切開，腹膜切開を行い，**2横指が入る貫通孔**を作製する．
 皮膚切開，筋膜切開の方法はさまざまであるが，ストーマの出来上がりが円形～類円形になるようにイメージする．

腹直筋は**split**する．
 筋膜，腹膜と腸管の固定を行うことがある．

- 腸管係蹄loopの挙上は腸管に緊張がかからぬように余裕をもって挙上する．
 腸管係蹄を回転rotationし，口側腸管を尾側に誘導することもある．
- 腸管の開口では**口側腸管を大きく，かつ排泄口が2.0cm以上の高さをもつように行う**．
- 肛門側腸管の高さはスキンレベルより，やや高い方がよい．

癒着防止吸収性バリアは有効か？

- ストーマ閉鎖時の癒着に起因する閉鎖困難性やストーマ閉鎖手術に伴う合併症などのリスクを下げる目的で，ストーマ閉鎖は通常は**癒着が成熟し，炎症反応が消退した8～12週以降に行われる**ことが多い．
- 回腸ストーマによる管理的な合併症や外科的な合併症，患者自身のQOLのため早期のストーマ閉鎖が求められる．
- ストーマ造設期間に抗がん剤治療を導入すると，これらの合併症が増悪し途中で抗がん剤治療を中止せざる得ないこともあり，抗がん剤治療の後にストーマ閉鎖術を行うと合併症が増加することがある．
- このような背景から，できるだけ早期にストーマを安全かつ確実に閉鎖したいとの理由で，ストーマ造設時に癒着防止吸収性バリアを使用する臨床的研究が行われている．
- 術前放射線治療を行い，低位前方切除ないしISRとdiverting stomaを行った例をRCTし検討した報告がある[2]．ストーマ脚と正中創に癒着防止吸収性バリアを貼付した群とコントロール群に前層別し，初回手術後3ヵ月目にストーマ閉鎖術を行い，癒着の程度，範囲，ストーマ閉鎖術の関連因子（手術時間，出血量など），術後合併症，癌関連因子（再発，生存率）を比較している．癒着防止吸収性バリアの使用は合併症や再発への影響はなく癒着の程度，範囲を減少させると報告している[2]．
- 炎症性腸疾患や直腸癌でさまざまな使用法が検討されているが，いずれもストーマ造設部の癒着は軽度と報告されている[3,4]．
- 初回手術後，3週間，あえてストーマ周囲の癒着が高度な時期のストーマ閉鎖での有効性を検討し，フィルムの使用は癒着を軽減し早期のストーマを促進するという報告もある[5]．
- 癒着防止吸収性バリア自体による不測の合併症もありうる[6,7]．
- 癒着防止吸収性フィルムの有効性を述べた報告は散見されるが，貼付方法，ストーマ閉鎖時期はさまざまである．**単なるストーマ造設部の癒着以外に吻合部の治癒状態の問題もあり，検討すべき課題は少なくない**．

B ループ式結腸ストーマ loop colostomy

1) 貫通孔の作製 creating the trephine

❶ 皮膚切開法
- 皮膚切開は腸管係蹄とほぼ同程度，直線〜円形まで形態はさまざまである（表10, 11）．

表10　皮膚切開の方法

直線	楕円形	円形	その他
12（32.4％）	7（18.9％）	17（45.9％）	1（2.7％）

表11　皮膚切開の長さ

腸管係蹄より長め	同程度	短め	その他
6（16.2％）	19（51.4％）	11（29.7％）	1（2.7％）

❷ 筋膜切開法
- 筋膜切開も腸管係蹄とほぼ同程度で直線ないし十字形で行われる（表12, 13）．

表12　筋膜切開の方法

直線	円形	十字形	その他
22（59.5％）	0	14（37.8％）	1（2.7％）

表13　筋膜切開の長さ

腸管係蹄より長め	同程度	短め
7（18.9％）	27（72.9％）	3（8.1％）

❸ 筋肉の処理法
- 腹直筋の処理で，腹直筋により腸管係蹄が圧迫され，係蹄の血流障害を起こすことを予防する目的で腹直筋の一部を切除するという意見もある（表14）．

表14　筋肉の処理法

split	一部切除
33（89.2％）	4（10.8％）

2) 腸管係蹄の挙上と固定 bringing through the abdominal wall

❶ 腸管係蹄の作製
- ループ式結腸ストーマでは腸管係蹄同士の固定を行う意見は約40％である（表15）．

表15　腸管係蹄同士の縫合固定を行うか

行う	行わない
15（40.5％）	22（59.5％）

❷ 腹壁と腸管係蹄の固定
- 腸管係蹄と腹壁の固定を行うか，行わないかは，ループ式回腸ストーマの場合と大きな違いはない（表16）．
- ループ式結腸ストーマではストーマ脱出の頻度が高いため，それを予防することを意識して筋膜へ固定する意見が若干多い（表17）．

表16　腹膜との固定を行うか

行う	行わない
12（32.4％）	25（67.6％）

表17　筋膜との固定を行うか

行う	行わない
22（59.5％）	15（40.5％）

❸ 腸管の回転（口側腸管の尾側への誘導）
- 横行結腸やS状結腸を用いてループ式ストーマを造設する場合に腸管係蹄を回転させることがあるが（表18），回腸とは異なり，反時計方向へ回転することが多い．

表18　腸管の回転を行うか

行う	行わない
16（43.2％）	21（56.8％）

3) ストーマの開口・粘膜皮膚縫合 mucocutaneous suture

- 腸管係蹄の横軸方向を切開・開口する意見が33件（89％）と多い．
- 口側と肛門側腸管の割合は2：1〜7：3として開口される（図8）．
- 長軸方向で開口するという意見も4件（10.8％）あるが，肛門側に小さめの切開を行っている．

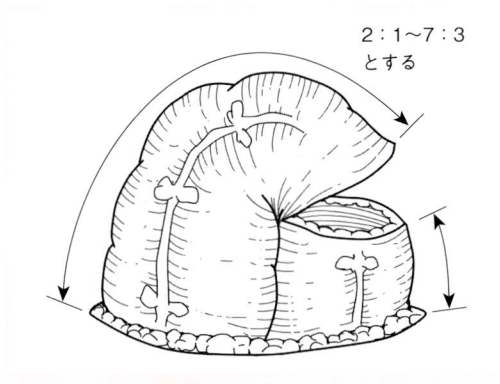

図8　腸管の開口部位

表19　ストーマ脱出予防に関する意見

> **アンケート**　( )の数字はアンケートに対する回答件数.
> - 筋膜切開を大きくしない(2)
> - 腸管係蹄同士の縫合固定を行う(3)
> - 腸管係蹄と腹膜や筋膜の縫合固定を行う(10)
> - 肛門側腸管のたるみを少なくする(肛門側腸管にある程度緊張がかかるようにする)(4)
> - エンドループ型にする(1)
> - 結腸ではループ式ストーマは造設しない(2)
> - 肛門側腸管の開口を小さく,かつ低くする(1)

Consensus
ループ式結腸ストーマ造設のコンセンサス

　ループ式回腸ストーマが増加している反面,ループ式結腸ストーマ造設の機会は減少してきている.
　腸管径が大きく,腸間膜が厚く,結腸紐などがあるため大きなストーマになりやすく,**ストーマ脱出**を起こしやすい.
　横行結腸やS状結腸など後腹膜に固定されていない遊離腸管に造設される.
　横行結腸には大網が付着しているので係蹄の挙上やストーマ造設の支障にならないよう適切に切離しておく.
- 皮膚切開,筋膜切開,腹膜切開を行い,**約2.5横指の貫通孔**(腸管係蹄と同程度の長さ)を作製する.
- 横行結腸でループ式ストーマを造設するときは臍より頭側に造設することが多い.その場合に皮膚を横切開することもあるが,腹壁面積が小さな小児と異なり,装具装着ができる平面が得られるならば縦切開でも支障はない.**腹直筋はsplit**するのが一般的である.腹直筋による挙上腸管の圧迫・血流障害を避けるため一部切除する意見もある.
　筋膜,腹膜と腸管係蹄の固定はストーマ脱出の予防を意識して行われるが,予防効果や意義は明らかではない.
- 腸管係蹄の挙上は腸管に緊張がかからぬように行う.肛門側腸管の脱出を予防する目的で,肛門側腸管には緊張がかかるようにするという意見もある.
- 横行結腸のループ式ストーマで腸管係蹄を回転rotationする場合は**反時計方向**が原則である.
- 横行結腸にループ式ストーマを造設する場合には,腸間膜血流の不安がないこと,ストーマ閉鎖を考えて造設する.
　左側大腸癌による狭窄やイレウスでは横行結腸左側に造設する場合があるが,横行結腸の左側の腸間膜血流は不安定であり,ストーマ閉鎖・左側腸管の再建は面倒である.
- 腸管の開口は**口側腸管を大きく**,かつ**排泄口の高さは約1.0cm**以上とする.

4) ストーマ脱出予防の工夫

- ループ式結腸ストーマの合併症としてストーマ脱出prolapseの起こる頻度が高い.
- これを予防する目的で表19に示すことが,ループ式結腸ストーマ造設時には配慮されている.
- ストーマ脱出の対策に関してはp.72のサイドメモを参照.

ループ式結腸ストーマ造設でストーマ脱出を予防する方法はあるか？

- ストーマ造設後の後期合併症として頻度の高い合併症の1つであり，2〜26％の頻度でみられ，脱出形態はバリエーションに富む[8, 9]．
- 脱出腸管は肛門側腸管 distal limb が多い[10]．
- エビデンスは明らかではないが，ストーマ脱出の誘因として以下のことが挙げられている[7, 8]．

患者側の因子
1) 造設時の腸管拡張（腸閉塞，腹膜炎）
2) 腹圧上昇（咳き込み，喘息，肺気腫など）
3) 肥満
4) 腹壁の脆弱性

造設手技に関連する因子
1) ループ式横行結腸ストーマ（単孔式ストーマに比べて頻度は高い）
2) 挙上腸管の不適切な腹壁への固定
3) 腸管系より大きな貫通孔の作製（特に trephine stoma 造設時に注意）
4) ストーマの位置不良（腹直筋を貫通していない）

予防方法として，以下に示すようなさまざまな手技や方法が挙げられている．
適切なストーマサイトマーキングを行うこと，**適切な大きさの貫通孔**を作製することは推奨されているが，ストーマ脱出を予防できる確実な方法は明らかにされていない．

- ストーマサイトマーキングの原則を守る．
- 腸間膜を貫通孔のレベルで腹膜への固定が重要という意見もある[11]．
- 腹直筋膜と腸管を縫合固定する方法も提唱されている[12]．
- エンドループ式ストーマを造設することによって頻度は少なくなる．229例のエンドストーマ造設例でストーマ脱出例は1例（0.4％）との報告がある[19]．
- 腹腔鏡下ストーマ造設では，貫通孔の作製や腸管の選択・挙上などのメリットがあり，ストーマ脱の頻度は低いとの報告があるが，検討期間が短く結論を出すには至っていない[13〜15]．

C エンドループ式ストーマ end-loop stoma

- 欧米ではループ式ストーマを造設する際に，ロッドを使用するが，術後の管理でさまざまな問題が生じる．これを解消する目的でPrasadらによってエンドループ式結腸ストーマ end-loop colostomy が紹介された[16]．その特徴は，双孔式ストーマ造設に必須であったロッドを使用しないこと，形状が単孔式ストーマに類似するためストーマ管理が容易なこと，肛門側腸管 distal limb を粘液瘻 mucous fistula として開口し肛門側腸管の排泄を妨げないこと，などである．その亜型として，エンドループ式回腸ストーマ end-loop ileostomy[17]，エンドループ式回腸結腸ストーマ end-loop ileocolostomy[18] がある．
- 7年間に造設した229例のエンドループ式ストーマ造設例（結腸ストーマ135例，回腸結腸ストーマ70例，回腸ストーマ24例）の術後合併症を検討し，合併症の頻度は13.5％と低率で，ロッドを使用せず，安全かつ容易に造設できるエンドループ式ストーマの有用性を述べた報告がある[19]．

1) エンドループ式ストーマの造設法

- 挙上腸管を自動縫合器で切離する（図9）．
- 腸管を挙上する際，排泄口となる口側腸管 proximal limb は余裕をもたせ長めに挙上し，

図9　腸管の切離

図10　エンドループ式結腸ストーマ

図11　エンドループ式回腸ストーマ

図12　エンドループ式回腸結腸ストーマ

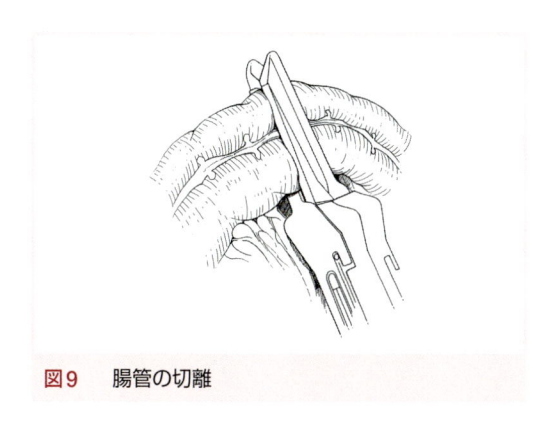

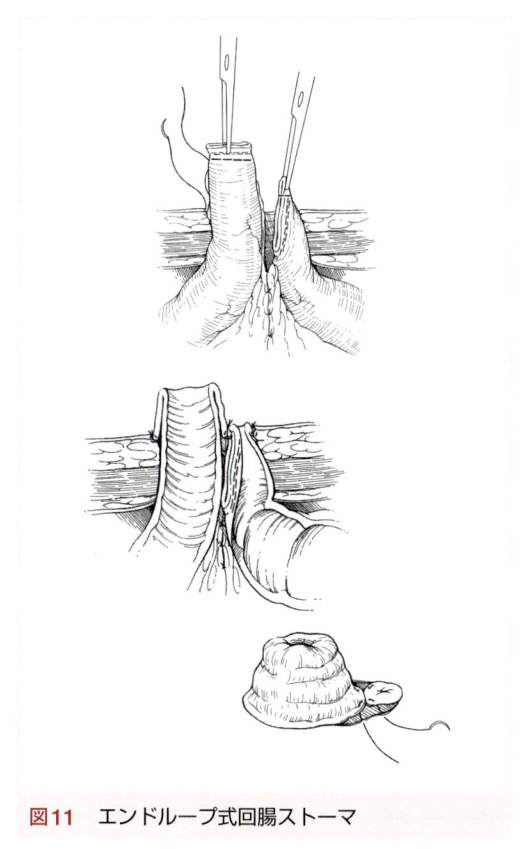

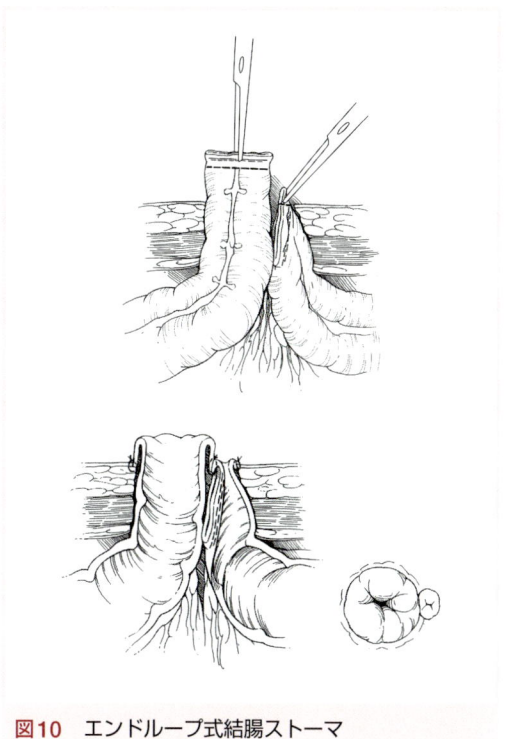

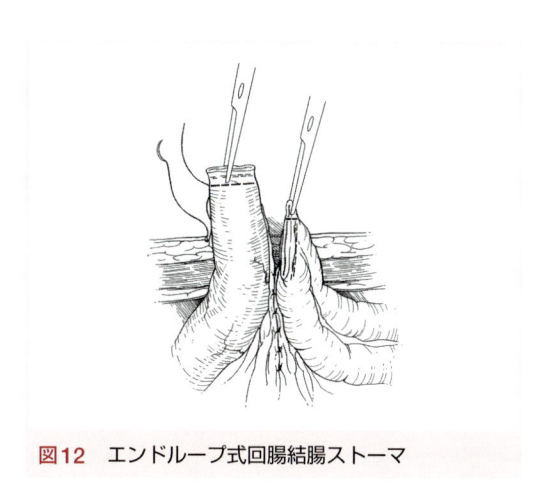

　　肛門側腸管 distal limb は腸間膜の対側を皮膚レベルよりやや高めに挙上し開口する．
- 正中創を閉腹した後に一次開口する．エンドループ式結腸ストーマ（図10），エンドループ式回腸ストーマ（図11），エンドループ式回腸結腸ストーマ（図12）ともに造設の基本は同様である．

2） 肛門側腸管を皮下に埋没する方法

- ループ式回腸ストーマで問題になる肛門側腸管を皮下に埋没し，単孔式ストーマと同様の

図13 皮下埋没型のエンドループ式ストーマ

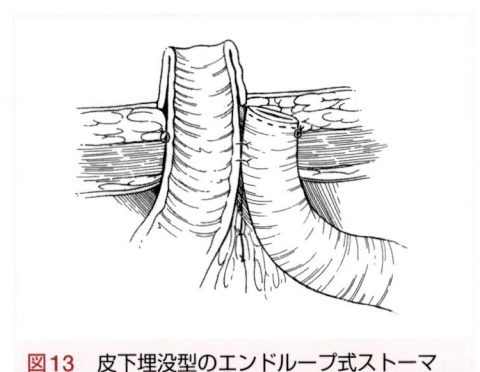

図15 双孔式になるループエンド式ストーマ
HebertやBuminの変法としてさまざまな造設法がある．挙上した腸管係蹄の腸間膜付着部が皮膚レベルより高ければ排泄口は双孔式になる．

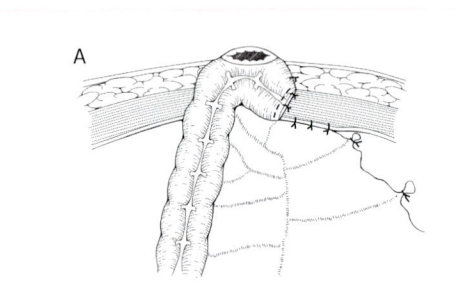

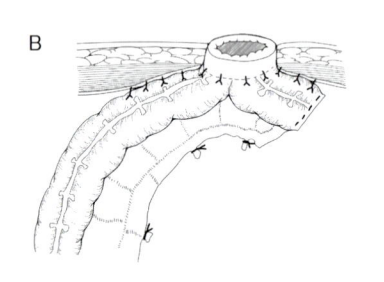

図14 ループエンド式ストーマ
Hebertによって報告されたストーマ(図A)やBuminによって報告されたストーマ(図B)では腸間膜や腸管と腹壁への固定が行われ，排泄口は単孔式のようになる．

形態のストーマを造設する方法が報告されている[20](図13)．
- 造設直後や閉鎖時の合併症の発生率は通常のループ式ストーマと変わりはないが，ストーマ閉鎖を行うまでの観察期間内では皮膚障害の発生率が少ないと述べている．

D ループエンド式ストーマ loop end stoma

- 肥満例や腸間膜が短い例で単孔式ストーマを造設する際に起こるストーマ陥凹retarctionを予防する目的でHebertによって報告された(図14A)．腸管断端は自動縫合器で離断し，肛門側腸管(脚)を残さないためfunctional end stomaと述べている[21]．
- 同様に，単孔式ストーマend stoma造設の際に問題となる腸管断端の血流障害による腸管断端の壊死，狭窄，陥凹さらに，傍ストーマヘルニアやストーマ脱出を予防する目的でBuminにより図14Bに示すストーマが報告されている[22]．
- HebertやBuminによって報告されたストーマの排泄口は1つであり単孔式になるが，離断された腸管の係蹄を挙上し，その頂点を開口すること，腸管や腸間膜を腹壁に縫合固定するという共通性がある．排泄口の形状によらず係蹄(脚)を挙上するストーマであり，本

図16　皮膚ブリッジのシェーマ

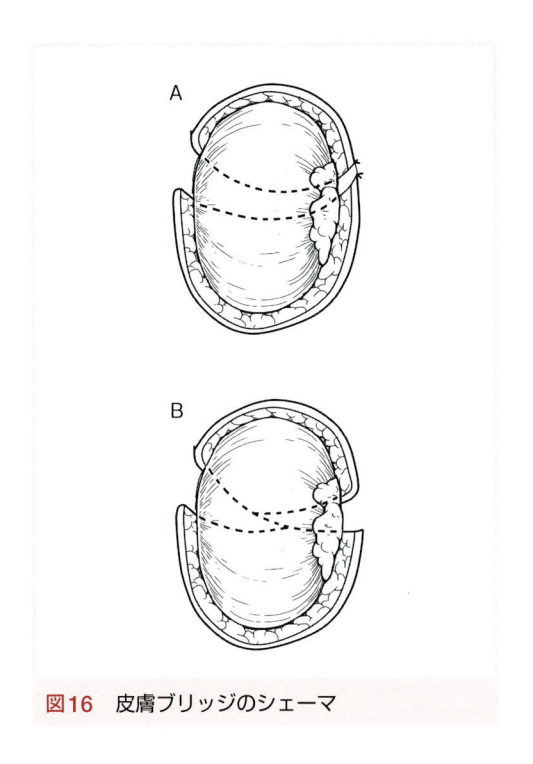

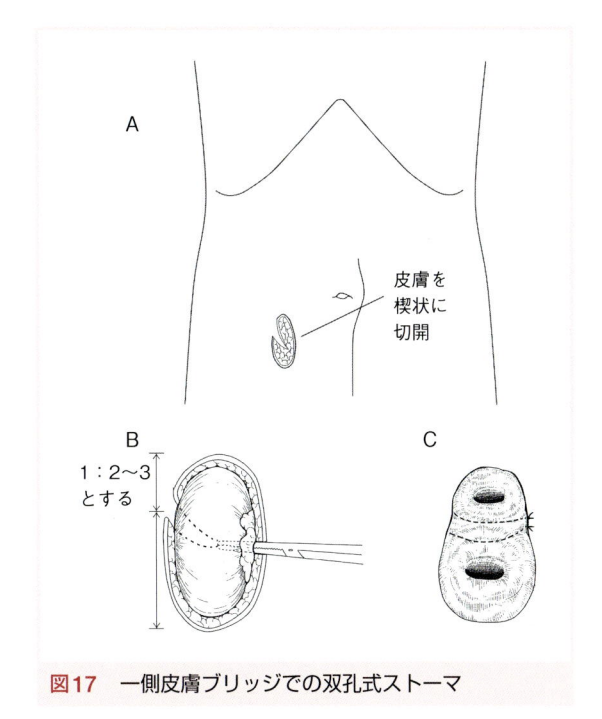

図17　一側皮膚ブリッジでの双孔式ストーマ

項では双孔式ストーマとして挙げた．
- 肥満例，穿孔性腹膜炎，癌性腹膜炎などで，腸管の挙上にさまざまな問題があるときに有利な造設手技である．
- 挙上されたループの腸間膜付着部がスキンレベルより高ければ通常のループ式ストーマと同様に双孔式になる(図15)．

E 皮膚・筋膜ブリッジを用いたループ式ストーマ造設

1) 造設手技

❶皮膚ブリッジ skin bridge loop colostomy/ileostomy
- 皮膚ブリッジには，一側皮膚に楔状皮膚ブリッジを作製し腸間膜内を通す方法[23](図16A)，また両側に楔状皮膚ブリッジを作製し腸間膜内を通す方法[24](図16B)がある．以下に，一側皮膚の楔状皮膚ブリッジを用いた手技を示す．
- ストーマサイトマーキング部に腸管係蹄ループと同程度の長さとなるように2.5〜3.0cmの縦切開を置く．
- 皮膚ブリッジを2cmの長さ，3mm幅で楔状に作製する(図17A)．
- 筋膜切開および腸管係蹄の挙上は通常のループ式ストーマと同様である．
- 腸間膜に通したネラトンカテーテルをケリー鉗子などで把持し，ネラトンを引き抜く作業の際に腸間膜を損傷しないようにケリー鉗子を腸間膜内に通す．

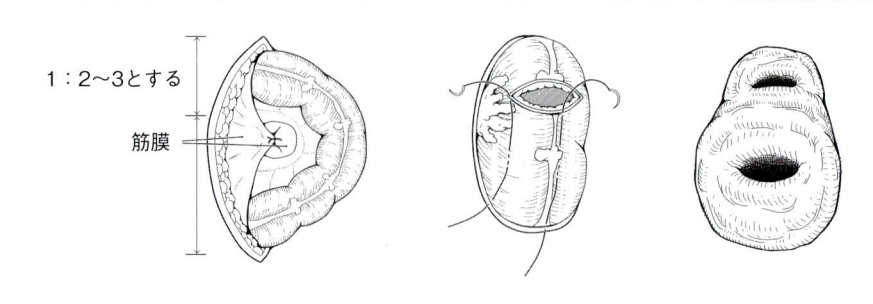

図18 挙上した腸管係蹄に余裕があるときの筋膜ブリッジでの作製法
横切開して外翻縫合する．

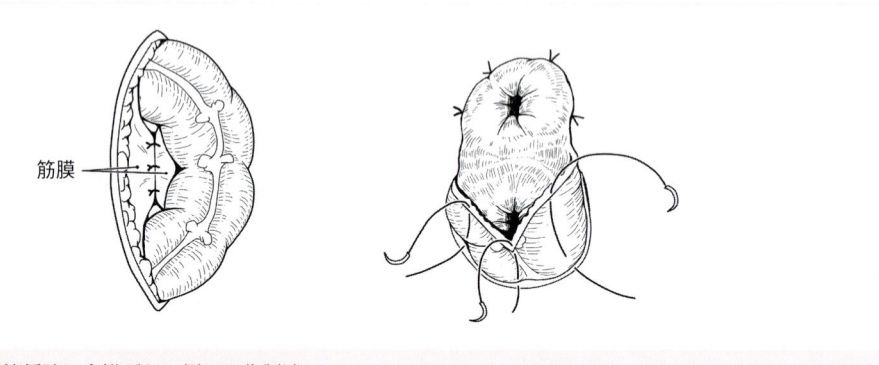

図19 挙上した腸管係蹄に余裕がない例での作製法

- ケリー鉗子で皮膚ブリッジの断端を把持し，腸間膜内を通すように皮膚ブリッジを引き抜く（図17B）．
- 口側腸管と肛門側腸管の口径差が2～3：1となるように皮膚ブリッジ真皮とストーマ造設部真皮を吸収糸で縫合する（図17C）．
- 皮膚ブリッジと腸管粘膜の縫合が不良になることがあり，皮膚ブリッジの血流障害が生じると便の潜り込みやストーマの変形をきたすことがあり注意を要する．

❷ 筋膜ブリッジ fascial bridge loop colostomy/ileostomy
- 筋膜切開および腸管係蹄の挙上は通常のループ式ストーマと同様である．
- 口側腸管と肛門側腸管の口径差が2～3：1となるように吸収糸を用いて腹直筋前鞘に糸をかける．
- ネラトンを抜去し，糸針接合部から腸間膜内に糸を通す．
- 腹直筋前鞘対側に運針した後，再度糸針接合部から腸間膜内に糸を通し，最初に運針をかけた側で糸を縛ることで筋膜ブリッジが完成する（図18，19）．
- 腸管の開口は口側肛門側腸管の両者の高さを得るために，挙上した腸管係蹄に余裕があれば横軸方向で行い，外翻縫合 eversion suture を行う．挙上した腸管係蹄の高さの余裕がなければ縦方向に切開するが，排泄口となる脚はできるだけ外翻縫合して高さをもたせる．

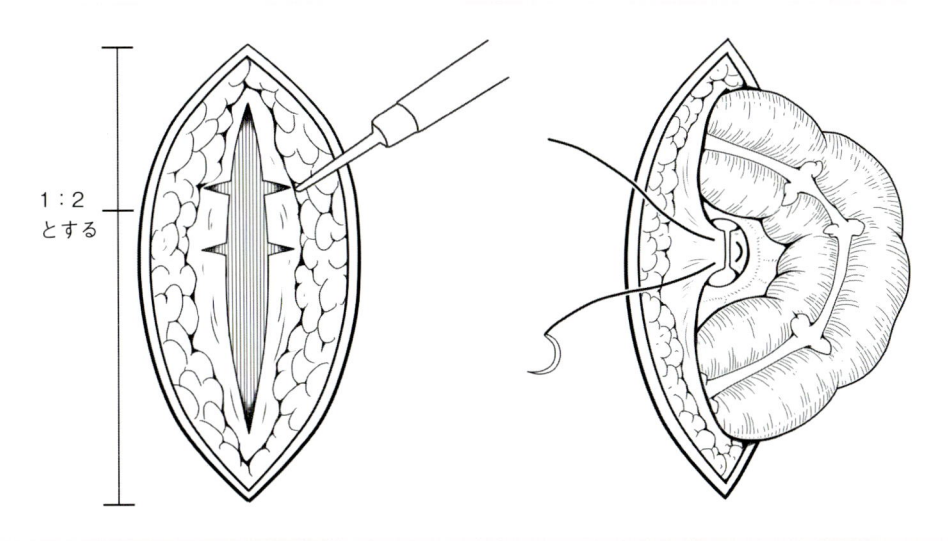

図20 筋膜横切開による腸管狭窄の予防
筋膜に小さな横切開をいれて，両側の筋膜を水平マットレス縫合する．

- 筋膜ブリッジストーマでは左右から引き寄せた筋膜の縫合によって筋膜レベルでの狭窄をきたすことがあるため，筋膜に横切開を置き，腸管が締め付けられないような工夫を行うこともある(図20)．
- 筋膜ブリッジも腸管係蹄を保持することを目的としており，ストーマ脱出を予防できるか否かは十分に検討されていない．

2) 適応

- 腹壁の厚い症例が適応となる[25]．またロッドの使用によりストーマ装具による管理困難が予想される症例に用いる．
- 腸管に緊張がかかり，ブリッジを使用しないと術後のストーマの陥凹retractionや陥没stomal subsidence，また腹腔内への脱落stomal fallingが予想される症例に用いる．

3) 長所および短所

- 腸管係蹄の中隔(腸間膜付着部)がスキンレベルの下方になることがないため，ストーマの高さを持たせることが困難な場合や，陥凹，陥没，脱落の危険性がある症例では，これら合併症の予防になる．
- 円形のストーマを作製することは難しく，楕円形のストーマになりやすい．また，挙上腸管の高さをとれないと平坦flushなストーマになる．
- ブリッジが短くなってしまった場合には，ブリッジ固定部がくぼむことでしわを形成し，同部位から腸液が漏れる可能性がある．
- ブリッジを腸間膜内ではなく，腸管漿膜近傍に通した場合には，腸管漿膜と皮膚の接触により漿膜炎をきたす可能性がある[26]．

文献紹介
Conklin WT, Grove GP : A simple technique for securing a loop colostomy. Am Surg 1984 ; 50 : 502[27]

　ループ式結腸ストーマ造設に際し，ロッドなどの器具を使用せずに簡単にループ式ストーマを固定するとして紹介しているが，その方法は結腸間膜の穴にアリス鉗子を通し，皮膚切開の対側の皮膚を腸間膜内に通して皮膚ブリッジとして利用する（図21）．

　著者らは，著者およびその上級医が30年以上にわたり行ってきた方法であり，患者満足度も高く，看護師がストーマケアを行う際の妨げにもならないと述べている．しかしこの方法は，皮膚ブリッジ部にしわが作製され，かつ陥凹ができることから，現在はほとんど行われていないのが実情であろう．

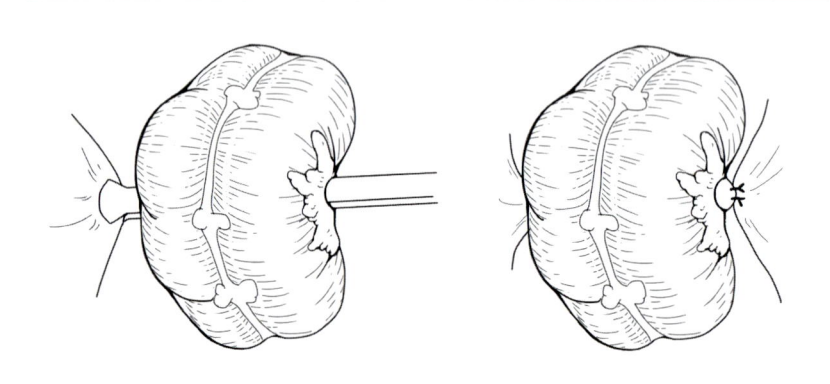

図21 Conklinらによる筋膜ブリッジ作製法（文献27より引用改変）

F ロッドを用いたループ式ストーマ造設

- 結腸双孔式ストーマにおけるロッドの使用は1940年代にグラスロッドが考案されたことに始まる[28]．その後，プラスチック製，ポリエチレン製やステンレス製などさまざまな種類のロッドが考案され，ストーマ陥没，陥凹，脱落の予防に欧米を中心に採用されてきた．しかし，装具が貼りにくく，便の漏れを起こしたり，ロッド挿入部からの便の潜り込みにより，腸間膜やストーマ貫通孔の皮下脂肪組織に感染が起こることもある．また，座位や立位になったときの患者の不快感なども指摘されてきた．

- 特に，双孔式横行結腸ストーマにおけるロッドの使用は，腸間膜が短縮している患者，肥満のため腹壁が厚い患者，腸閉塞のため，結腸の拡張が高度な例でストーマ陥凹を予防するためになされる[29]．しかし，現在ではロッドを使用したときに管理困難などの種々の問題を生じるため，あまり使用されていない．2009年のストーマ造設に関するアンケートでは[1]，双孔式結腸ストーマでロッドを使用する医師の割合は9％であった．必要に応じて時々使用する医師は24％で，残りの65％の医師は原則的にロッドを使用しないとの

図22 ロッドを用いた双孔式ストーマ造設

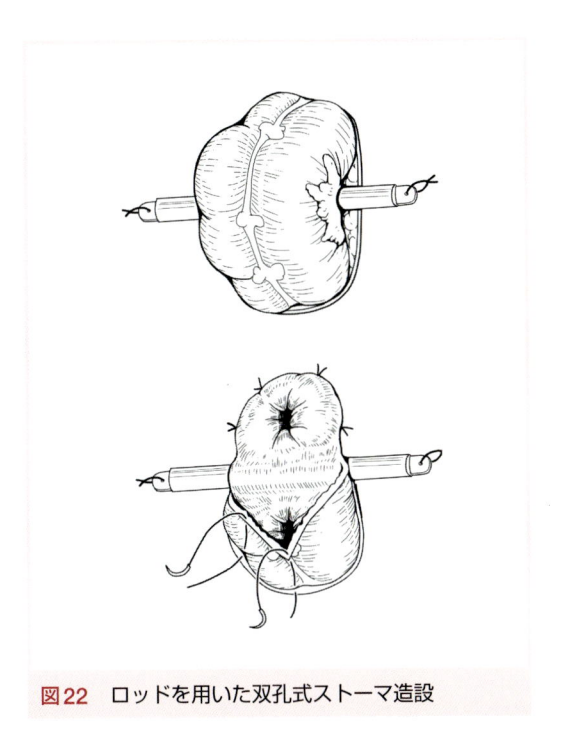

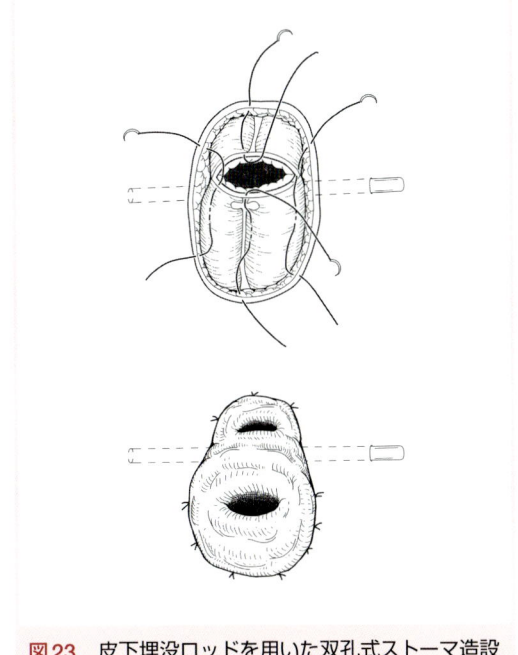

図23 皮下埋没ロッドを用いた双孔式ストーマ造設

結果であった.

- 原則的な手術手技は，腸間膜に穴をあけ，ロッドを通す．外翻させた結腸の粘膜と皮膚を縫合し，ロッドの両端は皮膚に縫合固定する．術後7～10日間経過して，粘膜皮膚接合部が癒合していると考えられる時期にロッドを抜去する(図22).
- 本邦では，ロッドの入手が困難であり，前述したロッドでの管理上の問題を避ける目的でキルシュナー鋼線を内腔に通した18～20Frのネラトンカテーテルなどが用いられ，さらに管理に支障が生じないようにネラトンカテーテルを皮下に通す方法も行われる(図23).
- 挙上腸管に余裕があれば腸管係蹄を横切開し，口側腸管を高く開口する双孔式ストーマを造設することができるが，腸管の挙上に余裕のない場合が多く，縦切開し粘膜皮膚縫合を行わざるをえない．結果的に，楕円形の平坦なストーマになることが多い．
- ロッドの使用をせずとも，ストーマ陥凹を予防するためにend-loop型のストーマが考案された[16]．また，確実に腸管係蹄を挙上できる例では，あえてロッドを使用する必要はないとする意見もある[30].
- ロッドの使用は肥満例，腸間膜の短縮例などストーマの陥没，陥凹，脱落の危険がある例に限定すべきである．

G 双孔式ストーマ造設術での造設腸管の選択

1 双孔式ストーマを造設する場合に回腸，結腸のいずれを用いるか

　双孔式ストーマは腸管内容物の遠位側への輸送を遮断し，腸管内容物を排泄する，腸管の減圧を図る，あるいは結腸直腸吻合，結腸肛門吻合などで吻合部の安静を図る，などさまざまな病態や背景で造設されるストーマであるが，造設腸管として回腸を用いるか，結腸を用いるかは未だ議論が多い（表20）．

表20　回腸，結腸のどちらを用いるか

結腸	回腸	両者いずれか
5（13.9％）	28（77.8％）	3（8.3％）

　70％以上の施設で回腸を用いてのストーマ造設が行われているが，以下に示す状況では，結腸を選択するとの意見もある．（　）内の数値は回答数．

> **アンケート**
> - 永久的ストーマになる可能性が高い場合（4）
> - 大腸癌イレウス，特に左側結腸や直腸癌によるイレウスなどで大腸内容が多い場合（4）
> - 高齢者，腎機能低下など（3）

2 結腸直腸吻合などでdiverting stomaを造設するとき，回腸ストーマを用いるか，結腸ストーマを用いるか

　ストーマ造設時から術後早期の時期，ストーマが造設されている期間，ストーマ閉鎖を行う3つの時期に分け，合併症，QOL，減圧効果などさまざまな観点から検討されている．回腸ストーマを選択するという方向性は出ているが，長所，短所があり，比較研究でも未だエビデンスは明らかではない．

❶ 1980年代の欧米での考え方と日本の方向性

- 当初は，diverting stomaとしてループ式横行結腸ストーマが造設されたが，回腸ストーマでも大腸の減圧効果が得られ，直腸癌手術後の吻合部の安静を図れること，ストーマサイズが大きくならず，ストーマ周囲感染が少ないこと，傍ストーマヘルニアの頻度も少ないこと，ストーマ閉鎖時の合併症が少ないこと，などから，次第にループ式回腸ストーマを選択する意見が多くなった[31〜33]．
- 当時，日本では良い装具もなく，教科書にもループ式回腸ストーマの記載は少ない．欧米での傾向に倣い，日本でも，回腸ストーマに適する装具の導入と併行してループ式回腸ストーマを造設する施設が多くなった．

❷ 臨床研究や前向き研究RCTからみた造設腸管の選択
(1) 回腸ストーマを推奨する意見
- 2つのセンターで造設されたループ式回腸ストーマとループ式結腸ストーマ造設例を比較検討した研究結果がある．ストーマ造設〜早期では皮膚炎や脱水，腎不全が回腸ストーマ群で有意に多い．ストーマ閉鎖時の創感染は結腸ストーマで有意に多い．便が排泄されるまでの期間は，ストーマ造設時，閉鎖時，ともに回腸ストーマ群で短い．入院期間は回腸ストーマで短い．脱水をきたす可能性がなければ，ストーマ閉鎖時の合併症を考えると，回腸ストーマを用いることを推奨している[34]．
- ストーマ造設時から閉鎖し退院するまでの合併症の頻度は回腸ストーマで34％，結腸ストーマで52％（有意差はなし）であったが，defunctioning効果は回腸ストーマで早く，閉鎖時期の早さの点で，回腸ストーマが推奨されるとの報告がある[35]．
- 直腸間膜全切除(TME)を行い，前方切除を行った例を2群に分け比較している（平均観察期間36ヵ月）（表21）．defunctionの効果は両群で変わらなかったが，瘻孔，脱出，傍ストーマヘルニア，観察期間内の腹壁瘢痕ヘルニアなどストーマ関連合併症の頻度は結腸ストーマの群で10倍高く，ストーマ造設・閉鎖の点から回腸を用いたストーマが有利との報告がある[36]．

(2) 状況によっては結腸ストーマが良いとする意見
- ループ式回腸ストーマとループ式横行結腸ストーマに割り付けられた2群をストーマ造設早期，ストーマ造設期間，ストーマ閉鎖時の三期での合併症の頻度で比較報告されている（表22）．ストーマ造設早期での合併症は回腸ストーマ群で有意に高い．ストーマ造設期間中の合併症や問題として，ストーマ脱出，衣服や食事調整で2群間に有意差がみられた．ストーマ閉鎖では回腸ストーマ群で合併症が高かった．両群ともに合併症の頻度は高い．しかし，ストーマ造設期間の社会活動や経済的な面でのインパクトは大きく，左結腸の減圧を目的とする場合にはループ式横行結腸ストーマを推奨する．また，一時的ストーマとして造設されたストーマであっても，少なくとも15％は永久的ストーマになることを念頭に置くこと，造設手技にも注意を払うべきと述べている[37]．
- 直腸癌で直腸間膜全切除(total mesorectal excision：TME)を行い低位前方切除が施行された例を対象に，無作為に割り付けされ検討された報告では，ストーマ関連合併症は結腸ストーマでの合併症が多い傾向があったが，ストーマ閉鎖後の食事の開始時期や入院期間に差はみられなかった．しかし，ストーマ造設後のイレウスは回腸ストーマ群で有意に多く，diverting stomaを造設する場合には結腸を選択した方がよい[38]．
- 同様に，ストーマ造設後のイレウスは回腸ストーマで多く，結腸を選択した方がよいとする報告もある[39]．

❸ メタアナリシス，システマティックレビューを行った報告
- 結腸直腸吻合を行う場合，どちらのストーマが適切かを知る目的で7編の論文を分析し検討している報告がある．回腸ストーマではhigh output stomaが有意に多かったが，全体的な合併症の発生率，閉鎖時の創感染，ストーマ閉鎖部位の腹壁瘢痕ヘルニアは少なく，

表21 前方切除を行った2群の合併症の比較

ストーマ関連合併症・ストーマ閉鎖関連合併症	ループ式回腸ストーマ (n=34)	ループ式結腸ストーマ (n=36)
ストーマ合併症		
ストーマ脱出	0	2
傍ストーマヘルニア	0	2
瘻孔	0	1
瘢痕ヘルニア	0	5
high output stoma	1	0
計	1	10
その他の合併症		
創感染	1	2
小腸閉塞	0	1
深部静脈血栓症	1	1
肺塞栓	1	0
排尿障害	1	0
計	4	4

（文献36より引用）

表22 ループ式回腸ストーマ群とループ式結腸ストーマ群の合併症の頻度比較

	ループ式回腸ストーマ	ループ式結腸ストーマ
造設後早期合併症	n=37	n=39
ストーマ脱出	1	0
便漏れ	1	0
小腸閉塞	2	1
膿瘍形成	2	1
瘻孔	1	0
創離解	1	0
大腿動脈閉塞	1	0
後期合併症	n=32	n=38
ストーマ脱出	1	16
ストーマ陥凹	4	1
傍ストーマヘルニア	2	0
瘻孔	1	2
狭窄	0	1
壊死	0	1
便漏れ	12	18
皮膚障害	3	9
（治療を要する皮膚障害）	11	9
衣服の制約	8	22
食事調整	23	4
その他	16	14
ストーマ閉鎖	n=29	n=32
イレウス	2	1
創感染/血腫	2	1
瘻孔形成	2	1
縫合不全	1	0
呼吸不全	1	0

（文献37より引用）

これらの観点からは回腸ストーマが好ましい[40]．

- システマティックレビューを行ったGüennagaらは，ループ式回腸ストーマでも，ループ式結腸ストーマでも，どちらの腸管を選択すべきかについて有意な**エビデンスはない**が，ストーマ造設後に起こる合併症の一つである**ストーマ脱出**の点からはループ式回腸ストーマが推奨される[41]．
- RCTされた5編の論文，観察研究の行われた7論文のシステマティックレビューとメタアナリシスの結果ではストーマ造設の点では回腸ストーマのほうが合併症のリスクは低い[42]（要旨は文献紹介を参照）．

❹ QOL や ET/WOC 介入の面から論じた報告

- RCT でループ式回腸ストーマとループ式結腸ストーマを造設した例を対象に QOL がストーマケアの問題や合併症とどのように関わるかを検討した報告がある．
ストーマのタイプ（回腸 vs 結腸）を問わず，便漏れ，周囲皮膚炎，食事の制約，ストーマ陥凹，脱出は日常生活に大きく影響していた．ストーマケアを行うときの問題点の多さと社会生活上の制約の関連が認められた．ストーマ専門ナースの患者に寄り添ったサーベイランスと注意深いストーマ造設が求められる[43]．
- 回腸ストーマが造設された患者が再入院する最大の病態は**脱水**であるが，ストーマのタイプによって起こりうる合併症は予測でき，**preventable complication**（予測でき，かつ予防できる合併症）への対策を講じ，それらを踏まえてナースの術前からの介入が不可欠である[44]．
- すなわち，回腸，結腸のいずれでストーマが造設されるかを把握し，早期から専門ナースが介入することでさまざまな問題が解決される可能性を示唆している．

❺ 日本での臨床研究

- 直腸癌手術で covering stoma を造設した23名，結腸ストーマ11例と回腸ストーマを造設した12名について患者側の観点から両ストーマの特徴を調査した結果，自己管理が行いやすい，入浴が可能，装具費用の負担が少ない，などの点では結腸ストーマが優れており，患者サイドに立って，これらのことも考慮して造設腸管を選択すべきとの報告がある[45]．
- 低位前方切除を行い，diverting ileosomy を造設した23例を対象に術後イレウスの発症頻度をまとめた報告がある[46]．イレウス合併例/非合併例の背景因子を比較検討したところ腹直筋の厚さ1.0cm以上がストーマ造設後のイレウス発症の危険因子になっていた．この結果から，腹直筋の厚さが1.0cm以上の例では腹直筋を通さない挙上ルートでの造設，あるいは横行結腸を用いてのストーマ造設も検討すべきと述べている．
- ストーマ閉鎖後の合併症の発生率は横行結腸ストーマで有意に高く，diverting stoma では回腸ストーマが良いとする報告もある[47]．

Consensus
ループ式ストーマ造設での腸管の選択─回腸か，結腸か─

造設しやすさ，管理上の問題，患者の日常生活，閉鎖時の合併症の頻度が少ないなどの理由で，**ループ式回腸ストーマを選択するという方向**が示されてきている．
エビデンスは明確ではない．
脱水や腎不全を起こす可能性がある高齢者，左側結腸癌イレウス，直腸癌イレウスで**大腸の貯留内容の多い例では結腸ストーマも考慮する．**
これまで RCT された研究は，一時的（短期的）という立場から RCT されたものであり，限られた観察期間での結果である．
回腸か，結腸か，選択した腸管によって手術後に起こりうる合併症は予測されるため，可能な限り対策を講じ，術前からケアの方針を検討する．

双孔式ストーマに対して用いられるさまざまな用語はどのようにして区別して使用するか

loop stoma（形態的表現）
- 造設形態や目的，造設時期などを問わず，腸管係蹄loopの連続性を保って造設されるストーマの総称．環状ストーマ，ループ式回腸/結腸ストーマのように和文でも表現可能である．

diverting stoma（機能的表現）
- 腸管内容物の流れを遮断fecal diversion, divert fecal stream（肛門側への内容物の流入を遮断）する目的で造設するストーマであり造設形態や目的，造設時期などを問わずに使用される．和文では表現できない．

defunctioning stoma（機能的表現）
- 腸管内容物の流れを遮断defunctioning, defunctionalized the distal bowelする目的で造設するストーマであり，造設形態や目的，造設時期などを問わずに使用される．和文では表現できない．

covering stoma（機能的・期待的表現）
- 大腸全摘・回腸嚢肛門（管）吻合，低位前方切除術，inter-sphincteric resectionなどを行うときに腸管内容物の流れを遮断し，吻合部の安静を保ち，縫合不全予防，万が一縫合不全を併発したときに炎症が拡大しないように等の理由で，造設形態を問わずに造設されるストーマ．
- covering ileo-or-colostomy in anterior resection for rectal carcinomaのように使用される．和文ではカバーリングストーマ，予防的ストーマなどの表現で使用される．prophylactic stomaもほぼ同意義として使用される．

protective stoma（機能的・期待的表現）
- covering stomaと同様の意義で造設されるストーマ．
- protective ileostomy versus protective transverse stomaのように表現される．和文では予防的ストーマとして表現可能．

- MEDLINEで検索すると，diverting stoma（ヒット数241件，タイトルに含むものは16件），defunctioning stoma（204件，29件），covering stoma（96件，5件）protective stoma（140件，8件）であり，defunctioning stomaと記載されている論文が多い．
- 本邦では双孔式人工肛門，双孔式ストーマという表現が多いが，双孔式という用語を英訳することはできない．

CQ ループ式ストーマで腸管係蹄を回転させ，口側腸管/排泄口を尾側に誘導する必要はあるか？

腸管内容物がストーマ排泄口から直接ストーマ袋に入り，管理するうえでは論理的である．便流遮断の効果，すなわち腸管内容の肛門側への流れを遮断する効果の観点からは腸管係蹄を回転し，排泄口を尾側に誘導することのメリットは明らかではない．

口側腸管を回転し尾側にもってくる方法
- ループ式ストーマを造設する場合に便の肛門側腸管への流れoverspillを予防する最大の遮断効果defunctionig efficiencyを得るためには腸管係蹄を180°回転させ口側腸管/排泄口を尾側に誘導する方法がよいという意見があり[48]，本邦でも行われている．

defunctiningの効果をみた報告
- アイソトープなどを用いて遮断効果を検討すると，回転はさせなくても体位やストーマの形状によらず，ループ式ストーマを造設することで便流遮断の目的は達しており，むしろループ式ストーマで陥没subsidenceがあると遮断効果は85％に低下する[49,50]．

合併症からみた意見
- 腸管係蹄を180°回転させて口側腸管を尾側に誘導する方法は，遮断効果を向上させるものではない．むしろ回転させることにより腸間膜の捻れを起こしストーマ閉塞の誘因になる[51]．
- 潰瘍性大腸炎の大腸全摘，回腸嚢肛門（管）吻合術でのdiverting ileostomy造設例でみられるストーマ閉塞を予防する目的で筋膜切開法や腸管係蹄の回転の仕方がどのように関わるのかを前向きに検討した報告がある．筋膜切開を十字形にした群ではストーマ閉塞が40％と有意に高く，腸管係蹄を180°回転させた群でストーマ閉塞を起こす例が多い傾向であった．これらより，筋膜切開を十字切開せず，縦切開すること，腸管の走行に沿って挙上し腸間膜に捻れを加えないことの重要性を報告している[52]．

管理/ケアの観点からみた意見
- 一次的双孔式ストーマ造設例を対象に，ストーマ排泄口の向き，高さ，粘膜皮膚接合方法などをストーマ関連合併症の点から検討した報告がある．排泄口の向きと便の潜り込みの頻度を比較しているが，内側に位置する例では67％に便の潜り込みがみられ，頭側では43％に，外側では18％，尾側では12％の頻度であったと報告している[53]．

- 装具を装着するとき尾側から頭側に向けて行うので，口側腸管が尾側にあった方がよい，セルフケアが行いやすい，などの意見もあるが，ループ式ストーマでは肛門側腸管が脱出してくることがあり，そのような場合には脱出した肛門側腸管によって口側腸管が見にくくなり，口側腸管/排泄口を尾側に挙上した利点はなくなる．
- 管理/ケアする有効性・利点やストーマ閉塞の頻度の点から臨床研究を行い，方向性を探る必要がある．

直腸癌の手術で，肛門温存手術を行う場合，diverting stoma造設は臨床的に意義があるのか

- 縫合不全の発生率は数%～30%と幅がある．
- 縫合不全の定義は吻合部の腸管の欠損と定義され，gradingがなされている[54]．
  Grade A：患者の管理の変更を要しないもの
  Grade B：積極的な治療を要するが，再開腹を要せず管理できるもの
  Grade C：再開腹を要するもの
- ほかにDindo分類（国際的評価が高い）[55]，CTCAE分類が用いられる[56]．
- diverting stomaを造設することによって，縫合不全の発生率は低下し，縫合不全による炎症の拡大が抑制されることが，RCTやメタアナリシスの結果から報告されている[57～60]．
- 本邦では，腫瘍の位置が低く，吻合が歯状線に近い例で30～40%の頻度でdiverting stomaが造設されている．
- 直腸癌手術でdiverting stomaを造設すると在院日数が増加するが，ストーマカウンセリングを通してenhanced recovery programmeの一環として術前からストーマ管理指導を行うと，患者のストーマ管理修得に要する退院期間の延長を避けることができ，diverting stoma造設が予定された場合，早期からの介入が重要である[61]．

双孔式回腸・結腸ストーマでは腸管のどの部位を選択し造設するか？

双孔式回腸ストーマでは回腸のどの部位を挙上するか？

- 回腸の中でも回腸の遠位側は水分や電解質の吸収に重要な部位であり，回腸末端から何cmの部位を回腸ストーマとして選択するのかはストーマからの排液量をコントロールするためにも重要である[62]．
- 盲腸と回腸末端を授動し10～15cmの部位を選択するという意見[63]，30～40cmを選択するなどの意見[64,65]がある．
- ストーマ閉鎖を行うことも考慮し，回腸末端から30～40cmの部位がよい（図24）．
- 肥満者では通常選択する部位よりも近位側に造設せざる得ない場合がある[66]．

双孔式結腸ストーマは結腸のどの部位を挙上するか？

- 授動して腹壁に挙上できる部位であれば，どの部位でも選択は可能であるが，通常は**S状結腸**と**横行結腸**が用いられる．サイトマーキングは3カ所が選択される（図25）．
- 横行結腸のdiverting stoma造設には，横行結腸右側に造設するproximal loop transverse colostomyと，左側に造設するdistal loop transverse colostomyがある．

横行結腸右側のストーマ

- 横行結腸の右側のストーマは，S状結腸や直腸の病変で病勢をコントロールした後に原発巣の手術を行う例（図26A），あるいは低位前方切除などでdiverting stomaを造設する例（図26B）に適応される[67,68]．
- その理由は，横行結腸左側（左結腸曲）で問題となる動脈弓（Griffiths）吻合の不安定性がないため，ストーマ閉鎖時に左側結腸の血流障害を心配しないですむことである．
- ただし，横行結腸右側のストーマは肛門側腸管の脱出を起こしやすい[69]．

横行結腸左側のストーマ

- 直腸癌や骨盤内悪性腫瘍など，ストーマ造設期間が長くなる例，永久的ストーマになる可能性が高い例では，できるだけ遠位の横行結腸の左側に造設される（図27A）．
- 便の性状がより固形になること，脾結腸曲splenic flexureで結腸が支持されるため肛門側腸管の脱出を予防できる可能性がある，などの利点がある[66]．
- 結腸直腸吻合でdiverting stomaとして造設

する場合，横行結腸左側の辺縁動脈の吻合が不安定なため，左結腸動脈が温存されていないとストーマ閉鎖時に左側結腸の血流障害が起こることがあり注意する（図27B）[70, 71]．

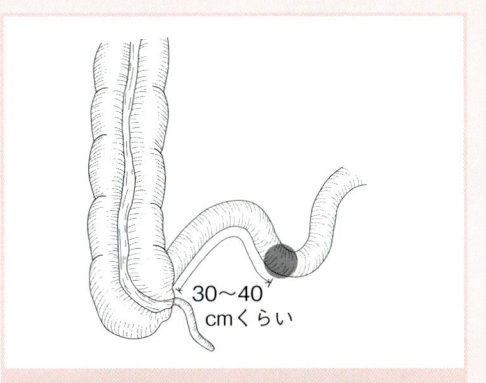

図24　diverting ileostomyの挙上部位
水・電解質代謝を考えれば回腸末端に近い方が良いが，閉鎖時のバウヒン弁近くでの吻合は避けるため，30〜40cm位の部位が行いやすい．

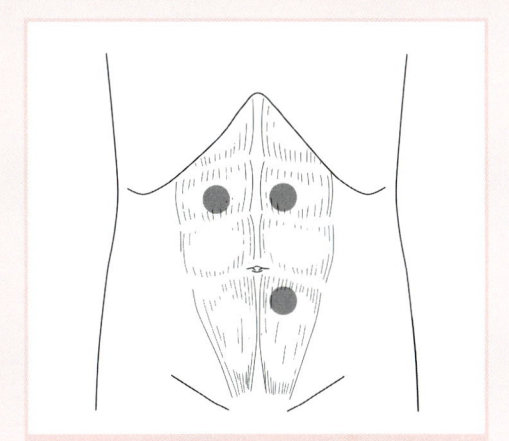

図25　双孔式結腸ストーマを予定した場合のストーマサイトマーキングの部位

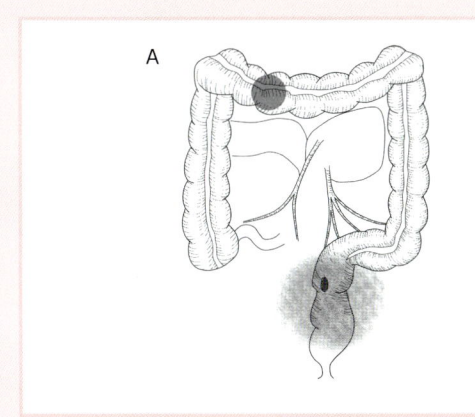

図26　横行結腸の右側に造設する双孔式ストーマ

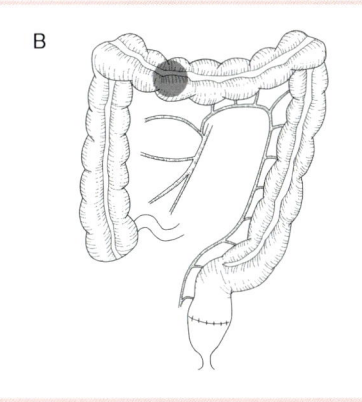

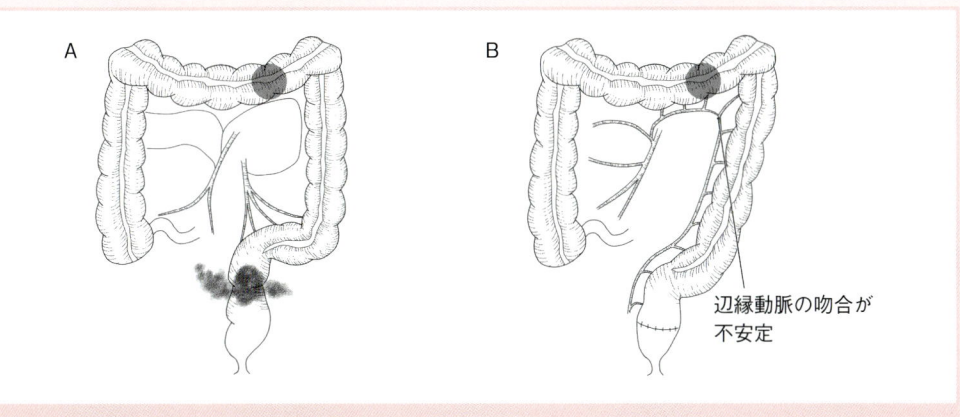

図27　横行結腸の左側に造設する双孔式ストーマ

辺縁動脈の吻合が不安定

文献紹介

Rondelli F, Reboldi P, Rulli A, et al : Loop ileostomy versus loop colostomy for fecal diversion after colorectal or coloanal anastomosis : a meta nanalysis. Int Colorectal Dis 2009 ; 24 : 479-488[42]

結腸直腸吻合ないし結腸肛門吻合を行いdiverting stomaを造設する際に回腸ストーマが良いか，横行結腸ストーマが良いかについてはエビデンスがない．著者らは2007年までにRCTないし比較研究されたすべての論文をシステマティックレビューし，下記に示した12編の報告（RCT5編，比較研究試験7編）を対象に多変量解析し4つのカテゴリーについて検討した．

1. 一般的な結果：脱水，創感染
2. ストーマ造設に伴う結果：傍ストーマヘルニア，狭窄，敗血症，ストーマ脱出，ストーマ陥凹，ストーマ壊死，ストーマ出血
3. ストーマ閉鎖時の結果：縫合不全・瘻孔形成，創感染，閉塞，創ヘルニア
4. ストーマ管理上の結果：腸閉塞，周囲皮膚障害

全対象症例は1,529例で894例（58.5％）がループ式回腸ストーマ，635例（41.5％）がループ式結腸ストーマであった．疾患の内訳は，大腸癌が1,320例（89％），憩室疾患116例（7.8％），その他51例（3.2％）であった．

結果

1. 一般的な結果 general outocome measures : 8論文 events 発生例は42件が対象になった

脱水に関する5論文

横行結腸ストーマ221例で脱水はみられなかったが，回腸ストーマでは120例中11例に脱水がみられた（オッズ比 4.61；95％ CI 1.15～18.53）

創感染に関する4論文

両群に有意な差はみられなかった（オッズ比 0.82；95％ CI 0.39～1.74）

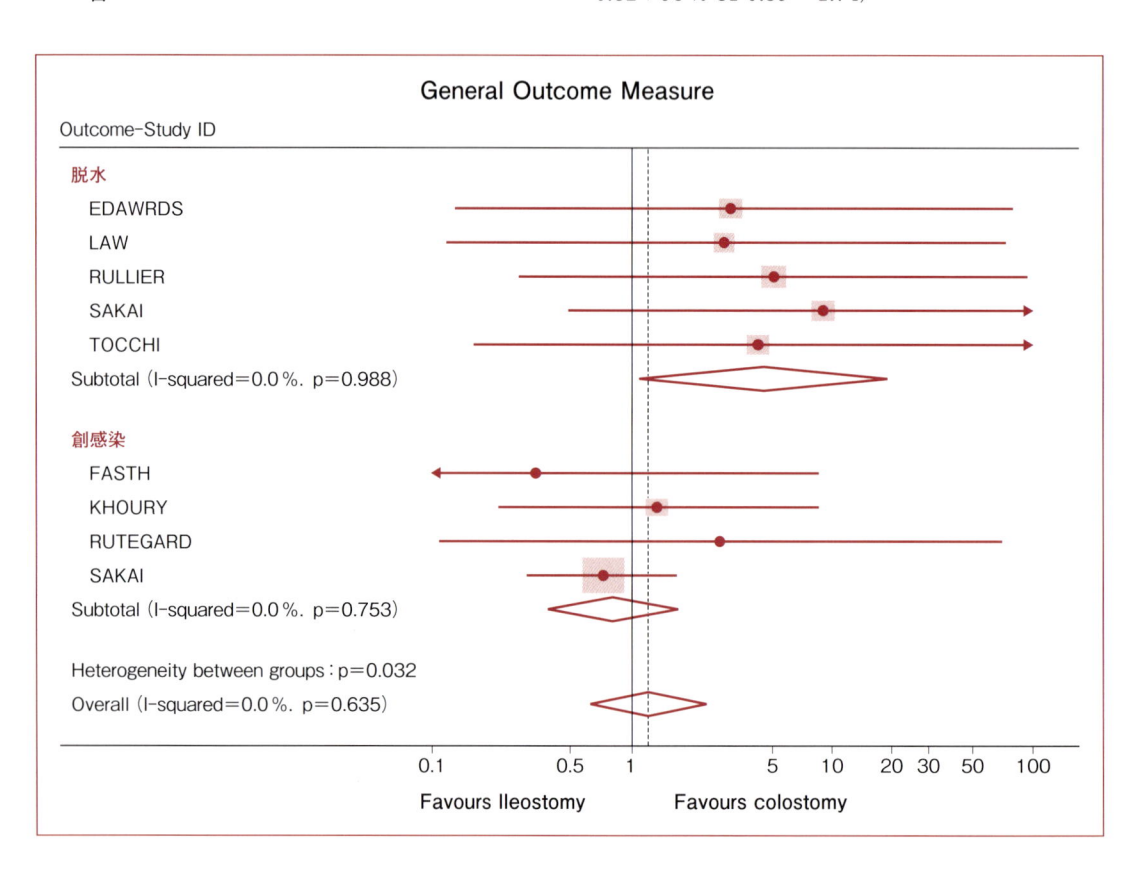

2. ストーマ造設に伴う結果 construction of the stoma outcome measures：9論文が対象になり，event発生例は149件であった

傍ストーマヘルニアに関する8論文

回腸ストーマ356例中7例，結腸ストーマ317例中11例(有意差なし)

ストーマ狭窄に関する2論文

回腸ストーマでは139例中1例，結腸ストーマでは98例中4例(オッズ比 0.24；95％CI 0.04～1.55)

敗血症に関する7論文

回腸ストーマでは302例中21例と少なかったが，結腸ストーマでは269例中44例であった(オッズ比 0.54；95％CI 0.03～0.99)

ストーマ脱出に関する6論文

回腸ストーマ261例中6例と少なかったが，結腸ストーマでは220例中35例にみられた(オッズ比 0.21；95％CI 0.09～0.51)

ストーマ陥凹に関する4論文

回腸ストーマ258例中4例，結腸ストーマ223例中7例(有意差なし)

ストーマ壊死に関する2論文

回腸ストーマ139例中1例，結腸ストーマ98例中2例(有意差なし)

ストーマ出血に関する3論文

回腸ストーマ202例中4例，結腸ストーマ152例中2例(有意差なし)

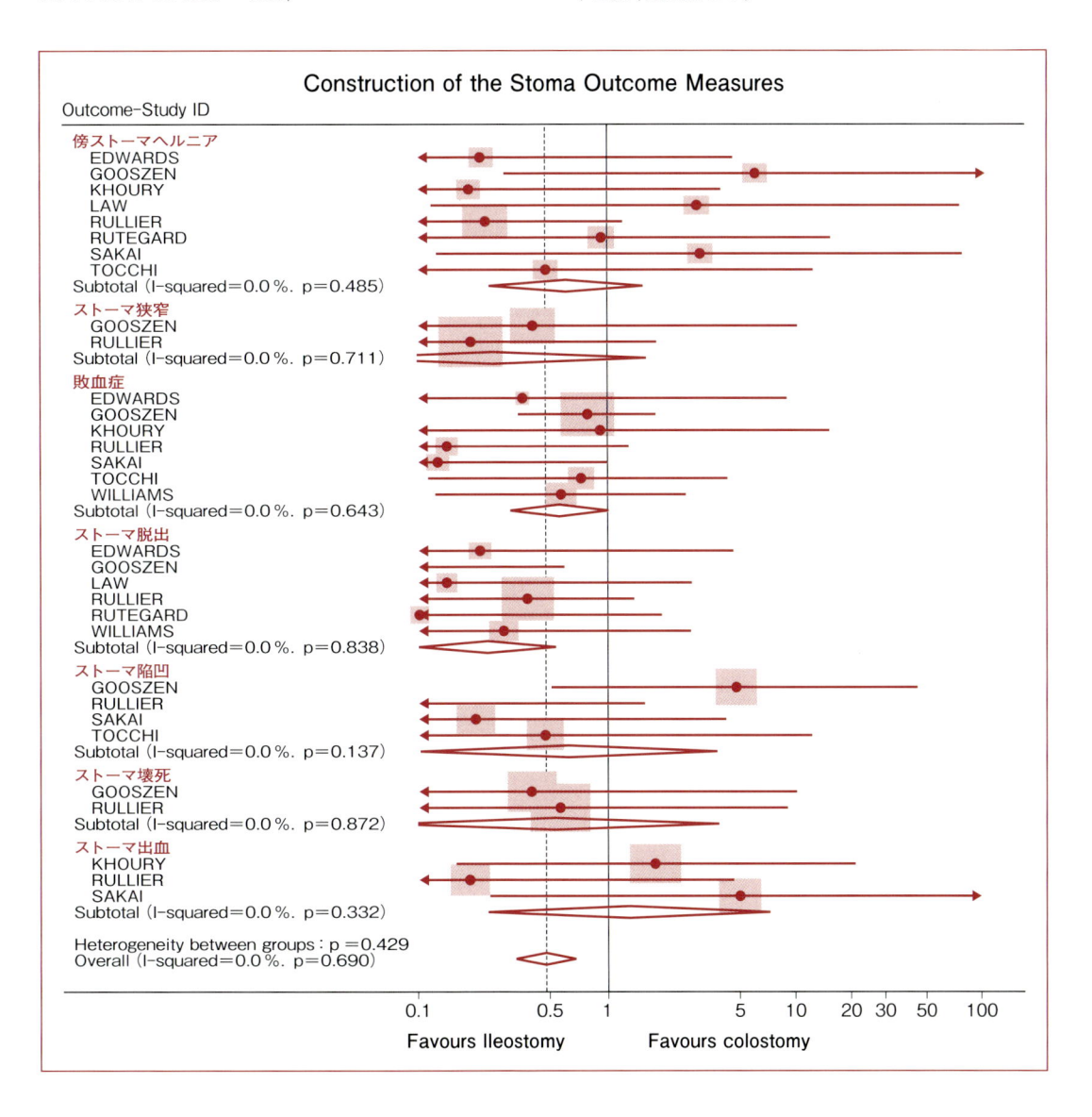

3. ストーマ閉鎖時の結果 closure of the stoma outcome measures：10 論文が対象となり，event 発生例は 124 件

縫合不全・瘻孔形成に関する 6 論文

回腸ストーマ 659 例中 18 例，結腸ストーマ 406 例中 4 例（有意差なし）

創感染に関する 8 論文

回腸ストーマ 352 例中 18 例，結腸ストーマ 268 例中 28 例（有意差なし）

腸閉塞に関する 9 論文

回腸ストーマでは 746 例中 34 例，結腸ストーマでは 491 例中 10 例であり，ストーマ閉鎖後の腸閉塞の合併は結腸ストーマで少ない（オッズ比 2.12；95％ CI 1.01〜4.53）

創ヘルニアに関する 1 論文

回腸ストーマ 96 例中 4 例，結腸ストーマ 50 例中 8 例であり，回腸ストーマ群でストーマ閉鎖後の瘢痕ヘルニアは少ない（オッズ比 0.26；95％ CI 0.07〜0.91）

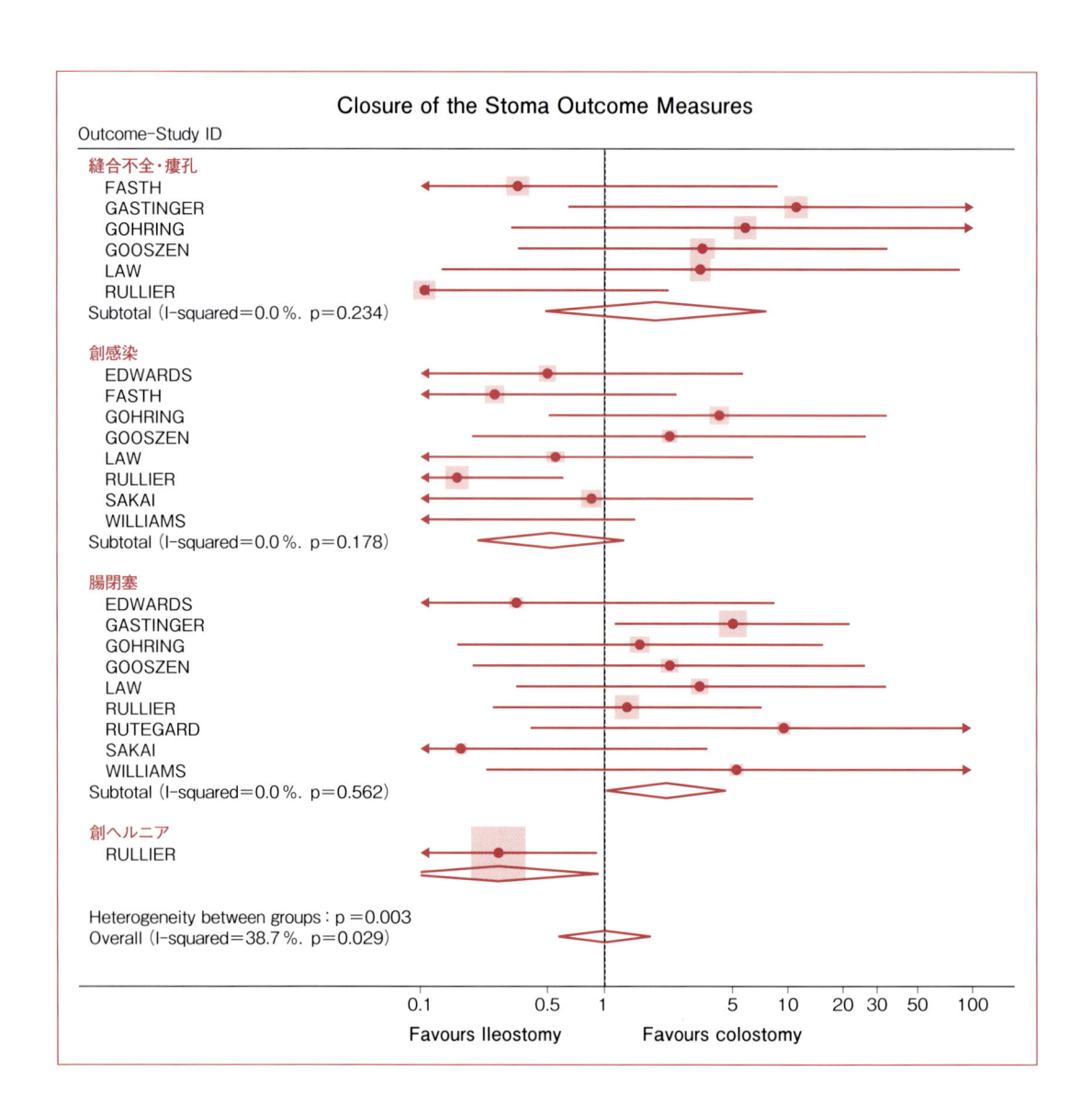

Closure of the Stoma Outcome Measures

Outcome-Study ID

縫合不全・瘻孔
- FASTH
- GASTINGER
- GOHRING
- GOOSZEN
- LAW
- RULLIER
- Subtotal (I-squared＝0.0％, p＝0.234)

創感染
- EDWARDS
- FASTH
- GOHRING
- GOOSZEN
- LAW
- RULLIER
- SAKAI
- WILLIAMS
- Subtotal (I-squared＝0.0％, p＝0.178)

腸閉塞
- EDWARDS
- GASTINGER
- GOHRING
- GOOSZEN
- LAW
- RULLIER
- RUTEGARD
- SAKAI
- WILLIAMS
- Subtotal (I-squared＝0.0％, p＝0.562)

創ヘルニア
- RULLIER

Heterogeneity between groups：p＝0.003
Overall (I-squared＝38.7％, p＝0.029)

0.1　0.5　1　5　10　20　30　50　100

Favours Ileostomy　　　Favours colostomy

4. **ストーマ管理上の結果 functioning of the stoma outocome measures：9論文が対象となり，event発生例は113件**

腸閉塞に関する6論文

　回腸ストーマと結腸ストーマで腸閉塞の発生に有意差はない．

皮膚障害に関する7論文

　回腸ストーマでは296例中31例，結腸ストーマでは263例中51例であり，回腸ストーマでの皮膚障害が少ない（オッズ比 0.64；95 % CI 0.39～1.08）

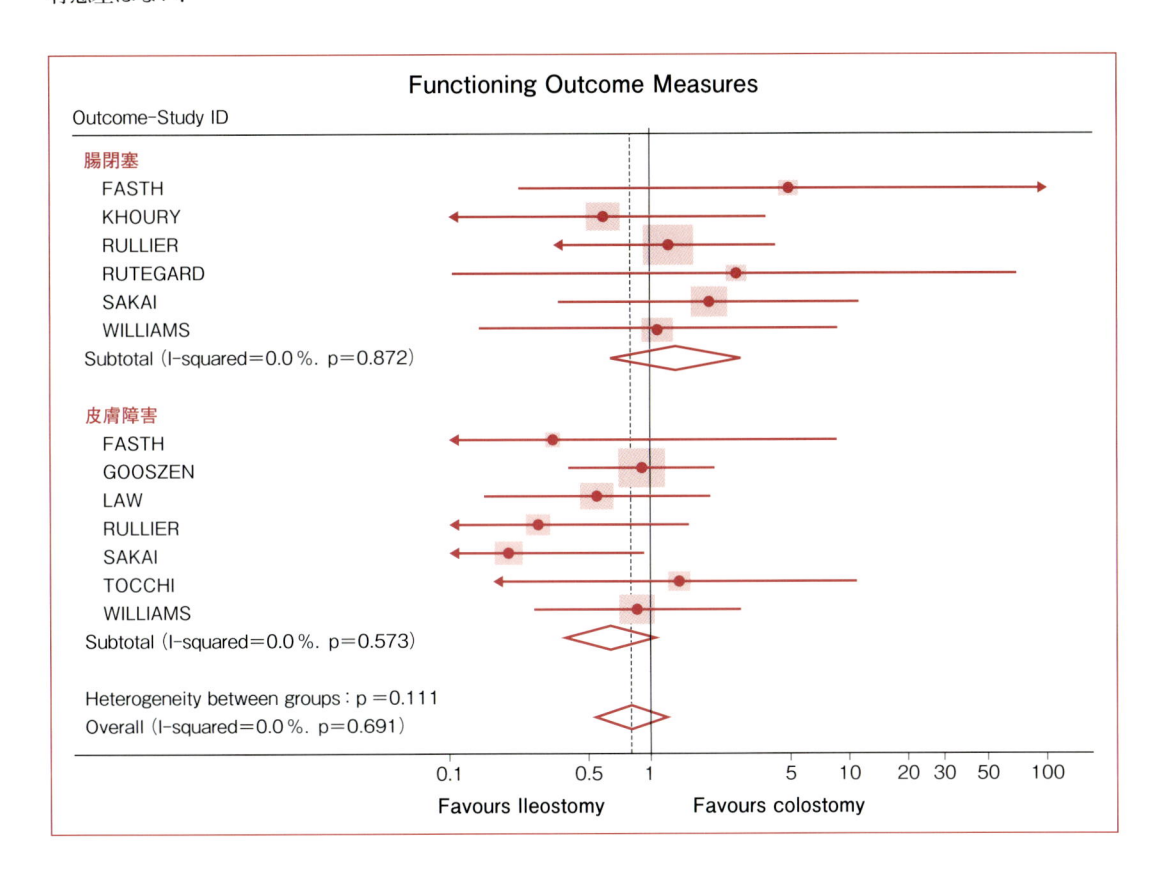

Functioning Outcome Measures

Outcome-Study ID

腸閉塞
- FASTH
- KHOURY
- RULLIER
- RUTEGARD
- SAKAI
- WILLIAMS

Subtotal (I-squared＝0.0 %. p＝0.872)

皮膚障害
- FASTH
- GOOSZEN
- LAW
- RULLIER
- SAKAI
- TOCCHI
- WILLIAMS

Subtotal (I-squared＝0.0 %. p＝0.573)

Heterogeneity between groups：p＝0.111
Overall (I-squared＝0.0 %. p＝0.691)

Favours Ileostomy　Favours colostomy

　ループ式回腸ストーマは，ストーマ造設に伴う合併症リスクを減少させ，特に，ストーマ脱出，敗血症（感染的な問題）の減少には有利．

　ループ式回腸ストーマではストーマ閉鎖後の腸閉塞やストーマ造設期間の脱水のリスクが高い．

　今回の多変量解析から，肛門温存手術時を行う際のdiverting stomaとして**ループ式回腸ストーマの優位性を明らかに示すことはできなかったが，ループ式結腸ストーマよりは回腸ストーマを推奨したい**．

　今後，1アーム，650例，760例の患者数での前向き比較研究が必要である．

引用文献

1) 森田隆幸, 藤田あけみ, 古川真佐子, 他編：ストーマ造設手技とストーマケアに関するアンケート報告集, 相馬真里子編, 第26回日本ストーマ・排泄リハビリテーション学会総会, 2009
2) Kusunoki M, Ikeuchi H, Yanagi H, et al : Bioresorbable hyaluronate-carboxymethylcellulose membrane(Seprafilm) in surgery for rectal carcinoma : a prospective randomized clinical trial. Surg Today 2005 ; 35 : 940-945
3) Salum M, Wexner SD, Nogueras JJ, et al : Dose sodium hyaluronate- and carboxymethylcellulose-based bioresorbable membrane(Seprafilm)decrease operative time for loop ileostomy closure? Tech Coloproctol 2006 ; 10 : 187-190
4) Memon S, Heriot AG, Atkin CE, et al : Facilitate early ileostomy closure after rectal cancer surgery : a case-matched study. Tech Coloproctol 2012 ; 16 : 285-290
5) Tang CL, Seow-Choen F, Fook-Chong S, et al : Bioresorbable adhesion barrier facilitates early closure of the defunctioning ileostomy after rectal excisin : a prospective randomized trial. Dis Colon Rectum 2003 ; 46 : 1200-1207
6) David M, Sarani B, Moid F, et al : Paradoxical inflammatory reaction to Seprafilm : case report and review of the literature. South Med J 2005 ; 98 : 1039-1041
7) Klingler PJ, Foch NR, Seelig MH, et al : Seprafilm-induced peritoneal inflammation : a previously unknown complication. Report of a case. Dis Colon Rectum 1999 ; 42 : 1639-1643
8) Colwell JC, Beitz J : Survey of wound, ostomy and continence(WOC)nurse clinicians on stomal and peristomal complications : A content validation study. J Wound Ostomy Continence Nurs 2007 ; 34 : 57-69
9) Husain SG, Cataldo TE : Late stomal complications. Clin Colon Rectal Surg 2008 ; 21 : 31-40
10) Fucini C : A simple device for prolapsing loop colostomies. Dis colon Rectum 1989 ; 32 : 534-535
11) Ng WT, Book KS,Wong MK, et al : Prevention of colostomy prolapse by peritoneal terthering. J Am Coll Surg 1997 ; 184 : 313-315
12) Maeda K, Maruta M, Utsumi T, et al : Pathophysiology and prevention of loop stomal prolapse in the transeverse colon. Tech Coloproctol 2003 ; 7 : 108-111
13) Kini SU, Perston Y, Radcliffe AG : Laparoscopically assisted trephine stoma formation. Surg Laparosc Endosc 1996 ; 6 : 371-374
14) Fuhrman GM, Ota DM : Laparoscopic intestinal stomas. Dis Colon Rectum 1994 ; 37 : 444-449
15) Ludwig KA, Milsom JW, Garcia-Ruitz A, et al : Laparoscopic techniques for fecal diversion. Dis Colon Rectum 1996 ; 39 : 285-288
16) Prasad ML, Pearl PK, Abcarian H : End-loop colostomy. Sur Gynecol Obstet 1984 ; 158 : 380-382
17) Prasad ML, Pearl PK, Orsay CP, et al : Rodless ileostomy. A modified loop ileostomy. Dis Colon Rectum 1984 ; 27 : 270-271
18) Prasad ML, Pearl PK, Orsay CP, et al : End-loop ileocolostomy for massive trauma to the right side of the colon. Arch Surg 1984 ; 119 : 975-976
19) Unti JA, Abcarian H, Pearl PK, et al：Rodless end-loop stomas. Seven-years experience. Dis Colon Rectum 1991；34：999-1004
20) van der Sluis FF, Schoten N, de Graaf PW, et al : Tempolary end ileostomy with subcutaneously buried efferent limb : results and potential advantages. Dig Surg 2010 ; 27 : 403-408
21) Hebert JC : A simple method for preventing retraction of an end colostomy. Dis Colon Rectum 1988 ; 31 : 328-329
22) Bumin C, Yerdel MA : Loop end colostomy : a new technique. Br J Surg 1996 ; 83 : 811
23) Jarpa S : Transverse or sigmoid loop colostomy fixed by skin flaps. Surg Gynecol Obstet 1986 ; 163 : 372-374
24) Milner CS, Sutton C, Hemingway D : The skin bridge loop colostomy. Tech Coloproctol 2006 ; 10 : 137-138
25) Fleshman JW, Birnbaum EH, Hurt SR, et al : 28. End ileostomy and loop ileostomy, 29.Colostomy : end and divided loop : Atlas of Surgical Techniques for the Colon, Rectum, and Anus. Philadelphia Elsevier Ltd, p354-370
26) 塚田邦夫, 渡辺　成：新版　ストーマ手術アトラス．へるす出版, 2012
27) Conklin WT, Grove GP : A simple technique for securing a loop colostomy. Am Surg 1984 ; 50 : 502
28) Keighley & Williams : Surgery of Anus, Colon and Rectum. 2nd edition

29) Philip H.Gordon：Principles and Practice of Surgery for the Colon, Rectum and Anus. 3rd edition
30) 塚田邦夫, 渡辺　成編：ストーマ手術アトラス. へるす出版, 2002
31) Fasth S, Hulten L, Palselius I : Loop ileostomy : an attractive alternative to a temporary transverse colostomy. Acta Chir Scand 1980 ; 146 : 203-207
32) Fazio VW : Invited commentary : loop ileostomy. World J Surg 1984 : 8 : 405-407
33) Williams NS, Masmyth DG, Jones D, et al : Defunctioning stomas : a prospective control trial comparing ileostomy with loop transvers colostomy. Br J Surg 1986 ; 73 : 566-570
34) Klink CD, Liupis K, Binneosel M, et al : Diverson stoma after colorectal surgery : loop colostomy or ileostomy. Int J Colorectal Dis 2011 ; 26 : 431-436
35) Khoury GA, Lewis MC, Meleagros L, et al : Colostomy or ileostomy after colorectal anastomosis? A randomized trial. Ann R Coll Surg Engl 1989 ; 69：5-7
36) Edwards DP, Leppingon-Clarke A, Sexton R, et al : Stoma-related complications are more frequent after transverse colostomy than ileostomy : a prospective randomized clinical trial. Br J Surg 2001 ; 88 : 360-363
37) Gooszen AW, Geelkerken RH, Hermens J, et al : Temporary decompression after colorectal surgery：randomizied comparison of loop ileostomy and colostomy. Br J Surg 1998 ; 85 : 76-79
38) Law WL, Chu KW, Choi HK : Randomized clinical trial comparing loop ileostomy and loop transverse colostomy for faecal diversion following total mesorectal excision. Br J Surg 2002 ; 89 : 704-708
39) Gastinger I, Marusch F, Steiner R, et al : Prospective defunctioning stoma in low anterior resection for rectal carcinoma. Br J Surg 2005 ; 92 : 1137-1142
40) Tilney HS, Sains PS, Lovegrove RE, et al : Comparison of outcomes following ileostomy versus colostomy for defunctioning colorectal anastomosis. World J surg 2007 ; 31 : 1142-1151
41) Güenaga KF, Lustosa SA, Saad SS, et al : Ileostomy for temporary decompressionn of colorectal anastomosis. Cochrance Database Syst Rev 2007 ; 24 : Cd004647
42) Rondelli F, Reboldi P, Rulli A, et al : Loop ileostomy versus loop colostomy for fecal diversion after colorectal or coloanal anastomosis : a meta-analysis. Int J Colorectal Dis 2009 ; 24 : 479-488
43) Gooszen AW, Geelkerken RH, Hermans J, et al : Quality of life with a temporary stoma : ileostomy vs. Colostomy. Dis Colon Rectum 2000 ; 43 : 650-655
44) Messaris E, Sehgal R, Deiling S, et al : Dehydration is the most common indication for readmission after diverting ileostomy creation. Dis Colon Rectum 2012 ; 55 : 175-180
45) 遠藤俊吾, 山根麗子, 寺地順子, 他：日ストーマ・排泄会誌 2009 ; 25 : 92（会議録）
46) 金沢　周, 塩澤　学, 稲垣大輔, 他：下部直腸癌に対しdiverting stomaとして回腸に人工肛門を造設した患者における術後イレウスの検討. 日本大腸肛門病会誌 2009 ; 62：497-501
47) 壁島康郎, 渡邊昌彦, 長谷川博俊, 他：Diverting stomaとしての回腸　人工肛門と横行結腸人工肛門の比較検討. 日消外会誌 2001 ; 9 : 1395-1399
48) Fasth S, Hultén L : Loop ileostomy : a superior diverting stoma in colorectal surgery. World J Surg 1984 ; 8 : 401-407
49) Schofield PF, Cade D, Lambert M : Dependent proximal loop colostomy : dose it defunction the distal colon? Br J Sur 1980 ; 67 : 201-202
50) Winslet MC, Drolc Z, Allan A, et al : Assessment of the defunctioning efficiency of the loop ileostomy. Dis Colon Rectum 1991 ; 34 : 699-703
51) Marcello PW, Roberts PL, Schoetz DJ Jr, et al : Obstruction after ileal pouch-anal anastomosis : a preventable complication? Dis Colon Rectum 1993 ; 36 : 1105-1111
52) 内野　基, 池内浩基, 板東俊宏, 他：Loop ileostomy造設の工夫とoutlet obstruction予防効果. 日本大腸肛門病会誌 2011 ; 64 : 73-77
53) 辻仲眞康, 深野利恵子, 佐々木智子, 他：ストーマ近接部の状態からみた一時的ストーマ造設方法に関する検討. 日ストーマ・排泄会誌 2012 ; 1 : 98（会議録）
54) Rahbari NN, Weitz J, Hohenberger W, et al : Definition and grading of anastomitic leakage following anterior resection of the rectum : a proposal by the international study group of rectal cancer. Surgery 2010 ; 147 : 339-351

55) Dindo D, Demartines N, Clavin PA : Classification of surgical complications ; a new proposal with evaluation in a cohort of 6336 patients and results of a survey. Ann Surg 2004 ; 240 : 205-213
56) 日本臨床腫瘍グループ(JCOG)：有害事象共通用語基準v4.03日本語訳JCOG版．JCOG Home page(http://www.JCOG./doctor/tool/ctcaev4.html)
57) Pakkastie TE, Ovaska JT, Pekkala ES, et al : A randomized study of colostomies in low colorectal anastomosis. Eur J Surg 1997 ; 163 : 929-933
58) Mattienssen P, Hallböök O, Rutegård J, et al : Defunctioning stoma reduces symptomatic leakage after low anterior resection of the rectum for cancer : arandomized multicenter trials. Ann Surg 2007 ; 246 : 207-214
59) Hüser N, Michalski CW, Erkan M, et al : Systemic review and meta-analysis of the role defunctioning stoma in low rectal cancer surgery. Ann Surg 2008 ; 248 : 52-60
60) Tan WS, Tang CL, Shi L, et al : Meta-analysis of defunctioning stomas in low anterior resection for rectal cancer. Br J Surg 2009 ; 96 : 462-472
61) Younis J, Salemo G, Fanto D, et al : Focused preoperative patient stoma educatuin, prior to ileostomy formation after anterior resection, contributes to a reduction in delayed discharge within the enhanced recovery programme. Int J Colorectl Dis 2012 ; 27 : 43-47
62) Hill GL, Mair WSL, Goligher JC : Cause and management of high volume output salt-depending ileostomy. Br J Surg 1975 ; 62 : 720-726
63) Orkin BA, Cataldo PA : Intestinal stoma : The ASCRS text book of colon and rectum. Ed by Wolff BG, Fleshman JW, Beck DE Pemberton JH, Wexner SD. Springer 2007 ; p622-642
64) Gulla N, Trantulli S, Boselli C, et al : Ghost ileostomy after anterior resection for rectal cancer : a preliminary experience. Langenbecks Arch Surg 2011 ; 396 : 997-1007
65) Nagle D, Pare T, Keenan E, et al : Ileostomy pathway virtually eliminates readmissions for dehydration in new ostomates. Dis Colon Rectum 2012 ; 55 : 1266-1272
66) Corman ML : Intestnal stoma : Colon and rectal surgery 5th ed, Lippincott, 2005 p1537-1598
67) Schofield PF, Cade D, Lambert M : Dependent proximal loop colostomy : dose it defunction the distal colon? Br J Surg 1980 ; 67 : 201-202
68) 磯本浩晴, 白水和雄, 三浦一秀, 他：ループ式結腸ストーマ造設と閉鎖．手術 1994；48：983-991
69) Chandler JG, Evans BP : Colostomy prolapse. Surgery 1978 ; 84 : 577-582
70) 赤木由人, 衣笠哲史, 白戸一太郎, 他：消化管双孔式ストーマ造設術―手技の標準化にむけて―．日本大腸肛門病会誌 2011；64：846-852
71) 佐藤達夫：外科医のための局所解剖，大腸その2―動脈と静脈．手術 1984；38：585-594

消化管ストーマ造設

3 腹腔鏡下ストーマ造設

▶ 初めてストーマ造設に腹腔鏡が用いられたのは1991年であり，歴史的に腹腔鏡下大腸切除術とほぼ同時期より行われはじめた．
▶ 腹腔鏡下ストーマ造設における大規模な前向き試験などは行われていないが，開腹移行率が低く合併症も少ない比較的安全性の高い手術であることが報告されている．

A 腹腔鏡下ストーマ造設の対象となる疾患

- ストーマ造設に腹腔鏡を用いることは手技的にはそれほど困難ではなく，腹腔鏡下ストーマ造設術の開腹移行率は1990年代の腹腔鏡を導入した比較的初期の報告でも2.4％と低く[1]，さらにその後の報告では80例の検討で開腹移行は1例のみで開腹移行率は1.3％であったとの報告がある[2〜5]．
- 現在開腹で行われるストーマ造設が適応となる疾患の大部分で，腹腔鏡下ストーマ造設が可能である．すなわち切除不能な大腸癌をはじめ婦人科，泌尿器科由来の骨盤内悪性腫瘍による通過障害，排便機能障害や炎症性腸疾患などに伴い肛門周囲に高度な炎症が認められる場合などがある．

B 腹腔鏡を用いたストーマ造設の利点

- 腹腔鏡を用いて行う利点としてはストーマサイト以外に開腹創を必要とせず装具装着部位に制限が少ないこと，癒着など腸管の挙上に妨げがある場合でも鏡視下での剝離操作により挙上可能となること，ストーマ孔から腹腔鏡を挿入して腹腔内の観察により他臓器浸潤や腹膜播種など病期診断が併せて行えることなどがあげられる．
- また低侵襲であるため入院期間の短縮や鎮痛剤使用の減少などが期待されるが，腹腔鏡下ストーマ造設に関しては開腹手術と比較してその有用性を示した論文は少なく[6,7]，大規模な前向き検討はほとんどなされていない．

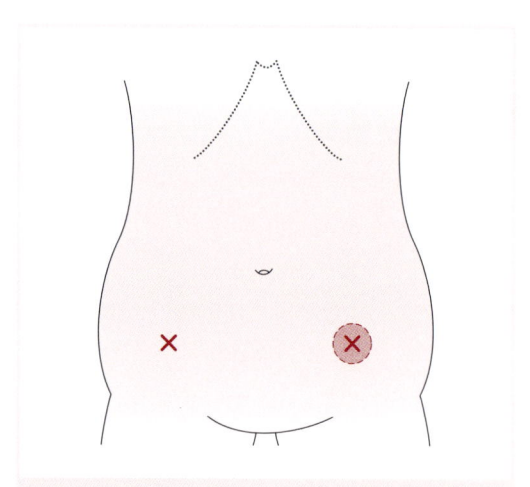

図1 ストーマサイトマーキングと鉗子ポート挿入位置
臍よりカメラポートを挿入しストーマサイトおよびその対側に2本の鉗子ポートを挿入して行う.

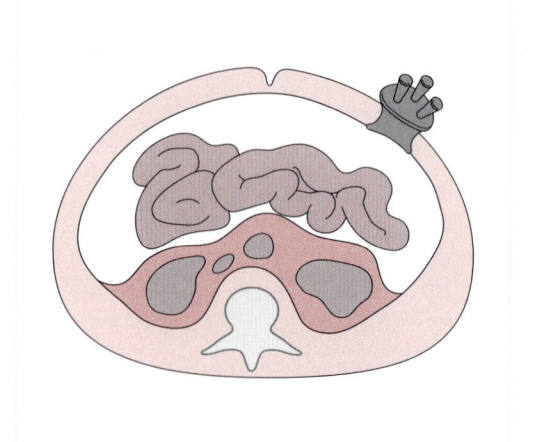

図2 単孔式腹腔鏡下ストーマ造設
ストーマサイトより単孔式腹腔鏡手術にてストーマ造設を行う報告もある.

C 腹腔鏡下ストーマ造設が禁忌となる場合

- 他の腹腔鏡手術において禁忌とされている場合と同様に腹腔鏡下ストーマ造設術においても,気腹において高リスクといわれる症例,すなわち心肺機能低下,あるいは全身麻酔による耐術不能とされる症例においては推奨されない.

D 腹腔鏡下ストーマ造設の実際

- 腹腔鏡を用いたストーマ造設法はいくつか報告されているが,多くは3ヵ所にポートを挿入する方法を用いている.またその際にはポート孔がストーマ装具の貼付範囲内にならないよう注意する.
- まず臍よりカメラ用ポートを挿入し,術前にマークしたストーマサイトの位置およびその対側に鉗子用ポートを挿入している報告が多い(図1).さらに最近では単孔式腹腔鏡手術をストーマ造設にも用い,ストーマサイトに単孔式用装具や手術用手袋を装着しカメラと鉗子を挿入してストーマを造設する報告もみられる[8,9](図2).
- 造設部位として回腸ストーマと結腸ストーマがあり,各々の利点と注意点を以下に挙げる.

1) 腹腔鏡下回腸ストーマ造設 laparoscopic ileostomy

- 回腸は可動性が高く腹壁への挙上が比較的容易なこともあり,これまでの報告でも開腹移行することはほとんどない[3].
- 回腸ストーマ造設で注意すべき合併症としては回腸を腹壁に挙上する際に捻れを生じたまま固定してしまうことである[10].腹腔鏡で捻れがないことを十分確認することと,挙上

する際に鉗子を回転させないよう注意する必要がある．

2）腹腔鏡下結腸ストーマ造設 laparoscopic colostomy

- 結腸は腹壁や大網などに癒着し可動性に制限がある場合が多く，腹壁まで挙上するために剥離操作が必要なことがある．このため開腹に比べ腹腔鏡下でのストーマ造設のメリットが得やすい．

文献紹介

Hamada M, Ozaki K, Muraoka G, et al : Permanent end-sigmoid colostomy through the extraperitoneal route prevents parastomal hernia after laparoscopic abdominoperineal resection. Dis Colon Rectum 2012 ; 55 : 963-969 [19]

腹会陰式直腸切断術（APR）におけるストーマ造設経路としては腹腔内経路と腹膜外経路に造設する方法があるが，これまで開腹によるAPRにおいてはストーマに起因する腸閉塞，ストーマ脱出，傍ストーマヘルニアの予防などの目的から腹膜外経路が選択される場合が一般的であった [11]．APRを腹腔鏡下に行う術式は現時点で大腸癌治療ガイドライン上では標準手術ではないため十分習熟した術者が患者の同意を得たうえで慎重に適応を検討すべきである．しかしAPRに腹腔鏡を用いる有用性については幾つかの報告があり [12〜14]，多くは腹腔鏡下APRの有用性を報告している．

しかし腹腔鏡下APRにおいては腹膜外経路と腹腔内経路のいずれを用いるかについては，両者に大規模な比較試験がないことなどもあり議論の分かれるところである [15〜19]．ここで紹介する論文は腹腔鏡下にAPRを行った症例を腹膜外経路と腹腔内経路でストーマ造設した2群に分け合併症等の発生率を検討している．この論文では腹膜外経路にストーマ造設した症例において傍ストーマヘルニアの頻度が少なく腹腔鏡下APRにおいても開腹同様に腹膜外経路が有用であると報告している．しかしこの論文は少数例の検討であり，今後多施設での前向き試験を行うなどして検討する必要がある．

腹腔鏡下ストーマ造設は必要か？

- 腹腔鏡下ストーマ造設の利点の一つとして通常開腹によるストーマ造設に比べ開腹創がなく低侵襲であることがあげられる．しかしこれまでにもtrephine stomaのように腹腔鏡を用いずストーマサイトの創のみでストーマを造設する方法もあり [20]，ストーマ造設に低侵襲を目的とした腹腔鏡は必ずしも必要ではない．
- 36例中32例（89％）で腹腔鏡を用いずストーマ貫通孔だけで挙上することが可能であったと報告がある [21]．しかしストーマサイトの創だけでは造設できなかった4例はいずれも開腹歴があり，こうした症例では腹腔鏡が有用であることも示唆している．ストーマ造設に腹腔鏡を用いる場合，開腹歴の有無や腹腔内の観察することにより他臓器浸潤や腹膜播種など病期診断が併せて行えるかなどストーマ造設に腹腔鏡を用いる適応について十分に術前に検討する必要がある．

引用文献

1) Schwandner O, Schiedeck THK, Bruch HP : Stoma creation for fecal diversion : is the laparoscopic technique appropriate? Int J Colorect Dis 1998 ; 13 : 251-255
2) Lange V, Meyer G, Schardey HM, et al : Laparoscopic creation of a loop colostomy. J Laparoendosc Surg 1991 ; 1 : 307-312
3) Oliveira L, Reissman P, Nogueras J, et al : Laparoscopic creation of stomas. Surg Endosc 1997 ; 11 : 19-23
4) Swain BT, Ellis CN Jr : Laparoscopy-assisted loop ileostomy : an acceptable option for temporary fecal diversion after anorectal surgery. Dis Colon Rectum 2002 ; 45 : 705-707
5) Liu J, Bruch HP, Farke S, et al : Stoma formation for fecal diversion : a plea for the laparoscopic approach. Tech Coloproctol 2005 ; 9 : 9-14
6) Hollyoak MA, Lumley J, Stitz RW : Laparoscopic stoma formation for faecal diversion. Br J Surg 1998 ; 85 : 226-228
7) Young CJ, Eyers AA, Solomon MJ : Defunctioning of the anorectum : historical controlled study of laparoscopic vs. open procedures. Dis Colon Rectum 1998 ; 41 : 190-194
8) Atallah S, Albert M, Larach S : Technique for constructing an incisionless laparoscopic stoma. Tech Coloproctol 2011 ; 15 : 345-347
9) 坂本一博, 秦 政輝, 神山博彦, 他：単孔式腹腔鏡下手術を用いた人工肛門造設術. 外科 2011 ; 73 : 72-75
10) Abbas MA, Tejiria T : Laparoscopic stoma formation. JSLS 2008 ; 12 : 159-161
11) Lian L, Wu XR, He XS, et al : Extraperitoneal vs. intraperitoneal route for permanent colostomy : a meta-analysis of 1,071 patients. Int J Colorectal Dis 2012 ; 27 : 59-64
12) Ng SS, Leung KL, Lee JF, et al : Laparoscopic-assisted versus open abdominoperineal resection for low rectal cancer : a prospective randomized trial. Ann Surg Oncol 2008 ; 15 : 2418-2425
13) Fleshman JW, Wexner SD, Anvari M, et al : Laparoscopic vs. open abdominoperineal resection for cancer. Dis Colon Rectum 1999 ; 42 : 930-939
14) Simorov A, Reynoso JF, Dolghi O, et al : Comparison of perioperative outcomes in patients undergoing laparoscopic versus open abdominoperineal resection. Am J Surg 2011 ; 202 : 666-670
15) Leroy J, Diana M, Callari C, et al : Laparoscopic extraperitoneal colostomy in elective abdominoperineal resection for cancer : a single surgeon experience. Colorectal Dis 2012 ; 14 : e618-622
16) 池田英二, 平井隆二, 辻 尚志, 他：直腸癌に対する腹腔鏡下直腸会陰切断術. 手術 2009 ; 63 : 1059-1063
17) 中村隆俊, 渡辺昌彦：腹腔鏡下腹会陰式直腸切断術. 手術 2011 ; 65 : 925-929
18) 福永正氣, 永坂邦彦, 菅野雅彦, 他：直腸癌に対する腹腔鏡下腹会陰式直腸切断術. 手術 2011 ; 65 : 1253-1258
19) Hamada M, Ozaki K, Muraoka G, et al : Permanent end-sigmoid colostomy through the extraperitoneal route prevents parastomal hernia after laparoscopic abdominoperineal resection. Dis Colon Rectum 2012 ; 55 : 963-969
20) Senapati A, Phillips RK : The trephine colostomy : a permanent left iliac fossa end colostomy without recourse to laparotomy. Ann R Surg Engl 1991 ; 73 : 305-306
21) Stephenson ER Jr, Ilahi O, Koltun WA : Stoma creation through the stoma site : a rapid, safe technique. Dis Colon Rectum 1997 ; 40 : 112-115

4 炎症性腸疾患（IBD）とストーマ造設

■ **潰瘍性大腸炎とストーマ造設**
- ▶潰瘍性大腸炎の手術では，大腸全摘・回腸嚢肛門（管）吻合術で吻合部を保護するループ式回腸ストーマや，全結腸直腸切除術で単孔式回腸ストーマを造設する必要がある．
- ▶潰瘍性大腸炎の重症・激症例では分割手術が行われるが，初回手術の大腸亜全摘では直腸S状結腸断端を腹壁に固定し粘液瘻とする場合がある．
- ▶直腸S状結腸断端の処理によって，術後のQOL，感染性合併症が異なる．
- ▶回腸嚢肛門（管）吻合術後の回腸嚢不全 pouch failure は，4～12％の頻度であるが，ハイボリュームセンターでは少なく，かつ時代を経て改善傾向にある．
- ▶中毒性巨大結腸症は大腸切除が原則だが，blowhole colostomy が行われる場合がある．

■ **クローン病とストーマ造設**
- ▶クローン病でストーマが必要となるのは，穿孔性腹膜炎，膿瘍，瘻孔などの腸管病変と直腸肛門病変である．
- ▶ストーマ造設により肛門側病変の寛解が高率に得られる．
- ▶多数回の手術創のためストーマ装具貼付の皮膚平面が得られにくい．
- ▶近位腸管でのストーマが必要となることがあり，短腸症候群を起こす例がある．
- ▶肛門病変でストーマ造設となった患者のストーマ閉鎖できる確率は低い．
- ▶瘻孔，膿瘍，陥没，狭窄，壊疽性膿皮症，脱出などのストーマ関連合併症が高率に発生する．
- ▶空置された直腸・肛門病変からの癌の発生に注意が必要である．

A 潰瘍性大腸炎のストーマ造設

1） 潰瘍性大腸炎でストーマ造設を要する病態

- ●手術適応となる病態は，重症・激症例，難治例，癌化例や high-grade dysplasia や dysplasia associated lesion or mass（DALM）が認められる例，壊疽性膿皮症の合併や成長障害など腸管外合併症を有する例などである[1]．
- ●大腸全摘術・回腸嚢肛門（管）吻合（IAA, IACA）など肛門温存手術が標準術式であるが，ステロイド長期大量投与例や縫合不全のリスクの高い例では，吻合部の安静を保つために，ループ式回腸ストーマ covering loop ileostomy を造設する場合がある．
- ●一期的に大腸全摘・回腸肛門（管）吻合を行うことが困難な例では，二期分割手術ないし三期

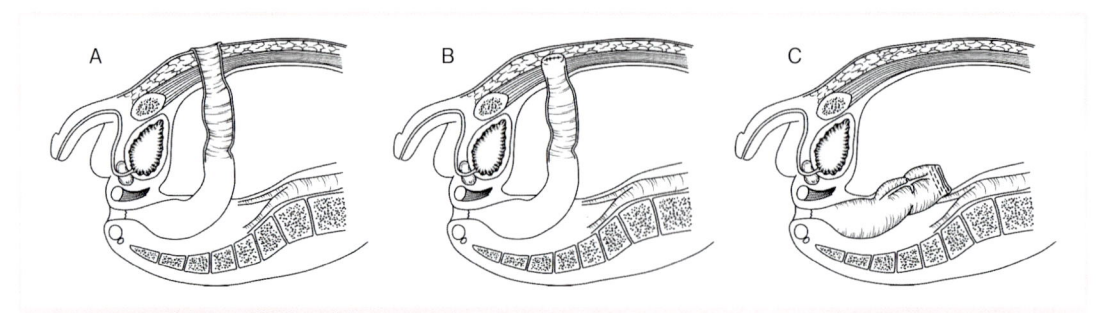

図1　大腸亜全摘術での直腸S状結腸の処理法
A：粘液瘻として開口する方法　B：皮下埋没法　C：ハルトマン法

分割手術が計画され，初回手術で大腸亜全摘・一時的単孔式回腸ストーマの造設が行われる．
- 70歳以上の高齢者，進行直腸癌の合併例など，肛門温存手術の適応がない例では大腸全摘・永久的単孔式回腸ストーマ造設が行われる．
- 大腸全摘・永久的回腸ストーマ造設術で肛門管を摘除する場合でも，下部直腸癌の合併がなければ，いわゆるマイルズ手術のような会陰操作は要さず，括約筋間切除intersphincteric proctectomyがよい．

2) 直腸・S状結腸断端処理と粘液瘻造設術

- 潰瘍性大腸炎の重症例，劇症例，中毒性巨大結腸症，ハイリスク症例に対しては，一期的に大腸全摘・回腸嚢肛門(管)吻合を行うことは過大侵襲となり，重篤な合併症を招来する．そのため，第一段階の治療として，しばしば大腸亜全摘が行われる．初回手術では，回腸ストーマ造設を行うと同時に直腸断端の処理を行わねばならないが，直腸・S状結腸断端の処理については，いくつかの方法がありそれぞれ利点と欠点がある．
- 直腸・S状結腸断端を正中切開創の下端の筋膜に固定し粘液瘻として開口するもの(図1A)，開口せずに皮下に埋没するもの(図1B)，あるいは腹腔内でハルトマン式に切離端を閉鎖するもの(図1C)とがある．
- 切開創に直腸断端を固定する術式では，創感染が多いが重篤な合併症とはならないという利点がある．
- 一方，腹腔内閉鎖法では創感染が少なく術後のQOLが良好であるが，いったん断端が離開した場合は重篤な骨盤内感染を引き起こし，在院期間が極度に延長することになる．これらの術式を比較した報告はいくつかあるが，いずれも後ろ向き研究あるいは症例集積研究である(表1)．

3) 回腸嚢肛門(管)吻合術後の回腸嚢不全(pouch failure)例におけるストーマ造設

- 現在，潰瘍性大腸炎に対する大腸全摘後の再建術式の第一選択は回腸嚢肛門(管)吻合術であるが，術後の回腸嚢関連合併症などにより永久ストーマとせざるを得ない例がある．回腸嚢切除の有無にかかわらず長期間ストーマ状態を維持せざるを得ないものを回腸嚢不全

表1　各種術式による直腸断端関連合併症（Guら，文献2）の表を改変）

著者	文献	発表年	手術適応	手術のタイミング	直腸断端の位置	症例数	直腸断端リークの頻度(%)	骨盤腔内膿瘍の頻度(%)	創感染率(%)
Carter et al	9)	1991	重症	NR	皮下 腹腔内	55 51	35 1.9	4 12	13 0
Trickett et al	10)	2005	重症, 巨大結腸症, 穿孔	準緊急	皮下 腹腔内	10 27	30 7.4	0 7	30 26
Gu et al	2)	2013	重症	（準）緊急/待期	皮下 腹腔内	105 99	10 5	4 6	13 5
Kyle et al	11)	1992	劇症, 巨大結腸症	緊急/準緊急	腹腔内	23	NR	8	4
Ng et al	12)	1992	重症, 巨大結腸症, 穿孔	準緊急	皮下	32	6	3	9
McKee et al	13)	1995	重症, 巨大結腸症, 穿孔	（準）緊急/待期	腹腔内	62	6.5	6	0
Wojdemann et al	14)	1995	重症, 巨大結腸症, 穿孔	準緊急	腹腔内	147	1	3	8
Karch et al	15)	1995	IBD大腸炎	NR	腹腔内	114	1.7	3	NR
Fleshner PR et al	16)	1995	重症	緊急	腹腔内	14	7.1	7.1	14
Pal et al	17)	2005	重症	準緊急	腹腔内	60	6.6	NR	
Brady et al	18)	2007	重症, 巨大結腸症, 穿孔	NR	腹腔内	159	3.1	6.9	2.5

NR：記載なし（not recorded）

pouch failureとする．

- 欧米のハイボリュームセンターの成績についてみると，メイヨークリニックでは術後10年で5.9％[3]，クリーブランドクリニックでは術後5年で4.4％[4]，ドイツのハイデルベルグでは術後10年で12.6％[5]，スウェーデンのイエテボリ大学では11％[6]と，4％から12％と幅があり，経過年数が長くなるほど頻度が高くなる傾向にあった．
- 53件の文献から14,966例と数多くの症例を集積したメタアナリシスを行った報告によると，pouch failureは4.3％で，2000年以前の報告よりも2.5％減少しており，時代を経て成績が向上していると判断された[7]．
- 英国の全国的なデータベースによる解析では，5,771例中，pouch failureは6.4％で，ハイボリュームセンターでは成績が良好で，高齢者患者ではpouch failureのリスクが高かったとされる[8]．
- pouch failureのリスク要因の分析では，診断（クローン病），肛門機能，合併症，回腸嚢-腟瘻，骨盤内膿瘍，吻合部狭窄，吻合部離開などが挙げられている[4]．

4) 中毒性巨大結腸症におけるblowhole colostomy

- 中毒性巨大結腸症に対する手術術式には，大腸切除をすべきとするもの[19]と，大腸切除困難

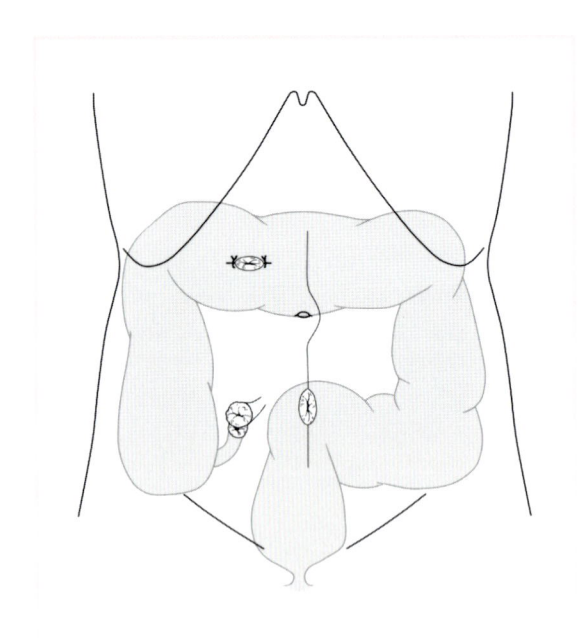

図2 中毒性巨大結腸症に対するTurnbull手術

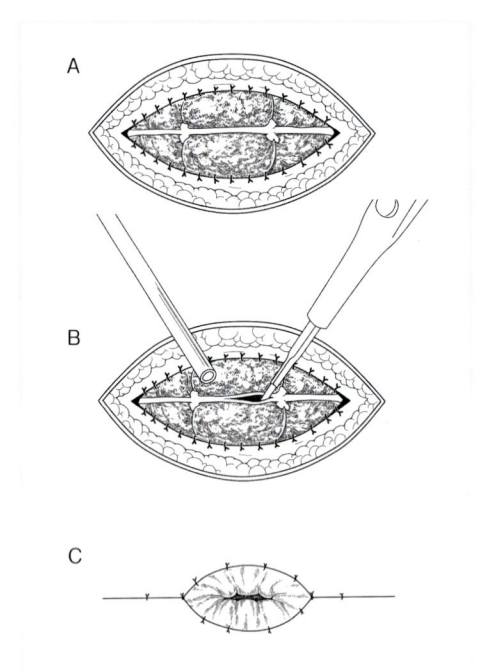

図3 blowhole colostomyの造設手技[23]
A：右上腹部に皮膚切開を置き，筋膜切開の後，横行結腸の漿膜を露出し，腹直筋鞘後鞘と横行結腸の漿膜筋層の間を縫合固定する．
B：結腸紐の上で横行結腸を切開し，吸引管で腸内容物を吸引する．
C：結腸壁全層と皮膚を結節縫合し，blowhole colostomyを造設する．

なものには，まず，Turnbull手術を行い二期的に結腸切除を行うものとに分かれており，議論となっていたが，周術期管理の進歩した現代では初回手術で大腸切除を行う意見に異論はない．
- しかし中毒性巨大結腸症のなかには病変が高度で全層性に及び，腸壁が腹壁または他臓器に穿通している症例が少数ながら存在する．このような場合，切除を強行すると腸内容物により腹腔内が高度に汚染され，腹腔内感染から敗血症を併発し救命できないことがある[20]．
- Turnbull手術とは，結腸切除を行わずにblowhole colostomy（減圧的結腸瘻）とループ式回腸ストーマ造設術を行うものである[21]（図2）．中毒性巨大結腸症においても病変部である大腸を切除するのが一般的であるが，このような高度な病変を有する症例にはTurnbull手術の価値はいまだ失われていない[22]．
- Turnbullの報告以前には中毒性巨大結腸症の手術死亡率は14〜30％と高かったが，Turnbullはこの術式により死亡率を42例中1例と劇的に減少させることに成功した[19]．術後も出血や炎症の持続によって内科的治療を継続しなければならないなどが欠点としてあげられるが，2期目の手術では，大腸内腔を十分に洗浄した後に癒着側を一部切除する形で大腸全摘を行うことで安全に手術が可能となる．

blowhole colostomyの実際

- 原則として開腹手術にて行う．開腹に際し腹壁直下に大腸が癒着している可能性を考慮し，術前にCTにて拡張した大腸の位置を確認し大腸を避けて開腹する．大腸は愛護的に操作しblowhole colostomyは，結腸を無理に授動せずに横行結腸直上の腹壁を切開する．漿膜筋層と腹壁筋膜を縫合固定したのちに腸壁を切開し，腸壁と皮膚とを縫合しblowhole colostomyを造設する（図3A）．

backwash ileitisでのストーマ造設

全大腸炎型の重症例では，約10％の頻度[24]で逆流性回腸炎backwash ileitisを合併することがあり，ストーマ造設部位での病変の対処に苦慮することがある．一般に，逆流性回腸炎はまれに合併症を起こすことがあるが，大腸切除後に改善することが多く，回腸嚢造設やストーマ部に用いても支障がないといわれている[24,25]．

backwash ileitisは，多くの例で回盲弁が開大しており，あたかも大腸内容が回腸に逆流して形成されたかのような肉眼的所見から名付けられた名称である[26,27]．しかし，逆流による回腸炎か別個の合併症なのかはいまだ不明である．

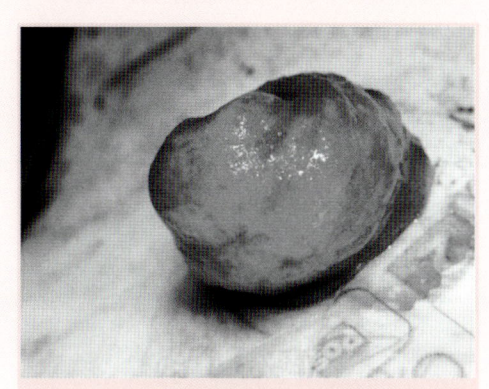

図4 backwash ileitisにおいて造設された回腸ストーマ

ileostomy dysfunction

"ileostomy dysfunction"は，通過障害による水分喪失，腹痛，嘔吐を生ずる回腸ストーマの合併症を指してWarren, McKittrickら[28]により提唱された合併症である．それまでの回腸ストーマは，1931年にBrown[29]が考案した，ゴムチューブを腸管内に挿入したまま腹壁に誘導したtube ileostomy（図5）であり，この術式がその後の長い間，標準的な回腸ストーマの術式であった．しかし，tube ileostomyは，陥没，狭窄などで脱水，代謝性合併症を生ずることが多く，これらを指してWarren, McKittrickらが"ileostomy dysfunction"と称した．これら合併症をなくすため，多くの努力，工夫がなされたが，1952年にBrooke[30]は，翻転法eversion methodによる回腸ストーマ造設法を考案し，また，イレオストミーバッグを用いることでストーマケアを格段に進歩させた．今日，作製されているイレオストミーの原型はBrookeによりほぼ完成したといってよい．

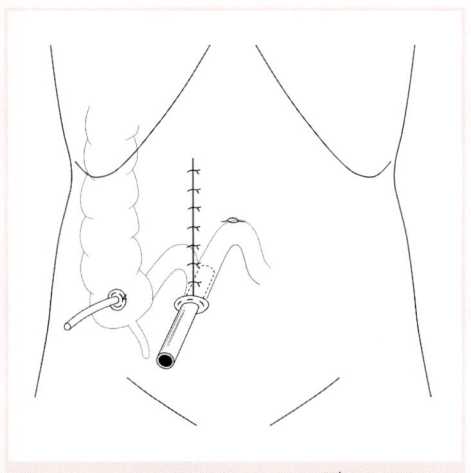

図5 tube ileostomy（Brown JY[29]より改変）

ループ式回腸ストーマは,どの部分の回腸で造設するか

　回腸嚢肛門(管)吻合術では,すでに回腸嚢作製時に回腸を30cm程度費やしているため,回腸嚢の上端よりできるだけ近い部位でストーマを造設するべきであるが,実際には,個体差はあるが腸間膜に緊張がかかるため,上端より40〜80cmの部位にストーマ造設することが多い(図6).やむを得ず,回腸上部でのストーマ造設となった場合,ハイアウトプットストーマ high output stomaとなり多量の水様便が排出される例もある.このような場合には,水分,電解質バランスを保つために,適宜,補液を行うなどのきめ細かい管理が必要となる.特に高齢者では脱水から腎前性腎不全となる可能性が高く注意が必要である.

　一方,直腸癌手術などでの結腸直腸吻合手術後のループ式回腸ストーマでは,回盲部に近い部分でのストーマ造設は,閉鎖時に回盲部が後腹膜に固定されているため,ときに腹壁上に挙上が困難な場合がある.したがって,ある程度の余裕が必要であり,通常,回盲弁より30cm程度口側の回腸を用いてストーマ造設することが多い.

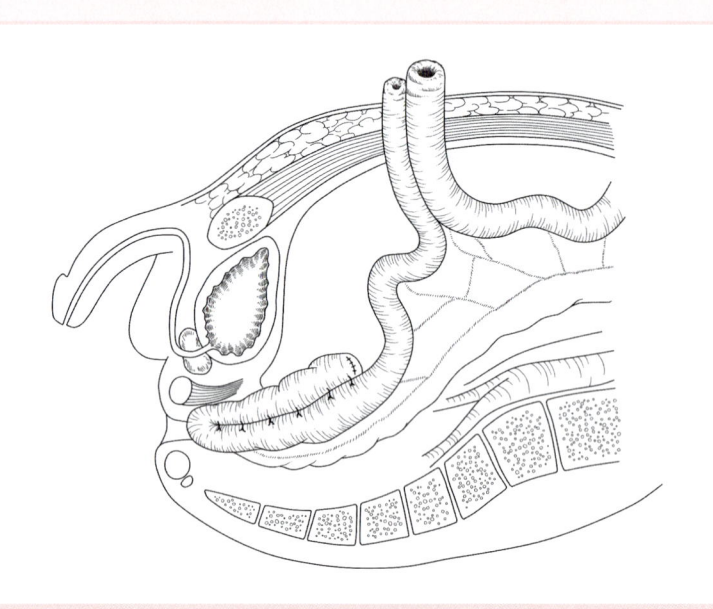

図6　回腸嚢肛門(管)吻合術時のループ式回腸ストーマ造設部位
ストーマ造設部位は腸間膜の長さに規定されるため,回腸嚢近傍での造設は困難である.

B　潰瘍性大腸炎のストーマケア

1) 回腸ストーマ周囲に発生した壊疽性膿皮症のストーマケア

❶壊疽性膿皮症(pyoderma gangrenosum:PG)とは[31〜33]
- PGは,有痛性紅斑,結節,膿疱,出血性水疱で始まり,短期間のうちに特有の蚕食性の潰瘍を形成する疾患である(図7).

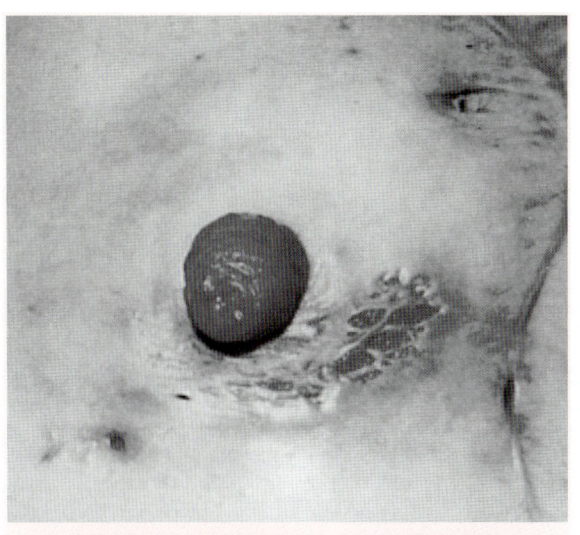

図7 回腸ストーマ周囲に発生したPG（壊疽性膿皮症）
PG特有の蚕食性潰瘍の状態．痛み，発熱を伴い，創からは，排膿があり，潰瘍は急激に増大する．
（文献34より引用）

- 下腿伸側に好発するが，時には顔面をはじめ全身の至る所に発生する．
- 特に炎症性腸疾患においては腸管外合併症としてよく知られており，大腸全摘後にストーマ周囲に発生する場合がある．
- PGの診断は，臨床経過および皮疹の性状など臨床症状によってなされ，いまだ特異的なものがないのが現状である．
- ストーマケアにおいては，痛み，発熱，膿汁の排出，著しい潰瘍の増大により，その管理に難渋することが多い．特に回腸ストーマ周囲に発生したPGでは，回腸ストーマからの消化酵素の強い，多量な水様便が頻回に排泄されるため，さらに管理が困難となる．

❷PGの早期診断と早期治療[34〜41]

- 回腸ストーマ周囲のPGのケアにおいては，早期診断と治療に加え，症状に応じた適切なケアを行うことが必須となる．
- 回腸ストーマ周囲のPGでは，有痛性紅斑や浅い潰瘍などの初期像の段階で診断し，直ちに全身的なプレドニゾロンを投与（平均初期投与量30mg）する．また，創傷治癒過程に応じた局所管理を行うと治癒期間が平均4ヵ月から平均2ヵ月に短縮し，患者の苦痛を最小限にケアを行うことができると報告されている（表2）．
- 2009年には，PGの初期像の段階で，タクロリムス水和性軟膏を塗布すると全身的なプレドニゾロンの投与もなく，PGが短期間（平均29日）で治癒したとの報告があり，2013年においても，同軟膏の有効性が報告されている（表2）．海外文献ではタクロリムス水和性軟膏の有効性が報告されており，本邦における有効性の検討が期待される．

表2 症例の概要と治癒期間

	1988.9～1988.10	1988.11～2003.3	2007.1～2008.10
年齢・性	44(31～69)歳 男：女＝2：5	24(21～52)歳 男：女＝3：4	33(29～41)歳 男：女＝1：3
原疾患	UC7例	UC5例，CD2例	UC1例，他2例
術式	STC5例，他2例	STC5例，他2例	STC1例，他2例
PLS初期投与量	平均17mg(0～3)	平均30mg(20～40)	なし
治癒期間	平均4ヵ月(2～6)	平均2ヵ月(1～3)	平均29日(25～38)
局所ケア			
外用剤	抗生物質軟膏 その他，さまざま	カデキソマー・ヨウ素剤 ステロイド軟膏	タクロリムス水和性軟膏
創傷被覆材	多種多様	ハイドロコロイドドレッシング材 アルギネート材	ハイドロコロイドドレッシング材
ストーマ装具	二品系装具	単品系装具	単品系装具

UC：潰瘍性大腸炎，CD：クローン病
STC：大腸亜全摘・回腸瘻・直腸粘液瘻造設術
数値：中央値(最小値-最大値)
(文献34より引用改変)

❸ ストーマケアの実際[34～45]

- 回腸ストーマ周囲のPGのストーマケアでは，創傷の治癒過程に応じた，①スキンケア，②創傷の清浄化，③外用剤の使用と貼付の工夫，④創傷被覆材(ハイドロコロイドドレッシング材：HCD)の選択，⑤ストーマ装具の選択がポイントとなる．創傷治癒過程に応じたケアの実際を図8に示した．

①スキンケア

- 愛護的スキンケアが基本となる．皮膚の剥離刺激を軽減する目的で，面板除去時には，粘着剥離剤を使用する．
- 潰瘍がある場合は，創への刺激の軽減のために弱酸性石けんを使用する．

②創の洗浄

- PGの特徴である蚕食性潰瘍や排膿のある創では，温めた生理的食塩水による創の洗浄を行う．

③外用剤の使用と貼付の工夫

- 創の状態に合わせて外用剤を選択する．
- 炎症のある創には，タクロリムス水和性軟膏(プロトピック®軟膏)，ステロイド軟膏(デルモベート®)を使用する．
- 排膿のある創には，滲出液，膿の吸収，創の清浄化，細菌感染を抑制する効果があるカデキソマー・ヨウ素剤(デクラート®，カデックス®軟膏など)を使用する．
- 滲出液を吸収し湿潤環境を保つハイドロコロイドドレッシング材(デュオアクティブ®など)を使用することで外用剤の使用が可能となった．
- 貼付の際は，ストーマ側の一部を露出させ，膿や滲出液がストーマ袋内にドレナージで

治癒段階	PGの経過	ケアのポイント
1. PGの初期像 (初期病変期)～	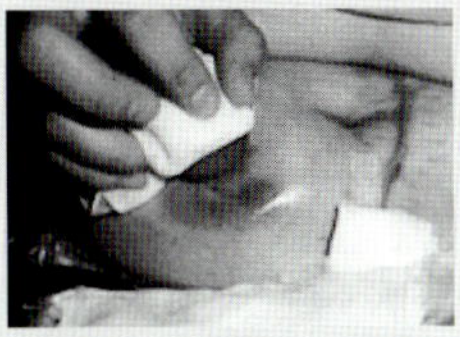	● ストーマ周囲に有痛性紅斑，膿疱，浅い潰瘍が生じた場合は，まず，PGを疑う． ● 愛護的スキンケアが基本となる． 弱酸性石けんの使用．粘着剥離剤や皮膚皮膜剤を使用する．
2. 蚕食性潰瘍を形成 (潰瘍形成期)	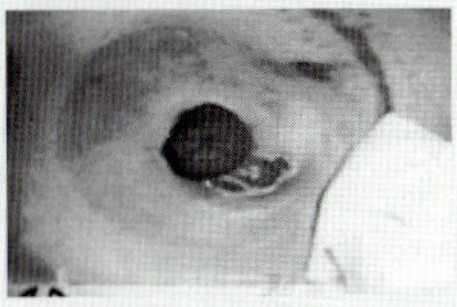 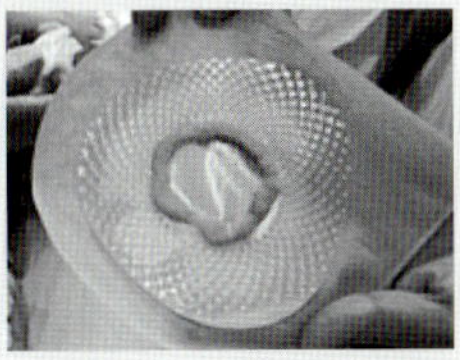	● 創の清浄化を図る． ● 温めた生理食塩水による洗浄． ● タクロリムス水様性軟膏を塗布する． 有痛性紅斑，潰瘍の大きさに応じて量を調整する． ● 外用剤の塗布後は，ハイドロコロイドドレッシング材（デュオアクティブ®など）で貼付の工夫． ● 単品系装具で2日に1～2回の交換とする． 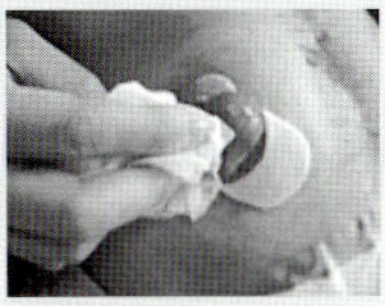 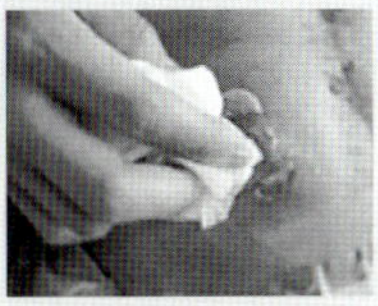 この段階でPGが治癒すれば成熟期のケアを行う．
3. 排膿のある創（排膿期）	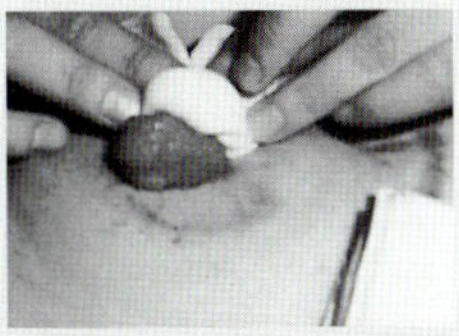	● 排膿のある創には，カデキソマー・ヨウ素剤（デクラート®，カデックス®軟膏）を塗布する．粉末状で創に固定できない場合は，生理的食塩水やステロイド軟膏を混ぜて塗布する． ● 外用剤の塗布後は，ハイドロコロイドドレッシング材（デュオアクティブ®など）を創に直接貼付する．
4. 排膿がなく炎症が残っている創 (肉芽増殖期)	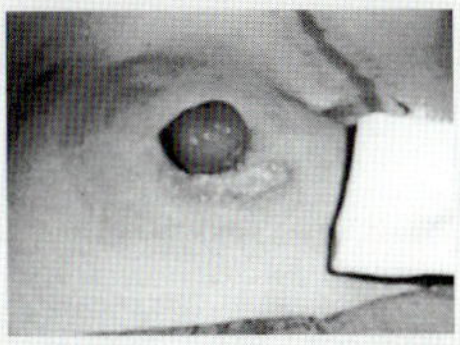 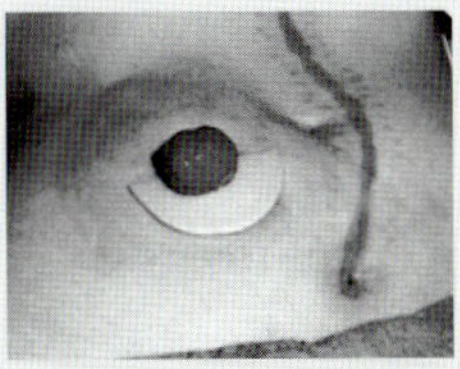	タクロリム水和性軟膏（プロトピック®軟膏），ステロイド軟膏を塗布（デルモベート®）する． アルギネート材（カルトスタット®など）やハイドロコロイドドレッシング材を創に直接貼付する．
5. 治癒 (成熟期)	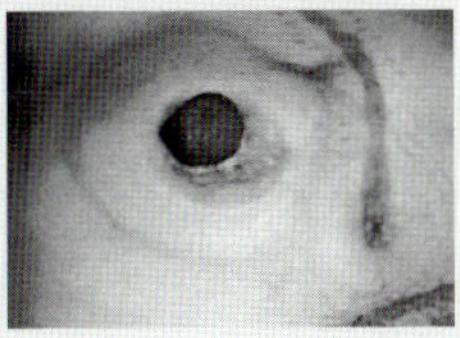	愛護的スキンケアにより，創面への刺激を避ける． この段階になれば，従来のストーマ装具への変更が可能となる．

図8 回腸ストーマ周囲に発生したPG（壊疽性膿皮症）のケアの実際
創の治癒段階に合わせた，スキンケア，外用剤，創傷被覆材，ストーマ装具を選択する．
（文献34より引用改変）

きるようにする．

④**創傷被覆材の選択**
- 創傷の状態に合わせて創傷被覆材を選択する．
- 炎症が消失した創傷には，滲出液を吸収し，湿潤環境を保ち，肉芽形成を促進する目的でアルギネート材（カルトスタット®）やハイドロコロイドドレッシング材を直接貼付する．

⑤**ストーマ装具の選択**
- 創の状態とストーマの特徴をアセスメントして装具を選択する．
- 凸型嵌め込み具を使用している患者では，ストーマ周囲の圧迫や交換時の小さい外傷によりPGが発生しやすいと報告があり，これらを念頭において装具を選択する．
- 潰瘍からの滲出液，排膿などのためにストーマ装具を長期に貼付できない場合は，単品系装具を選択し，短期交換する．
- 潰瘍の改善とともに長期貼付が可能となるため，通常の装具に戻すことが可能である．

❹**ケアを行ううえでの留意点**
- 患者にPGの経過と見通しを伝え，「必ず治癒する」という希望をもたせながら，患者のセルフケア能力に合わせた局所ケアを指導することが，患者のQOLの低下を招くことなく，在宅での通常のストーマ管理を可能にする[34]．

C クローン病のストーマ造設

1) クローン病でストーマが必要となる病態

- クローン病でストーマが必要となるのは，腸管病変によるものと直腸肛門病変によるものに分類されるが，実臨床では以下の5つの病態の頻度が高い．

- 穿孔性腹膜炎
- 吻合予定腸管の状態不良
- 術後縫合不全あるいは縫合不全の予防
- 病変部腸管の空置
- 直腸肛門病変の空置および切除

- 直腸肛門病変がストーマ造設の適応要因になる割合は48〜70％と高率である[46〜48]．
- クローン病の肛門病変では，難治性痔瘻に対して括約筋機能温存のためにSeton法が行われる．Seton法でコントロール不良な難治性痔瘻や線維性肛門狭窄にはストーマ造設を考慮する．
- クローン病病変を有する腸管や，術前の想定よりも口側腸管を用いてストーマを造設せざるを得ない場合がある．その際には術後のストーマケアに難渋する頻度が高くなる[49]．

2) ストーマ造設の頻度

- 腸管切除例を対象とした累積ストーマ造設率は5年4.9％，10年12.6％，15年25.1％，20年33.9％と報告されている[46]．
- 大腸病変を有するクローン病の50％以上が肛門病変を有しており，大腸病変を有する場合にはストーマ造設が必要となることが多い[50,51]．
- Seton法施行中の患者では，平均観察期間8.7年で37％がストーマ造設を要したとする報告がある[52]．
- クローン病における永久的ストーマの頻度は7〜31％と報告により差が認められるが，肛門病変を有する症例だけに限ると24％以上の高率にストーマが必要となる（表3）．
- ストーマの造設部位は本邦の多施設共同研究では小腸67％，大腸33％であった[56]．

表3 クローン病における永久的ストーマの頻度

報告者（報告年）	症例数	永久的ストーマ症例数	％
Post S (1995)[47]	746	104	13.9
Hurst RD (1997)[53]	130*	31	23.8
Régimbeau JM (2001)[54]	136	9	6.6
Mueller MH (2007)[55]	97*	30	30.9

*肛門病変合併例のみ

3) ストーマ造設（fecal diversion）による直腸肛門病変に対する効果

- 肛門病変や瘻孔あるいは大腸病変の制御を目的としてストーマを造設した場合，64〜86％と高率に肛門病変の制御が可能である（表4）．さらに，ストーマ造設による病変の寛解導入によりQOLは向上する[61]．

表4 クローン病直腸肛門病変におけるストーマ造設の効果

報告者（報告年）	ストーマ造設症例数	臨床的寛解が得られた症例数	臨床的寛解率％
Harper PH (1982)[57]	32	23	71.9
Edwards CM (2000)[58]	73	63	86.3
Yamamoto T (2000)[59]	31	25	80.6
Régimbeau JM (2001)[54]	17	11	64.7
小金井 (2005)[60]	42	31	73.8
杉田 (2011)[56]	659	549	83.3

- 一方で，直腸腟瘻を有する病変では直腸切断術が必要となる率が高く[61]，ストーマ造設が全例に有効ではないこと，さらに長期的なストーマの効果については否定的な報告もあることに留意すべきである[57]．

4) ストーマ造設(fecal diversion)後のストーマ閉鎖

- ストーマ造設により高率に病変のコントロールが可能となるが，ストーマの閉鎖は決して高率ではない(表5)．腸管病変のためにストーマが必要となった症例の閉鎖率は60.9％であったが，肛門病変では10.5％であった[46]．
- ストーマを閉鎖できた症例でも病変が再燃したために再度ストーマの造設を余儀なくされることが多い．したがって，ストーマ造設を選択する際には永久的ストーマとなる可能性を考慮すべきである．

表5　ストーマ造設後のストーマ閉鎖

報告者(報告年)	ストーマ造設症例数	ストーマ閉鎖症例数	閉鎖率%
Edwards CM(2000)[58]	73	29	39.8
Régimbeau JM(2001)[54]	17	11	64.7
Mueller MH(2007)[55]	51	24	47.1
内野(2008)*[62]	18	2	10.5
Hong MK(2009)[63]	21	4	19.0
二見(2010)*[64]	36	2	5.7
池内(2012)*[65]	142	3	2.1
小金井(2012)*[48]	168	15	8.9

*直腸肛門に対する人工肛門造設例のみ

5) クローン病におけるストーマ造設の問題点

- 年齢，栄養状態，PSL，免疫調節薬，抗TNFα抗体薬などの薬物の関与などの全身的因子のほかに以下の局所要因があるため，理想的な腹壁の部位に挙上できない場合がある．

- 複数回手術のため装具貼付の平坦な皮膚面が得られにくい
- 腸間膜の短縮
- 腸管の癒着
- 壁肥厚，柔軟性の欠如
- 回盲弁の有無
- 短腸症候群

- 永久的ストーマとなる症例も多く，QOL保持のためにストーマの管理(ストーマケア)は患者，医師，看護師がチームとして取り組むべきである．

6) ストーマ造設後の長期経過

- クローン病におけるストーマ関連合併症は36.8％(観察期間4.9年：2.6～6.6年)に発生し

て潰瘍性大腸炎症例17.4％（観察期間6.2年：3.6〜7.9年）よりも高率である[66]．回腸ストーマを造設した92例（観察期間5.4±3.1年）では再手術率は5年で3.3％，10年で14.0％であったが，臨床的なストーマ合併症は5年で25.7％，10年で40.0％に発生していた[67]．

- ストーマ合併症は，瘻孔，膿瘍，陥没，狭窄，壊疽性膿皮症，脱出などの頻度が高い（表6，図9，10）[56]．
- 近年，難治性直腸肛門病変に癌が合併する症例が増加傾向にある[68]．しかしながら，有効なサーベイランス方法は確立されていない．ストーマによって空置された直腸や肛門でも定期的な直腸・肛門の診察が必要である．

表6　クローン病ストーマ造設症例の合併症（n＝712）

合併症	合併症発生例数	％	クローン病との関連率
ストーマ周囲瘻孔	49	6.9	92
ストーマ周囲膿瘍	26	3.7	96
ストーマ周囲皮膚炎	16	2.2	—
狭窄	12	1.7	100
壊疽性膿皮症	10	1.4	—
脱出	8	1.1	0
陥没	7	1.0	19
敷石状変化，縦走潰瘍	5	0.7	100
ストーマ出血	5	0.7	80
傍ストーマヘルニア	3	0.4	0
腹腔内膿瘍	1	0.1	0
虚血	1	0.1	100
閉塞	0	0	—

（文献56より引用改変）

7) クローン病におけるストーマ関連合併症予防の工夫

- クローン病患者ではストーマ造設率が高いため，ストーマの造設部位にあたる左右下腹部には手術創をおかず，正中切開が推奨される．
- 腸管病変空置のためにループ式ストーマを病変の口側に作製することが多いが，クローン病病変の悪化による陥没から肛門側への腸管内容の流れ込みを呈することがあり，肛門側腸管は閉鎖して単孔式ストーマを作製する方法も行われる[48]．

8) 抗TNFα抗体治療の導入の影響

- 抗TNFα抗体治療の導入は，本邦の再手術率を変化させた．
- 本邦における後ろ向き多施設共同研究では，476例の累積再手術率は，5年31.4％，10年61.2％であった．5年再手術率は1963年から2002年の症例では32.9％であったが，2003年から2008年の症例では6.3％であり，近年の内科治療の発達によって日本の5年再手術

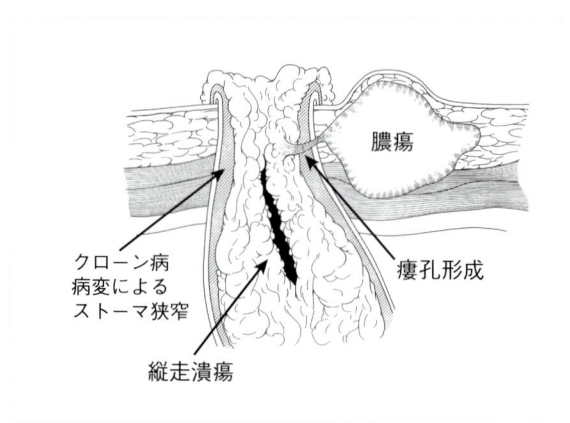

図9 クローン病ストーマ造設例の再燃に伴う瘻孔・膿瘍形成

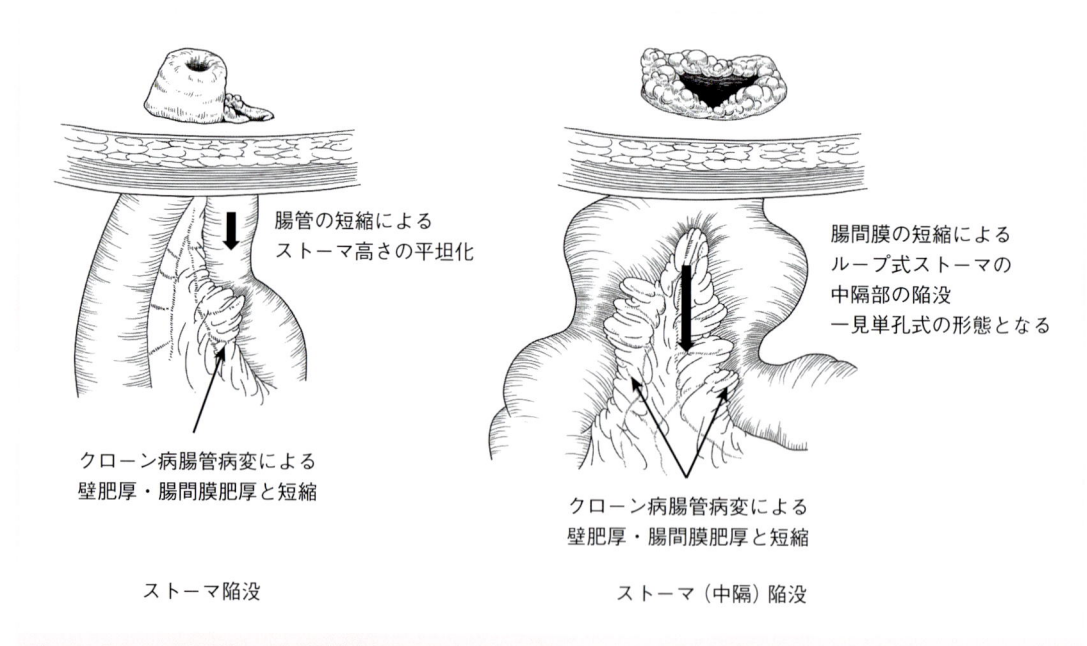

図10 クローン病再燃による腸管短縮に伴うストーマ変形

率は低下していた[69].
- 一方,223例の後ろ向き研究では,抗TNFα抗体治療導入以前では51例中23例(45.1%)であったのに対して,抗TNFα抗体治療導入以後の182例では永久的ストーマは35例(19.2%)で有意に減少しており,($p<0.001$)抗TNFα抗体治療の導入により永久的ストーマのリスクを減少させたと報告されている(オッズ比3.1 95% CI 1.0～9.5, $p<0.05$)[70].

> **CQ 直腸肛門病変でのストーマ造設に対する直腸切断術の適応は何か**
>
> クローン病（CD）ではストーマ造設により直腸肛門病変の症状の寛解，QOLの向上がもたらされる．一般的には口側にストーマを造設して病変の制御が困難な場合に直腸切断術が考慮される．しかしながら，直腸腟瘻を有する場合にストーマ造設のみを行った場合の病変制御が困難な確率が高いこと，ストーマを閉鎖できる確率が低いこと（表4），空置された直腸肛門病変からの癌化が認められることなどから，症例を選んで積極的に直腸切断術を適応すべきとする見解がある．一方で，直腸切断術後の会陰創治癒遅延の頻度が35〜42％と高率であること[71, 72]，会陰創への瘻孔 persistent perianal sinus を生じることがあること[73]にも考慮すべきである．

クローン病のストーマ合併症の中でストーマケアに難渋する瘻孔ケア

　CDのストーマ合併症に発生する瘻孔においては，回腸ストーマの近くに発生する場合や正中創に発生する場合が多く，その管理に難渋する場合が多い．瘻孔の特徴と管理法を理解し，その状況を的確にアセスメントし，適切なケアを選択することが必須となる．

- 瘻孔とは，ストーマリハビリテーション学用語集では，「相異なる部位または臓器間にできた異常交通路」[74]と定義され，臓器と臓器が交通している場合を内瘻（internal fistula），臓器と体表が交通している場合を外瘻（external fistula）と呼ぶ．
- 瘻孔の原因は，何らかの病的原因によってできてしまう病的瘻孔と，ストーマや栄養瘻などのように手術によって意図的に作られる外科的瘻孔に分類される[75, 76]．
- 病的瘻孔には，術後発生した病的瘻孔と，自然発生した病的瘻孔[77]があり，前者には，吻合部肛門側の閉塞，血流障害，吻合部の過緊張，不適切な手技による腸管縫合不全および離開が挙げられる．後者には，CDなどのIBD，感染性腸炎，虚血性腸炎，放射線治療後に発生するものがある[75, 76]．
- CDでは，腸管壁の全層性炎症から深い潰瘍である裂溝が生じ，漿膜にまで達して腸管壁と穿通し，隣接する腸管や臓器との間に瘻孔を生じる[78]．
- また，その穿通した腸管壁から腸内容物が漏れて腹腔内膿瘍が形成され，膿瘍が皮膚と交通すると瘻孔になる．特に，CDでは，開腹手術創の瘢痕やドレーン抜去後の瘢痕部位に発生する場合が多い[78]．

瘻孔ケアの実際

- 瘻孔からは，分泌液や滲出液が恒常的あるいは間欠的に排泄される．特にCDでは，回腸皮膚瘻の形成により瘻孔より1日1,000mL以上の活性化した消化酵素を含む小腸液が排泄される[79]こともあり，体液喪失や低栄養，感染などを考慮した全身管理と瘻孔周囲を保護するための局所管理が重要となる[75]．

＜全身管理＞
①縫合不全など感染に対する化学療法，②水・電解質の補給，③中心静脈栄養や経腸栄養法などの栄養法，④薬物療法がある[75]．

＜瘻孔の局所管理＞
①創傷管理，②瘻孔周囲の皮膚保護，③パウチング法，④ドレナージ法，⑤密閉吸引療法（closed suction wound drainage法）がある[76, 79, 80]．

①創傷管理
- 外瘻の開放創においては，解放創傷治癒環境を整えることが基本となる．創面の湿潤環境の維持，感染のコントロール，壊死組織の除去，

図11 S状結腸ストーマ近接に回腸皮膚瘻が出現
1日800〜1,000mLの小腸液が排泄される.
(文献79から引用)

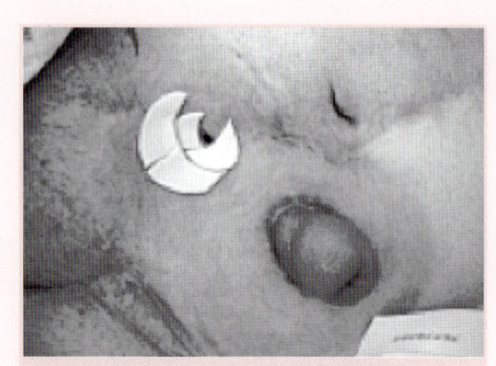

図12 瘻孔周囲が平坦になるように補正
HCDを使用し，びらんの治癒促進を図る.
(文献79から引用)

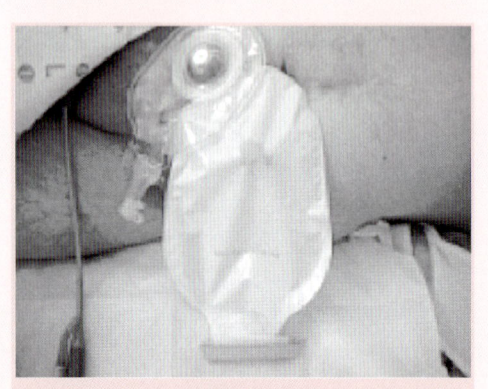

図13 ドレナージ装具(サージドレーンオープントップS)を選択
ドレナージ機構を活用し，夜間や排液の多い場合は，排液バッグに接続する.
(文献79から引用)

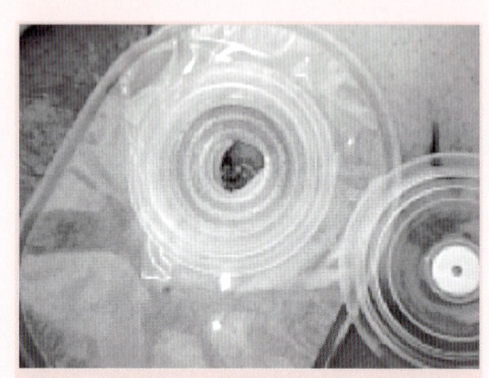

図14 開閉式窓付き装具の活用
瘻孔の観察ができ，瘻孔周囲に粉状皮膚保護剤を散布し，皮膚を保護する.
(文献79から引用)

瘻孔の排液からの保護が必要である[76,79,80].

②瘻孔周囲の皮膚保護

*軟膏・皮膚被膜剤による保護

排液量が少なくガーゼドレッシングで管理できる瘻孔は，瘻孔周囲に軟膏や皮膚被膜剤を塗布し，排液からの皮膚接触を予防する[76,79,80].

製品例：油性軟膏(白色ワセリンなど)，水様性軟膏(アズノール®軟膏など)，清拭剤(サニーナ®)，保護クリーム(リモイスバリア®など)，皮膚被膜剤(キャビロン®など)

*皮膚保護剤による保護

皮膚保護剤は，粉状皮膚保護剤，練状皮膚保護剤，板状皮膚保護剤に分類される.皮膚保護剤の特徴を理解し，排泄物の性状，瘻孔周囲の状況に合わせて皮膚保護剤を選択する.また，瘻孔周囲の凹凸やしわ，骨突出部が近接している場合は，これらを工夫して貼付し，安定した平面を確保することでパウチングが容易になる[76,80,81].すでに，皮膚障害が発生し，びらん，潰瘍が生じた場合は，創傷被覆材(ハイドロコロイドドレッシング材：HCD)を用いる場合もある[79,80,82](図11，図12).

③パウチング法による保護

ストーマ装具やドレナージ装具を活用する[79〜81,83](図13，図14).瘻孔周囲の皮膚障害を回避するには皮膚保護剤付きの装具が必

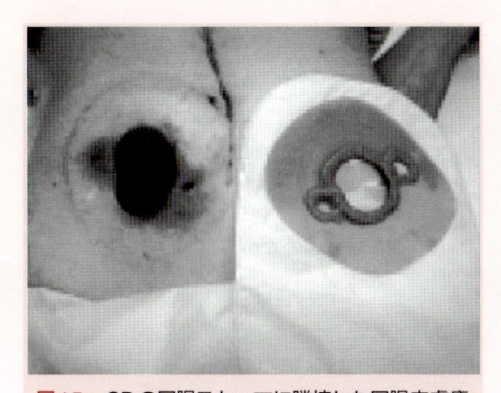

図15 CDの回腸ストーマに隣接した回腸皮膚瘻
回腸ストーマ周囲に回腸皮膚瘻が4時と11時方向に出現，練状皮膚保護剤を面板ストーマ孔に貼付し，排泄物の潜り込みを防ぐ．量が多いと瘻孔が閉鎖され，ドレナージができなくなるので注意が必要．
（文献80から引用）

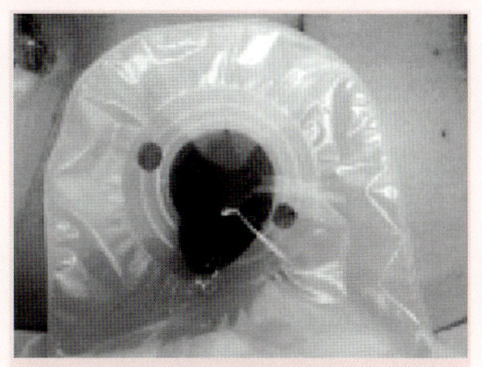

図16 1枚のストーマ装具で管理
瘻孔からの排泄物が同じ内容の場合は，1枚のストーマ装具で管理が可能である．単品系装具で毎日交換する．
（文献80から引用）

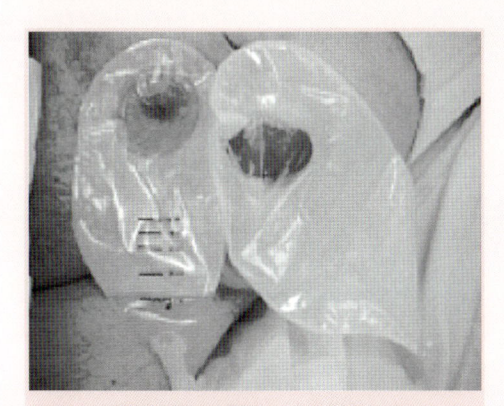

図17 面板が重なる場合は，貼付を工夫
面板ストーマ孔をずらしてカット．また，面板が重ならないよう面板周囲をカットして使用する．
（文献79から引用）

要不可欠となる．瘻孔周囲の皮膚の状況，排泄物の性状・量を考慮して選択する．パウチングの適応は，①排泄量が多く，頻回なガーゼを要する瘻孔，②排液に悪臭のあるもの，③皮膚刺激性の高い排液の出るもの，④正確な排液管理を行いたいもの，⑤閉鎖的に管理を行いたいものなどが挙げられる[76, 79, 80]．パウチングの工夫について図14～17に示した．

④ドレナージ法
瘻孔にチューブやドレーンを挿入して，持続的に体外に誘導し，瘻孔からの排出促進，膿瘍の排出促進を行う．チューブやドレーン周囲から排液の漏れがある場合は，皮膚保護剤やパウチングを併用して皮膚を保護する[76, 79, 80]．

⑤密閉吸引療法（closed suction wound drainage法）
創傷治癒に必要な湿潤環境を保ちながら，消化液を吸引排除する方法．
排出液が吸引可能で1日200mLを超えるもので，十二指腸から回腸末端までの小腸瘻，尿瘻，リンパ瘻，会陰部の深い腸瘻，分泌物の多い開創など排液の多い創管理に有効である[76, 80, 84]．欠点としては，持続吸引により活動範囲が制限されるため，患者のADLを考慮した選択が必要である[76, 80]．

引用文献

1) 舟山裕士, 高橋賢一：外科的治療. 潰瘍性大腸炎の診療ガイド第2版（NPO法人 日本炎症性腸疾患協会編）, 文光堂, 2011, p84-95
2) Gu J, Stocchi L, Remzi F, et al：Intraperitoneal or subcutaneous：does location of the（colo）rectal stump influence outcomes after laparoscopic total abdominal colectomy for ulcerative colitis? Dis Colon Rectum 2013；56：615-621
3) Chapman JR, Larson DW, Wolff BG, et al：Ileal-pouch anal anastomosis. does age at the time of surgery affect outcome? Arch Surg 2005；140：534-540
4) Fazio VW, Tekkis PP, Remzi F, et al：Quantification of risk for pouch failure after ileal pouch anal anastomosis surgery. Ann Surg 2003；238：605-617
5) Leowardi C, Hinz U, Tariverdian M, et al：Long-term outcome 10 years or more after restorative proctocolectomy and ileal pouch-anal anastomosis in patients with ulcerative colitis. Langenbeck Arch Surg 2010；395：49-56
6) Berndtsson I, Lindholm E, Oresland T, et al：Long-term outcome after ileal pouch-anal anastomosis：function and health-related quality of life. Dis Colon Rectum 2007；50：1545-1552
7) De Zeeuw S, Ahmed Ali UA, Donders RART, et al：Update of complications and functional outcome of the ileo-pouch anal anastomosis：overview of evidence and meta-analysis of 96 observational studies. Int J Colorect Dis 2012；27：843-853
8) Burns EM, Bottle A, Aylin P, et al：Volume analysis of outcome following restorative proctocolectomy. Br J Surg 2011；98：408-417
9) Carter FM, McLeod RS, Cohen Z：Subtotal colectomy for ulcerative colitis：complications related to the rectal remnant. Dis Colon Rectum 1991；34：1005-1009
10) Trickett JP, Tilney HS, Gudgeon AM, et al：Management of the rectal stump after emergency sub-total colectomy：which surgical option is associated with the lowest morbidity? Colorect Dis 2005；7：519-522
11) Kyle SM, Steyn RS, Keenan RA：Management of the rectum following colectomy for acute colitis. Aust N Z J Surg 1992；62：196-199
12) Ng RL, Davies AH, Grace RH, et al：Subcutaneous rectal stump closure after emergency subtotal colectomy. Br J Surg 1992；79：701-703
13) McKee RF, Keenan RA, Munro A：Colectomy for acute colitis：is it safe to close the rectal stump? Int J Colorect Dis 1995；10：222-224
14) Wøjdemann M, Wettergren A, Hartvigsen A, et al：Closure of rectal stump after colectomy for acute colitis. Int J Colorect Dis 1995；10：197-199
15) Karch LA, Bauer JJ, Gorfine SR, et al：Subtotal colectomy with Hartmann's pouch for inflammatory bowel disease. Dis Colon Rectum 1995；38：635-639
16) Fleshner PR, Michelassi F, Rubin M, et al：Morbidity of subtotal colectomy in patients with severe ulcerative colitis unresponsive to cyclosporin. Dis Colon Rectum 1995；38：1241-1245
17) Pal S, Sahni P, Pande GK, et al：Outcome following emergency surgery for refractory severe ulcerative colitis in a tertiary care centre in India. BMC Gastroenterol 2005；5：39
18) Brady RR, Collie MHS, Ho GT, et al：Outocome of the rectal remnant following colectomy for ulcerative colitis. Colorect Dis 2007；10：144-150
19) Ausch C, Madoff RD, Grant M, et al：Aetiology and surgical management of toxic megacolon. Colorectal Dis 2005；8：195-201
20) 高橋賢一, 佐々木巖, 舟山裕士, 他：中毒性巨大結腸症を合併した高齢者潰瘍性大腸炎の1例. 日本大腸肛門病会誌 1996；49：318-322
21) Turnbull RB, Hawk WA, Weakley FL：Surgical management of toxic megacolon. Ileostomy and colostomy to prepare patients for colectomy. Am J Surg 1971；122：325-331
22) Ooi BS, Remzi FH, Fazio VW：Turnbull-Blowhole colostomy for toxic ulcerative colitis in pregnancy：reports of two cases. Dis Colon Rectum 2003；46：111-115
23) 舟山裕士：中毒性巨大結腸症における横行結腸ストーマ. ストーマ手術アトラス（塚田邦夫, 渡辺成編）, へるす出版,

2012, p62-65

24) David WD, Jass JR, Shepherd NA, et al : Inflammatory disorders of the small intestine. In Morson and Dawson's Gastrointestinal Pathology. 4th ed. Blackwell Publishing Co., USA, 2003, p272-323
25) Gustavsson S, Weiland LH, Kelly KA : Relationship of backwash ileitis to ileal pouchitis after ileal pouch-anal anastomosis. Dis Colon Rectum 1987 ; 30 : 25-28
26) McCready FJ, Bargen JA, Dockerty MB et al : Involvement of the ileum in chronic ulcerative colitis. N Engl J Med 1949 ; 240 : 119-127
27) Saltzstein SL, Rosenberg BF : Ulcerative colitis of the ileum, and regional enteritis of the colon : a comparative histopathologic study. Am J Clin Pathol 1963 ; 40 : 610-623
28) Warren R, McKittrick LS : Ileostomy : Ileostomy for ulcerative colitis ; technique, complications, and management. Surg Gynecol Obst 1951 ; 93 : 555-567
29) Brown JY : The value of complete physiological rest of the large bowel in the treatment of certain ulcerative and obstructive lesions of this organ : with description of operative technique and report of cases. Surg Gynecol Obstet 1913 ; 16 : 610-613
30) Brooke BN : The management of an ileostomy including its complications. Lancet 1952 ; 2 : 102-104
31) 大谷典也, 佐々木巌, 舟山裕士, 他：壊疽性膿皮症を合併した炎症性腸疾患の3例. 日本大腸肛門病会誌 1994 ; 47 : 264-269
32) 髙添正和：炎症性腸疾患の腸管外合併症. 炎症性腸疾患の臨床―診断から治療まで― 改訂第2版(朝倉均/多田正大編), 日本メディカルセンター, 2001, p269
33) 戸田憲一：膿胞症, 壊疽性膿皮症, 最新皮膚科学大系第6巻(玉置邦彦編), 中山書店, 2002, 262-265
34) 熊谷英子, 広藤あけみ, 佐藤清美, 他：回腸ストーマ周囲に発生した壊疽性膿皮症のケア. 日ストーマリハ会誌 2006 ; 22 : 3-10
35) Funayama Y, Kumagai E, Takahashi K, et al : Early diagnosis and early corticosteroid administration improves healing of peristomal pyoderma gangrenosum in inflammatory bowel disease. Dis Colon Rectum 2009 ; 52 : 311-314
36) 品田ひとみ, 熊谷英子：壊疽性膿皮症, 消外 Nurs 2004 ; 9 : 88-93
37) Shinada H, Kumagai E, Satou H : Management of Peristomal Pyoderma Gangrenosum. WCET Journal 1997 ; 17 : 12-15
38) 熊谷英子, 舟山裕士, 高橋賢一, 他：タクロリムス水和物軟膏を用いたストーマ周囲壊疽性膿皮症のケア. 日ストーマ・排泄会誌 2008 ; 25 : 66(会議録)
39) 工藤克昌, 柴田 近, 小川 仁, 他：炎症性腸疾患に合併したストーマ周囲壊疽性膿皮症(PG)の検討. 日消誌 2013 ; 110(臨増)：277(会議録)
40) Lyon CC, Stapleton M, Smith AJ, et al : Topical tacrolimus in the management of peristomal pyoderma gangrenosum. J Dermatol Treat 2001 ; 12 : 13-17
41) Brooklyn T, Dunnill G, Probert C : Diagnosis and treatment of pyoderma gangrenosum. BMJ 2006 ; 333 : 181-184
42) 黒川一郎, 梅原真紀子：カデックス軟膏が奏効した熱傷後皮膚潰ようの1例. 医薬の門 2003 ; 43 : 730-731
43) 徳永恵子：瘻孔の局所管理の基本. 瘻孔・ドレーンのケアガイダンス(日本看護協会認定看護師制度委員会創傷ケア基準検討会編著), 日本看護協会出版会, 2002 ; 126
44) 吉川隆造：創傷とドレッシングの基礎知識. ドレッシング材の医用工学(穴澤貞夫監修), ドレッシング新しい創傷管理, へるす出版, 1995 ; 82-89
45) Lyon CC, Smith AJ, ストーマ装具と専門ナース(倉本秋, 上出良一, 渡辺成監訳)：ストーマとストーマ周囲皮膚障害診断・治療アトラス(Abdominal Stomas and their Skin Disorders. An Atlas of Diagnosis and Management), UK, London, Martin Danitz co. 2003
46) 二見喜太郎：クローン病における人工肛門造設例の検討. 厚生労働科学研究費補助金難治性疾患克服研究事業 難治性炎症性腸管障害に関する調査研究 平成22年度 総括・分担研究報告書 2011, p133-134
47) Post S, Herfarth C, Schumacher H, et al : Experience with ileostomy and colostomy in Crohn's disease. Br J Surg 1995 ; 82 : 1629-1633
48) 小金井一隆, 杉田 昭, 木村英明, 他：クローン病人工肛門造設例の経過と合併症. 日臨 2012 ; 70 : 443-451
49) 小川仁, 舟山裕士, 福島浩平, 他：Crohn病に合併した難治性痔瘻に対するseton法の長期成績. 日本大腸肛門病会誌

2008 ; 61 : 101-108
50) 舟山裕士, 高橋賢一, 福島浩平, 他：Crohn病腸管病変に対する外科治療. 日本大腸肛門病会誌 2010 ; 63 : 875-880
51) Williams DR, Coller JA, Corman ML, et al : Anal complication in Crohn's disease. Dis Colon Rectum 1981 ; 24 : 22-24
52) Alessandro Fichera, Richard McCormack, Michelle A. Rubin, et al : Long-term outcome of surgically treated Crohn's colitis : a prospective study. Dis Colon Rectum 2005 ; 48 : 963-969
53) Hurst RD, Molinari M, Chung TP, et al : Prospective study of the features, indications, and surgical treatment in 513 consecutive patients affected by Crohn's disease. Surgery 1997 ; 122 : 661-668.
54) Régimbeau JM, Panis Y, Cazaban L, et al : Long-term results of faecal diversion for refractory perianal Crohn's disease. Colorectal Dis 2001 ; 3 : 232-237
55) Mueller MH, Geis M, Glatzle J, et al : Risk of fecal diversion in complicated perianal Crohn's disease. J Gastrointest Surg 2007 ; 11 : 529-537
56) 杉田　昭：Crohn病人工肛門造設例の経過と合併症の検討―多施設共同研究―（中間報告）. 厚生労働科学研究費補助金　難治性疾患克服研究事業　難治性炎症性腸管障害に関する調査研究　平成22年度　総括・分担研究報告書　2011 ; p128-132
57) Harpar PH, Kettlewell MG, Lee EC : The effect of splitileostomy on perianal Crohn's disease. Br J Surg 1982 ; 69 : 608-610
58) Edwards CM, George BD, Jewell DP, et al : Role of a defunctioning stoma in the management of large bowel Crohn's disease. Br J Surg 2000 ; 87 : 1063-1066
59) Yamamoto T, Allan RN, Keighley MR : Effect of fecal diversion alone on perianal Crohn's disease. World J Surg 2000 ; 24 : 1258-1263
60) 小金井一隆, 他：Crohn病の難治性肛門病変に対する人工肛門造設の効果と問題点. 日消外会誌 2005 ; 38 : 1543-1548
61) Kasparek MS, Glatzle J, Temeltcheva T, et al : Long-term quality of life in patients with Crohn's disease and perianal fistulas : influence of fecal diversion. Dis Colon Rectum 2007 ; 50 : 2067-2074
62) 内野　基, 池内浩基, 田中慶太, 他：クローン病に合併する難治性痔瘻, 膿瘍に対する108手術症例の検討. 日本大腸肛門病誌 2008 ; 61 : 498-503
63) Hong MK, Craig Lynch A, Bell S, et al : Faecal diversion in the management of perianal Crohn's disease. Colorectal Dis 2011 ; 13 : 171-176
64) 二見喜太郎, 東　大二郎, 永川祐二, 他：Crohn病に合併した肛門病変に対する外科治療. 日本大腸肛門病誌 2010 ; 63 : 881-887
65) 池内浩基, 内野　基, 松岡宏樹, 他：炎症性腸疾患におけるストーマ造設に関する諸問題. 外科 2012 ; 74 : 1468-1473
66) Takahashi K, Funayama Y, Fukushima K, et al : Stoma-related complications in inflammatory bowel disease. Dig Surg 2008 ; 25 : 16-20
67) Ecker KW, Gierend M, Kreisser-Haag D, et al : Reoperations at the ileostomy in Crohn's disease reflect inflammatory activity rather than surgical stoma complications alone. Int J Colorectal Dis 2001 ; 16 : 76-80
68) 篠崎　大：クローン病と下部消化管癌―本邦の現況―. 日本大腸肛門病会誌 2008 ; 61 : 353-363
69) Watanabe T, Sasaki I, Sugita A, et al : Time trend and risk factors for reoperation in Crohn's disease in Japan. Hepatogastroenterology 2012 ; 59 : 1081-1086
70) Coscia M, Gentilini L, Laureti S, et al : Risk of permanent stoma in extensive Crohn's colitis : the impact of biological drugs. Colorectal Dis doi : 10.1111/codi.12249
71) 小金井一隆, 木村英明, 杉田　昭, 他：Crohn病の難治性直腸肛門病変に対する直腸切断術. 日消外会誌 2006 ; 139 : 522-527
72) Yamamoto T, Allan RN, Keighley MR : Audit of single-stage proctocolectomy for Crohn's disease : postoperative complications and recurrence. Dis Colon Rectum 2000 ; 43 : 249-256
73) Yamamoto T, Bain IM, Allan RN, et al : Persistent perianal sinus after proctocolectomy for Crohn's disease. Dis Colon Rectum 1999 ; 42 : 96-101
74) 日本ストーマリハビリテーション学会編：ストーマリハビリテーション学用語集　第2版. 金原出版, 2003 ; 101
75) 飯合恒夫, 畠山勝義：瘻孔ケア. ストーマリハビリテーション実践と理論（ストーマリハビリテーション講習会実行委員

会編), 金原出版, 2006 ; 235-238
76) 末永きよみ：瘻孔の局所管理．ストーマリハビリテーション実践と理論(ストーマリハビリテーション講習会実行委員会編), 金原出版, 2006；238-243
77) 日本看護協会認定看護師制度委員会創傷ケア基準検討会：瘻孔・ドレーンのケアガイダンス．日本看護協会出版会, 1997；376
78) 髙添正和, 前川厚子：炎症性腸疾患ケアマニュアル, 医学書院, 1997；76-89
79) 熊谷英子：瘻孔形成より消化液の漏れがある．消外 Nurs 2006；11：54-57
80) 熊谷英子：消化器ナースのお助けクリニック　瘻孔ケア．消外 Nurs 2007；12：80-89
81) 鈴木雪絵, 山田亜由美, 山崎明美, 他：隣接するストーマ, 瘻孔ケアが必要になった事例．日本大腸肛門病会誌 2010；63：875-880
82) 濱田智美, 松田常美, 前田　清：回腸人工肛門造設術後, 正中創から自然発生した管理困難な瘻孔ケアの一例．STOMA 2007；14：21-23
83) 吉川由利子, 前川厚子：サージドレーンジッパーを用いた瘻孔ケア．東海ストーマリハ研会誌 2003；23：27-31
84) 廣田知美, 森美穂子, 久保由美子, 他：ストーマ・瘻孔ケアに難渋した症例　陰圧閉鎖療法での創傷管理と小腸ストーマ管理を行った2例を経験して．東海ストーマリハ研会誌 2008；28：17-20

5 特殊な病態・疾患でのストーマ造設

■ **緩和ストーマ**
- 腹腔内の切除不能・再発悪性腫瘍によるトライツ靱帯より遠位側の腸閉塞を悪性腸閉塞 malignant bowel obstruction（MBO）という．
- MBOの症状緩和を目的として造設される消化管ストーマを緩和ストーマというが定義は明らかではない．

■ **大腸癌によるイレウスに対する治療**
- 大腸癌イレウスは全大腸癌の10〜20％にみられる．
- 治療はイレウスの解除とともに大腸癌の根治性と手術の安全性が求められる．
- 手術リスクの高い症例にはハルトマン手術やストーマ造設術を躊躇しないで選択することが大切である．
- 一期的切除術を行う際，吻合部の安静を目的とした一時的ストーマを口側腸管に造設することも有用な手技である．

■ **大腸癌による穿孔性腹膜炎に対する治療**
- 大腸癌による穿孔は全大腸癌の1〜5％に発生する．
- 穿孔部位と大腸癌の存在部位との位置関係により，腫瘍部穿孔と口側穿孔に分けられる．
- 穿孔部と腫瘍をすべて含めて切除することを原則とする．しかし，救命を第一とする場合には穿孔に対する治療を優先する．

■ **左側結腸憩室穿孔とストーマ造設**
- 結腸憩室の有病率は加齢とともに増加し，食物線維の摂取不足と密接な関連性がある．
- 欧米では約90％がS状結腸に分布するが，本邦を含むアジアでは約70％が右側結腸に分布する．
- 左側結腸憩室の穿孔への手術として，①ハルトマン手術，②切除＋吻合，③切除＋吻合＋ストーマ造設（diverting stoma）のいずれかが行われるが，死亡率，合併症発生率が著しく高い．
- ハルトマン手術後のストーマ閉鎖率は35〜55％にとどまり，永久的なストーマになる頻度が高い．

■ **基礎疾患（皮膚疾患）および特殊な病態でのストーマ造設**
- 類天疱瘡，尋常性乾癬，アトピー性皮膚炎，放射性皮膚炎ではストーマ周囲皮膚にトラブルを生じやすい．
- 壊疽性膿皮症は，早期に発見し，早期の診断，治療が必要である．
- 閉塞性大腸炎では病変部での合併症のリスクがあるため，切除範囲の決定に注意を要する．
- 潰瘍性大腸炎において，逆流性回腸炎（backwash ileitis）を合併することがあるが，多くは術後改善するためストーマ部に用いても支障はない．

A 緩和ストーマ造設術

- 本邦において「緩和ストーマ」という用語は，邦文文献上もわずか5編[1〜5]に記載があるのみであり，主として切除不能進行・再発癌による消化管閉塞に対して症状緩和目的で造設される消化管ストーマとして使用されているが，明確な定義は述べられてはいない．

- 邦文用語の「緩和ストーマ」に対応する英文表記は"palliative stoma"，"palliative colostomy"，"palliative ileostomy"であろう．欧米ではMayo CWの総説(1953年)以来，20編の英文文献において使用されている(主要文献[6〜18])．しかしながら，欧米においても明確な定義がなされているわけではなく，また頻用されているわけでもない．多くの論文では，閉塞症状のある切除不能大腸癌(その他臓器の悪性腫瘍)に対して症状緩和(減圧)の目的で造設される消化管ストーマを指しているが，閉塞症状がない切除不能癌に対して造設されるストーマを含んでいる文献もある．

- 欧米では，腹腔内切除不能悪性腫瘍によるトライツ靱帯より遠位側の腸閉塞を「悪性腸閉塞malignant bowel obstruction(MBO)」と定義[19,20]している．MBOの治療法についてはエビデンスに基づくガイドラインやアルゴリズムはない[20]．治療は外科・インターベンション・内科の各専門医の共同的アプローチが必要で，治療計画は医師と患者の間の正直な討論を通じて治療の利点と欠点のベストにバランスを取らなければならない[21]．MBOに対する緩和治療のベストアプローチは強力な内科的治療をカップルした外科的治療であろう[22]．

- 婦人科器癌と消化管癌によるMBOの症状を解決する外科手術(切除術，吻合術，ストーマ造設術など)に関するシステマティックレビューでは，多くの後ろ向き研究からでは確かな結論は全く得られず，いまだに外科手術の意義は意見の分かれるところであり，MBOにおける外科手術の役割評価には，症状コントロールやQOLスコアの正当な評価項目を用いなければならないとの報告がある[23]．また，外科手術はルーチンには行うべきではないとの意見もある[24]．

- MBOに対する外科的治療の一つに緩和ストーマ造設術がある[24,25]．ストーマ造設の術式決定は手術場でなされることが多く[6,25]，ストーマ造設率は15〜60％程度と幅があり，また回腸ストーマより結腸ストーマ造設術が多いとの報告があるが，臨床的エビデンスに乏しい[23,25]．緩和ストーマ造設時の注意点についても臨床的エビデンスは皆無であるが，通常のストーマ造設術を行う環境(腹腔内・腹壁の状況)であれば，緩和ストーマ造設術は一般的なストーマ造設術と何ら異なるところはない．さまざまな障害因子(ストーマ造設腸管を腹壁外に引き出すことが困難なことがある．開腹歴が多く腹腔内癒着が高度のことが多い．多発性閉塞のことが多い．腹部膨満(腸管拡張)がある．栄養障害も含めて全身状態が悪いことが多い)が存在することが多く，種々の応用的な造設術が必要になってくる[5]．癌性腹膜炎でループ式結腸ストーマが挙上できないときは分離式(単孔式＋粘液瘻)にすることもあるし，エンドループ式ストーマでもループ式ストーマにすることもある[26]．

- 本邦報告では，緩和ストーマの特徴は，横行結腸ループ式ストーマが多く，管理困難なス

トーマになりやすい(ストーマ径が大きい，ストーマ高が低い傾向がある，ストーマが円形でない，傍ストーマヘルニアやストーマ脱出，静脈瘤などのいわゆる晩期合併症が比較的早期から発生する傾向がある．退院後もストーマサイズや高さの変動がある)との報告[2]があるが，エビデンスを示すに至る文献は皆無である．

「緩和ストーマ」の現況

平成23年と24年に慈恵医科大学第三病院で開催されたストーマリハビリテーション講習会リーダーシップコースにおいて統合講義として「緩和ストーマ」について取り上げられた．その定義・適応・術式，術前準備と精神的支援，ストーマサイトマーキング，装具の選択，ストーマの合併症とその対策についても討論がなされた．いずれの主題も明確なエビデンスに基づくガイドラインやアルゴリズムがあるわけではなく，個々の症例において手探りで行われているのが現状である．

B 大腸癌によるイレウス(obstructing cancer of the colon)および穿孔性腹膜炎に対するストーマ造設

1) 大腸癌によるイレウスに対する治療

- 大腸癌により閉塞症状をきたした状態を大腸癌イレウスとすると，全大腸癌症例でのその頻度は10〜20%とまれなものではない[27]．
- 大腸癌イレウスの患者は脱水，電解質異常や低栄養などで全身状態が不良であることが多く，迅速な治療方針決定が必要である．各種治療法を表1に示し，その比較を以下に述べる．

❶ 大腸癌によるイレウスで緊急手術となった場合，双孔式回腸または結腸ストーマ造設術を行い，二期または三期手術とするかハルトマン手術とするかの比較
- 大腸癌イレウスの場合，イレウスの解除とともに大腸癌の根治性と手術の安全性を考慮しなければならない．また，長期間の治療を避けるため一期的切除の選択も大切である．
- 結腸に双孔式ストーマを作製し，全身状態や腸管の安定を確保した後に癌病巣の切除術を施行することが古くから行われてきた．

表1 大腸癌イレウス時の治療法

① 双孔式ストーマ造設を行い，期間をおいて病巣切除(二期または三期手術)
② 病変の切除と口側断端でストーマ造設(ハルトマン手術)
③ 一期的切除術(縫合不全予防のために一時的ストーマ造設もある)
④ 金属ステントや経肛門的イレウス管で減圧後に手術

- 本法とハルトマン手術のRCTは一論文のみであった[28]．三期手術(58例)とハルトマン手術(63例)で，死亡率(13.8％ vs 12.7％)，術後合併症率(53.4％ vs 66.7％)，生存率(55.2％ vs 57.1％)などに差がなかった．しかし，ハルトマン手術で手術回数が少ないため，平均在院日数が32日と有意に短かった($p=0.01$)．本報告は15年にわたる検討で，症例数も多くない．しかし，ハルトマン手術は現在でも左側大腸癌イレウスの際には念頭に置いておく大切な手技である．
- ハルトマン手術は拡張した結腸を用いて単孔式ストーマを造ることになる．管理しやすいストーマにするためには，できるかぎり口側腸管内の便を抜き出して腸管を空虚にする．腸管は拡張しているが，ストーマを引き出す筋膜や皮膚切開はできるだけ2.5～3cmに止めることが大切である．
- 緊急手術の場合にはストーマ造設経路(腹膜外経路か腹腔内経路)にはこだわらない．

❷ハルトマン手術と一期手術の比較
- この問いに対するRCTはない．2000年から3年間の左側大腸癌手術(8,825例)の中で緊急治療を必要とした左側大腸癌イレウス553例の報告を示す[29]．
- 一期手術が340例，ハルトマン手術が213例であった．これらを比較すると，死亡率はおのおの7.5％と9.2％，合併症発生頻度はおのおの49.8％と39.8％であった．5年生存率はいずれも40％前後で差はなかった．一期手術で吻合した場合に心配される縫合不全は10％前後で，待機手術の報告と差がないとしている．
- しかし，この結果はハルトマン手術を否定するものではないと思われる．本検討はRCTでないため，より条件の悪い症例にハルトマン手術が行われていた可能性があると理解するとよい．高危険症例においてハルトマン手術は治療法決定の際に必ず念頭においておく必要のある大切な手技である．
- 一期手術を安全に行うために，口側腸管に一時的ストーマを造設し吻合部の安静を図ることも有用な手技である．症例においては考慮すべきである．

❸大腸癌によるイレウスでの二期または三期手術と術後合併症について
- 後述するイレウスに対する減圧法が開発されたことにより二期または三期手術を選択する機会は減少している．3つのRCTを含めた11論文によるメタアナリシスでは，一期手術に比較して手術回数が多くなる分だけ術後合併症の発生や死亡率が高いと報告されている[30]．
- 逆の結果を示す最近の報告もある[31]．緊急手術143例において一期手術を行ったものと，ストーマで減圧後16日目に病巣切除を行ったものを比較した．これによると二期手術の方が有意に縫合不全の頻度が少なく，死亡率も低い傾向にあった．さらに5年生存率も一期手術で43.7％が二期手術で67.2％と良好な結果であった．
- 減圧操作の困難さや不十分な場合，全身状態不良などの要因で緊急に双孔式ストーマを作製し，全身状態や腸管浮腫などの改善を待ってからの切除(damage control手術)は大切な選択肢の一つである．さらに，術前化学療法などの効果が期待できるとき，切除不能な場合などでもストーマ造設が選択される．

❹ 術前にイレウス腸管の減圧を行ってからの治療法—金属ステント留置と経肛門的イレウス管

- 術前イレウス解除の手段として，経肛門的イレウス管と平成24年より保健収載された金属ステント留置がある．しかし，両手技とも内視鏡下操作が必要で，全身状態や癌の状況において挿入不可能なことも10～20％ほど存在する．

④-1　金属ステント留置

- 本邦では平成24年から保険適用となった．欧米では左側大腸癌イレウスの際に金属ステントを留置し，減圧を行った後に一期的手術を行うことの有用性が報告されている．最新の4編のRCTをメタアナリシスした報告を示す[32]．ステント留置の成功率は70％ほど．一期的腸管吻合施行率がステント留置で60％と緊急手術の37％に比べ有意に良好であった．切除術の際にストーマが作製される頻度は緊急手術で64％と高頻度であった．これがステント留置で44％と有意に少なかったとしているが44％は十分に高頻度である．また，永久的ストーマとなる頻度も緊急手術では44％であったものがステント留置で32％と有意に少なかった．しかし，1/3の症例が減圧後でも永久的ストーマが必要になっている．

- 近年の報告で合併症，術後死亡率に差を認めなかったとの報告もある[33]．一期的腸管吻合施行率は有意にステント留置で高かったが，縫合不全に差はなかった．ストーマ造設の頻度はステント留置で45％と緊急手術の62％より有意に低頻度であったが，永久的ストーマにおいては差がなかった．

- ステントを用いたイレウス解除後の手術では，一時的なものを含めて半数にストーマが造られ，永久ストーマも1/3と高頻度で造設されていたことはまだまだ改善する余地が十二分にあると認識しなければならない．

④-2　術前減圧法～経肛門的イレウス管

- 本邦においては以前より保険適用があり，左側大腸癌イレウスの減圧に広く用いられている．経肛門的イレウス管の留置成功率は79～98％，減圧成功率は86～100％と良好である[34]．本手技施行により緊急手術を回避し，全身状態の改善を待って良好な一期手術後の経過を期待できる．さらに，イレウス管からの送気で三次元CT検査を行い口側腸管の検索が十分に行うことができ，切除範囲の決定などに有用である[35]．

一期手術として大腸亜全摘術は推奨されるか

左側大腸癌イレウス症例の際に腫瘍より口側腸管に拡張と浮腫が発生する．一期的吻合に耐えられ，安心できる口側腸管を探すと大腸亜全摘術が必要となる．本術式が推奨されるか否かのRCTの結果を示す[36]．術後合併症発生に差はなかったが，大腸亜全摘術症例で排便回数が有意に多くなった．また，永久ストーマを必要とした症例も多かった．本術式は同時性多発癌の存在を疑う場合以外に薦められない．腫瘍のない腸管は温存することを考えるべきである．

2） 大腸癌による穿孔性腹膜炎に対する治療

❶ 穿孔部位により病態や予後が異なる

- 手術死亡率は腫瘍部より口側穿孔で31％と腫瘍部穿孔の9％に比較し有意に高率であった[37]．5年生存率も腫瘍部より口側穿孔症例が有意に低かった．これは大腸癌イレウスによる閉塞性大腸炎を伴うことが多く，穿孔部が比較的大きく，急速に発症する遊離穿孔が多いことによる．複数箇所の穿孔もあり口側腸管の検索が大切である．

❷ 救命が最優先となる緊急手術が大切

- 穿孔症例の治療で75％と多くにストーマ造設術が必要であった[37]．ストーマ造設術も救命手技としてさまざまな工夫が行われている[38]．救命が最優先される状況下ではdamage control手術が選択される．また，exteriorization（サイドメモ参照）は穿孔部や壊死の疑わしい部をそのまま体外に留置し，救命を図り経過をみながら二期的手術を選択する．

腸管前置術（exteriorization）（図1）

腸管穿孔部や脆弱腸管を体外に挙上する術式である．他の手術と比較し手術時間が短く，吻合部や切離断端，虚血や壊死による脆弱腸管を体内に残さない特徴がある（図1）．全身状態の改善を待って，二期的手術を選択する．

腹膜炎で腸管の肥厚や浮腫が著明なときのストーマ造設

腸管を翻転することが困難なときには無理に外翻しない．腸管をそのまま4cm以上突出させ，漿膜筋層と筋膜・皮下組織を十分に結紮してストーマが腹腔内に落ちないようにする．二次的ストーマ成熟secondary maturationを待つことを選択することも大切である．

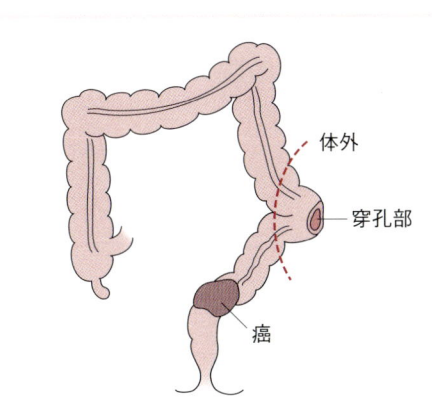

---

1. 穿孔部を双孔式ストーマとして利用
2. 穿孔部を含む虚血や壊死腸管を体外に留置

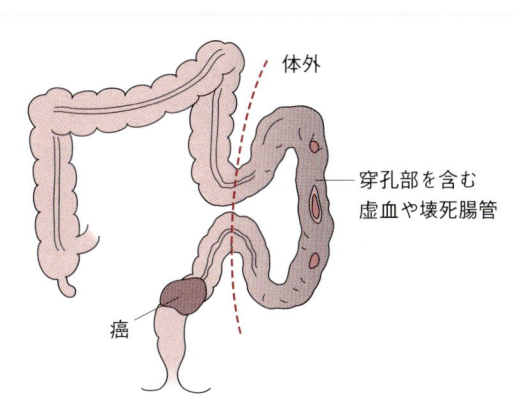

図1　腸管前置術（exteriorization）

C 左側結腸の憩室穿孔症例でのストーマ造設

1) 結腸憩室症

- 憩室とは腸管の内壁の一部が外側に向かって袋状にとびだした病態で，1940年代後半以降，欧米および本邦を含むアジアにおいて結腸憩室症および憩室炎患者は増加している．憩室が直腸に見られることは少なく，結腸の憩室は欧米では約90％がS状結腸に分布するのに対して[39]，本邦およびアジアでは約70％が右側結腸に分布し[40,41]，地域間差，人種間差が認められる．

2) 発生機序，憩室腸管の特徴

- 左側結腸の憩室の発生機序として，食物線維摂取量の不足により糞便量が減り，結腸内腔が狭くなること，さらに結腸に運動異常が引き起こされ，過剰な"分節運動(segmentation)"により結腸内圧が高まり，圧抵抗の弱い結腸筋肉層の血管貫通路に仮性憩室が形成されるという後天的な機序が考えられている[42]．

3) 食物線維摂取量

- 食物線維は1日 25〜30g摂取することが推奨されている[43]．憩室の有病率と食物線維摂取量との間には密接な関連があり，1日の食物線維摂取量が平均41.5gである菜食主義者では有病率は12％，平均21.4gである非菜食主義者では33％と報告されている[44]．臨床的には複数のランダム化試験により，症状のある憩室患者が十分量の食物線維を摂取すると症状が改善することが確認されている[45〜47]．

4) 憩室腸管の肉眼形態的な変化

- 健常者と憩室症患者の結腸形態(長さ，直径)を注腸造影検査で評価し比較した結果を表2，表3に示した[48,49]．日本人の健常者では大腸の全長は女性の方が男性よりも有意に長い．健常腸管と憩室腸管とを比較すると，男性では右側結腸および左側大腸のいずれにおいても，憩室腸管は健常腸管に比し長さが有意に短い．一方，女性においては差を認めていない．憩室の好発部位である上行結腸，S状結腸の直径をみると，男性では憩室腸管の直径は健常腸管に比し，上行結腸，S状結腸いずれにおいても有意に細かった．女性では憩室腸管の直径は上行結腸では有意に細かったがS状結腸では差はみられなかった．このように大腸の肉眼形態には男女間で性差があり，憩室腸管は健常者に比較して，男性では短く細いという特徴を有している．

5) 腸管壁の結合組織の変化

- 細胞間接着因子の先天的異常であるMarfan症候群，コラーゲン線維形成の先天的異常であるEhlers-Danlos症候群などの遺伝的な結合組織異常疾患では小児，若年期から結腸憩

表2 結腸の長さ 健常腸管 vs. 憩室腸管[48, 49]

	男性			女性		
	健常腸管	憩室腸管	p値	健常腸管	憩室腸管	p値
右側(C＋A＋T)	56±9*	53±9	0.02	62±9	62±9	1.0
左側(D＋S＋RS)	72±11	68±13	0.009	70±11	73±10	0.2
全大腸	127±15	121±16	0.0006	132±15	134±15	0.3

C：盲腸，A：上行結腸，T：横行結腸，D：下行結腸，S：S状結腸，RS：直腸S状部
＊：cm

表3 結腸の直径[48, 49]

	男性			女性		
	健常腸管	憩室腸管	p値	健常腸管	憩室腸管	p値
上行結腸	4.9±0.6*	4.5±0.5	＜0.0001	4.9±0.7	4.6±0.5	＜0.0001
S状結腸	3.4±0.6	3.2±0.6	＜0.0001	3.2±0.6	3.2±0.6	0.73

＊：cm

表4 結腸憩室炎の重症度分類

Hinchey 分類* （modified Hinchey 分類†）		頻度‡	死亡率§
Stage 0†	軽度の臨床的憩室炎	20%	
I	結腸周囲膿瘍，蜂窩織炎	69%	0%
II	腹腔内，骨盤内膿瘍	5%	17%
III	化膿性びまん性腹膜炎	5%	23%
IV	糞便性びまん性腹膜炎	1%	45%

＊：Hinchey EJ. 1978[64]，†：Wasvary H, 1999[65]
‡：Kaiser AM, 2005[67]，§：Morris CR. 2008[68]

室の形成がみられる[50〜52]．憩室症の結腸壁では，成熟したコラーゲンであるⅠ型が減少し[53, 54]，結腸紐部分の筋細胞外へのエラスチン沈着が増加して腸管の短縮，変形，狭小化を起こす可能性が指摘されている[55]．

6) 腸管運動，腸管内圧，腸管の自律神経関連組織の変化

- 憩室の発生には，結腸の過度の分節運動(segmentation)が重要であることが報告されている[56]．憩室症患者の腸管内圧は上昇しているとする報告が多い[57, 58]．nitric oxideの作用の低下[59]や神経細胞の減少や形態の異常が認められている[60, 61]．

7) 憩室症の合併症，重症度分類

- 結腸憩室は，憩室炎を併発し膿瘍形成，腹膜炎，瘻孔形成，狭窄，大量出血などの合併症を生じた場合に入院治療の対象となる．結腸憩室を有する患者のうち，10〜25%に憩室炎が発生する[62, 63]．
- 憩室炎の重症度分類としてHincheyのStage分類が用いられている[64, 65]（表4）．憩室炎の

重症度の評価法としてはCT検査が最も信頼性が高い[66]．腹腔内に広範に腹膜炎が認められるStage III，IVには緊急に手術が行われる．炎症が限局しているStage IIにはしばしば経皮的なドレナージが試みられるが，膿瘍がある程度大きく，穿刺に適した位置にある症例の頻度は高くない[67]．Stage III，Stage IV症例の死亡率はそれぞれ23％，45％と高率である[68]．

8) 憩室症への手術治療．術式とストーマ造設

- 2002〜2007年の1,073,397例の急性憩室炎患者を集計し，入院例の12％は緊急手術になったという報告がある[69]．急性憩室炎患者423例中26％の患者には緊急手術が行われ，74％の患者ではいったん保存的治療が奏効したが，そのうち20％の患者では後に憩室炎が再燃し手術を要したとの報告がある[70]．緊急手術となった89例の憩室炎患者の合併症は，穿孔が76％，閉塞が16％，出血が8％であり，穿孔症例の頻度が高い[71]．

- 右側結腸の憩室炎への手術では一期的な腸管切除および吻合が原則である[71]．一方 S状結腸を主とする左側結腸の憩室炎への手術ではストーマがしばしば造設される．Hinchey Stage IIIおよびIV症例を対象として行われた，穿孔部位を縫合閉鎖してストーマを造設する治療法と穿孔した腸管を切除する治療法のランダム化比較試験では死亡率は同等であったが，術後の合併症発生率は穿孔した腸管を切除する治療群の方が有意に少なかった[72]．したがって炎症の原因となっている穿孔を起こした憩室腸管は初回手術時に切除すべきである．

- 切除する術式としては，①ハルトマン手術，②切除吻合，③切除吻合＋ストーマ造設術（diverting stoma）の3つがあげられる．1957〜2003年までの98論文を集計では憩室炎による腹膜炎手術1,620例中1,051例（65％）にハルトマン手術が行われていた[73]．2002〜2007年の憩室炎による腹膜炎に対する緊急腸管切除手術99,259例では，ハルトマン手術が57％，切除吻合が39％，切除吻合＋diverting stoma造設が4％に行われ，ハルトマン手術の頻度が低下している[74]．

- 憩室炎への緊急手術では，手術死亡率，合併症発生率がともに高く，緊急の腸管切除1,381例で死亡率14.9％，合併症発生率29.0％との報告がある[75]．術式別の手術死亡率は2004年の報告ではハルトマン手術で19％，切除吻合＋ストーマ造設で9％であったが[73]，2012年にはハルトマン手術で4.8％，切除吻合＋diverting stoma造設で4.0％と低下している[74]．しかし創感染を主とする合併症発生率は，ハルトマン手術で41％，切除吻合＋diverting stoma造設で39％と著しく高い[74]．

- 憩室炎に対してハルトマン手術を行った症例ではストーマ閉鎖率は65％[76]，45％[77]と低率であり，ハルトマン手術で造設したストーマは，実際には永久的なストーマになってしまう可能性が高い[78]．

- 憩室炎に対する待機手術後の憩室炎の再燃率は，S状結腸を大きく切除して結腸直腸吻合した143例では2.8％，結腸結腸吻合した93例では12.5％と報告されており（p＝0.033），罹患腸管であるS状結腸は広く切除した方が良いことが示唆されている[79]．

D 急性腸間膜血行不全症でのストーマ造設

1) 分類

- 急性腸間膜血行不全症（acute mesenteric ischemia：AMI）とは，腸間膜血管の急性循環不全によって発症する疾患の総称であり，しばしば広範囲に及ぶ腸管虚血，壊死をきたし，さらには汎発性腹膜炎や多臓器不全などを引き起こすこともある．AMIは，塞栓や血栓が原因となる閉塞型と，動脈の攣縮あるいは心不全，ショックなどによる低灌流が原因となる非閉塞型（non-occlusive mesenteric ischemia：NOMI）に分類される．それぞれの特徴として，閉塞型は腸管の虚血領域が連続的で，正常部との境界が比較的明瞭であるのに対し，非閉塞型では非連続的，分節的な虚血領域となっている．しかし，実際は閉塞型症例であっても反射性血管収縮による二次性の腸管虚血が生じるなど，多くの症例で両方の型が混在し，多彩な病態を示す．そのため分類が困難で，診断や治療に難渋することが多く，致命率は依然として高いというのが現状である[80]．

2) 病態生理

- 血行不全が生じると，3時間後には腸管粘膜に重篤な障害が発生し，血行再開できた場合でも再還流障害が発生しやすくなる．腸管の壊死が進行すると，アシドーシス，敗血症，ショックとなり重篤な状態となる．腸管壊死を回避できる確率は，発症後12時間以内で100％，12〜24時間以内で56％，24時間以降で18％と報告されている[81,82]．術後の救命率は40％前後である[80,83,84]．

3) 小腸大量切除で空腸ストーマの造設を余儀なくされるときの注意点

- 血行障害によるストーマ壊死を防止するために，あえて外反固定する皮膚粘膜縫合は行わず，分離型の一次開口ストーマを5cm以上の高さで造設する報告がみられる[80]．
- 救命後のストーマの閉鎖を考慮して，肛門側腸管を口側の空腸ストーマ近傍に分離型ストーマとして造設する．
- 空腸ストーマの壊死が懸念される際には，ストーマ内にバルーンカテーテルを留置する．

---

high output stoma および短腸症候群

● high output stoma の管理法

high output stomaとは，2,000mL/日以上の排便状態を呈し，200cm未満の残存小腸の16％（75/456例の小腸ストーマ）に発現する．その49％は自然軽快を呈するが，51％は止痢薬，抗コリン薬，ロペラミド，麻薬，消化酵素などの薬物治療を要した[85]．

● 短腸症候群（short bowel syndrome）の管理法

小腸大量切除により，残存小腸が2m以下となったものを短腸症候群という．下痢，脂肪便（泥状便で酸性臭がある），体重減少，全身倦怠感，浮腫，貧血，テタニー（四肢の硬直性痙攣）

などがみられる．残存空腸の状態により栄養サポートが行われる（表5）[86, 87]．また，吸収不良症候群を併発することもある．

吸収不良症候群の管理法として，消化吸収障害が軽度であれば，食事療法（低脂肪，高蛋白，低線維食）と消化酵素の投与を行う．消化吸収障害が高度で，低栄養状態を伴う場合は，経腸栄養法（未消化態栄養剤または成分栄養剤を経鼻チューブか経口で投与する）あるいは完全静脈栄養法による栄養療法を行い，栄養状態の改善を目指す．

ストーマを保持することよりもHPN（高カロリー輸液）を受けていることがQOLを低下させる[88]．

できるだけ早急にストーマ閉鎖を行うほうがよいが，全身状態が改善し，最初の手術から最低1ヵ月の期間をおくことが望ましい[80]．

表5　短腸症候群の栄養手引き

空腸の長さ(cm)	空腸結腸吻合	空腸瘻
0〜50	経静脈栄養	経静脈栄養＋経静脈輸液
51〜100	経口(管)栄養	経静脈栄養＋経静脈輸液
101〜150	なし	経口(管)栄養＋経口電解質
151〜200	なし	経口電解質

E 基礎疾患（皮膚疾患）および特殊な病態でのストーマ造設

1） 皮膚疾患

- 類天疱瘡，尋常性乾癬，アトピー性皮膚炎，放射線皮膚炎などではストーマ周囲皮膚にトラブルを生じやすい．したがって，皮膚疾患の治療と併行したストーマケアを行う必要がある．
- 類天疱瘡は，接触皮膚炎にても同様の病変を呈することがあり，皮膚生検，免疫蛍光抗体法などの検査が必要となる．ステロイドの全身および局所投与が奏効するとする報告がある[89]．尋常性乾癬，アトピー性皮膚炎においても同様であり，疾患に応じた適切な局所ケアと全身，局所療法が必要である．
- 直腸癌では，骨盤部に放射線治療を行うことがありストーマ部皮膚が照射野に含まれる場合には，皮膚障害を生ずるおそれが高い．あらかじめ放射線治療が計画されている場合には，ストーマサイトマーキングの際に照射予定部位を避けてマーキングするとよい．
- 壊疽性膿皮症は，炎症性腸疾患の腸管外合併症として知られるが，ストーマ周囲に生ずることが少なからずあり，ストーマケアにおいて大きな障害となる．いったん，発症すると急速に拡大し疼痛を伴うため，QOLを著しく低下させる．より早く発見し，早期に診断し治療を開始することで潰瘍の拡大を防ぐことができる[90]．また，適応外ではあるがタクロリムス軟膏が局所治療に有効であるとの報告がある[91]（p.104　Ⅲ-4-B　潰瘍性大腸

炎のストーマケアを参照).

2) 特殊な状態の腸管でのストーマ

- 大腸癌イレウスでのストーマ造設では，閉塞部より口側大腸で閉塞性大腸炎の合併がしばしばみられる．閉塞性大腸炎では，病変部での穿孔などのリスクもあり，切除範囲を決めるうえで注意が必要である．術後，ストーマからの水溶性下痢，腹痛，発熱が続く場合は閉塞性大腸炎の可能性を考慮する必要がある[92]．
- 潰瘍性大腸炎の重症例においては通常，大腸亜全摘・回腸ストーマ造設術が行われる．重症例では，時に逆流性回腸炎(backwash ileitis)を合併することがあり，ストーマ造設部位での病変の対処に苦慮することがある．一般に，逆流性回腸炎はまれに合併症を起こすことがあるが，大腸切除後に改善することが多く，ストーマ部に用いても支障がないといわれている[93]．

引用文献

1) 中田 健, 冨田尚裕, 岡村 修, 他：切除不能進行癌・再発癌に対する緩和的人工肛門造設術の検討. 外科治療 2007；96：101-105
2) 安藤嘉子, 福島智子, 金澤旭宣, 他：緩和的ストーマの特徴および生活状況. 日ストーマ・排泄会誌 2009；25：125-131
3) 船橋公彦, 小池淳一, 塩川洋之, 他：消化管ストーマの造設と閉鎖. 外科治療 2010；102：603-610
4) 中田 健, 鈴木 玲, 渡邉光子, 他：難治性のストーマ脱出に対し腹腔鏡補助下に脱出腸管切除を行った一例. STOMA 2011；18：19-21
5) 祖父江正代, 松浦信子：がん終末期患者のストーマケアQ&A. 日本看護協会出版会, 2012
6) Mayo CW：The palliative colostomy. Surg Gynecol Obstet 1953；97：368-369
7) Kramhoft J, Kronborg O, Backer OG, et al：Urologic complications after operations for anorectal cancer, with an evaluation of preoperative intravenous pyelography. Dis Colon Rectum 1975；18：118-122
8) Lewi HJ, Carter DC, Ratcliffe JG, et al：Second laparotomy following 'curative' resection for colorectal cancer. Ann R Coll Surg Engl 1983；65: 314-315
9) Eu KW, Seow-Choen F, Goh HS：Synchronous colorectal cancer in an Oriental population. Int J Colorectal Dis 1993；8：193-196
10) Turegano-Fuentes F, Echenagusia-Belda A, Simó-Muerza G, et al：Transanal self-expanding metal stents as an alternative to palliative colostomy in selected patients with malignant obstruction of the left colon. Br J Surg 1998；85：232-235
11) Camúñez F, Echenagusia A, Simó G, et al：Malignant colorectal obstruction treated by means of self-expanding metallic stents：effectiveness before surgery and in palliation. Radiology 2000；216：492-497
12) Seymour K, Johnson R, Marsh R, et al：Palliative stenting of malignant large bowel obstruction. Colorectal Dis 2002；4：240-245
13) Johnson R, Marsh R, Corson J, et al：A comparison of two methods of palliation of large bowel obstruction due to irremovable colon cancer. Ann R Coll Surg Engl 2004；86：99-103
14) Anwar MA, D'Souza F, Coulter R, et al：Outcome of acutely perforated colorectal cancers：experience of a single district general hospital. Surg Oncol 2006；15：91-96
15) Scheidbach H, Ptok H, Schubert D, et al：Palliative stoma creation：comparison of laparoscopic vs conventional procedures. Langenbecks Arch Surg 2009；394：371-374
16) Jung MK, Park SY, Jeon SW, et al：Factors associated with the long-term outcome of a self-expandable colon stent used for palliation of malignant colorectal obstruction. Surg Endosc 2010；24：525-530
17) Meisner S, González-Huix F, Vandervoort JG, et al：WallFlex Colonic Registry Group. Self-expandable metal stents for relieving malignant colorectal obstruction: short-term safety and efficacy within 30 days of stent procedure in 447 patients. Gastrointest Endosc 2011；74：876-884
18) Meisner S, Gonzalez-Huix F, Vandervoort JG, et al：Self-expanding metal stenting for palliation of patients with malignant colonic obstruction：effectiveness and efficacy on 255 patients with 12-month's follow-up. Gastroenterol Res Pract 2012；2012：296347
19) Anthony T, Baron T, Mercadante S, et al：Report of the clinical protocol committee: development of randomized trials for malignant bowel obstruction. J Pain Symptom Manage 2007；34(Suppl)；S49-59
20) Helyer L, Easson AM：Surgical approaches to malignant bowel obstruction. J Support Oncol 2008；6：105-113
21) Roeland E, von Gunten CF：Current concepts in malignant bowel obstruction management. Curr Oncol Rep 2009；11：298-303
22) DeBernardo R：Surgical management of malignant bowel obstruction：strategies toward palliation of patients with advanced cancer. Curr Oncol Rep 2009；11：287-292
23) Feuer DJ, Broadley KE, Shepherd JH, et al：Surgery for the resolution of symptoms in malignant bowel obstruction in advanced gynaecological and gastrointestinal cancer. Cochrane Database Syst Rev 2000；(4)：CD002764
24) Soriano A, Davis MP：Malignant bowel obstruction：individualized treatment near the end of life. Cleve Clin J

Med 2011 ; 78 : 197-206

25) Dalal KM, Gollub MJ, Miner TJ, et al : Management of patients with malignant bowel obstruction and stage IV colorectal cancer. J Palliat Med 2011 ; 14 : 822-828

26) 塚田邦夫, 渡辺　成：新版ストーマ手術アトラス. へるす出版. 2012

27) Ansaloni L, Andersson RE, Bazzoli F, et al : Guidelenines in the management of obstructing cancer of the left colon : consensus conference of the world society of emergency surgery (WSES) and peritoneum and surgery (PnS) society. World J Emerg Surg 2010 ; 5 : 29

28) Kronborg O : Acute obstruction from tumour in the left colon without spread. A randomised trial of emergency colostomy versus resection. Int J Colorectal Dis 1995 ; 10 : 1-5

29) Meyer F, Marusch F, Coch A, et al : Emergency operation in carcinomas of the left colon : value of Hartmann's procedure. Tech Coloproctol 2004 ; 8 (Suppl 1) : S226-S229

30) Breitenstein S, Rickenbacher A, Berdajs D, et al : Systematic evaluation of surgical strategies for acute malignant left-sided colonic obstruction. Br J Surg 2007 ; 94 : 1451-1460

31) Jiang JK, Lan YT, Lin TC, et al : Primary vs. delayed resection for obstructive left-sided colorectal cancer : impact of surgery on patient outcome. Dis Colon Rectum 2008 ; 51 : 306-311

32) Tan CJ, Dasari BV, Gardiner K : Systematic review and meta-analysis of randomized clinical trials of self-expanding metallic stents as a bridge to surgery versus emergency surgery for malignant left-sided large bowel obstruction. Br J Surg 2012 ; 99 : 469-476

33) Cirocchi R, Farinella E, Trastulli S, et al : Safety and efficacy of endoscopic colonic stenting as a bridge to surgery in the management of intestinal obstruction due to left colon and rectal cancer : A systematic review and meta-analysis. Surg Oncol 2013 ; 22 : 14-21

34) 隅　健次, 山地康太郎, 迎　洋輔, 他：左側大腸癌イレウスの治療の検討〜減圧を中心に〜. 日腹部救急医会誌 2010 ; 30 : 765-771

35) 佐々木一晃, 平野雄士, 大野敬祐, 他：大腸癌イレウス症例における経肛門的イレウス管と三次元CT画像を用いた術前口側大腸検索の検討. 日本大腸肛門病会誌 2011 ; 64 : 403-407

36) The SCOTIA Study Group : Single-stage treatment for malignant left-sided colonic obstruction : a prospective randomized clinical trial comparing subtotal colectomy with segmental resection following intraoperative irrigation. Br J Surg 1995 ; 82 : 1622-1627

37) Chen HS, Sheen-Chen SM : Obstruction and perforation in colorectal adenocarcinoma: an analysis of prognosis and current trends. Surgery 2000 ; 127 : 370-376

38) 小杉千弘, 安田秀喜, 幸田圭史, 他：大腸癌による大腸穿孔に起因した穿孔症例に対する治療戦略. 日腹部救急医会誌 2010 ; 30 : 773-777

39) Hughes LE : Postmortem survey of diverticular disease of the colon : Part I Diverticulosis and diverticulitis. Gut 1969 ; 10 : 336-344

40) Chia JG, Wilde CC, Ngoi SS, et al : Trends of diverticular disease of the large bowel in a newly developed country. Dis Colon Rectum 1991 ; 34 : 498-501

41) Miura S, Kodaira S, Shatari T, et al : Recent trends in diverticulosis of the right colon in Japan, retrospective review in a regional hospital. Dis Colon rectum 2000 ; 43 : 1383-1389

42) Painter NS, Burkitt DP : Diverticular disease of the colon : a deficiency disease of western civilization. Brit Med J 1971 ; 2 : 450-454

43) Position of the American Dietetic Association : Health implications of dietary fiber. J Am Diet Assoc 1997 ; 97 : 1157-1159

44) Gear JS, Ware A, Fursdon P, et al : Symptomless diverticular disease and intake of dietary fibre. Lancet 1979 ; 1 : 511-514

45) Painter NS : The high fibre diet in the treatment of diverticular disease of the colon. Postgrad Med J 1974 ; 50 : 629-635

46) Brodribb AJ : Treatment of symptomatic diverticular disease with a high-fibre diet. Lancet 1977 ; 1 : 664-666

47) Hodgson WJ : The placebo effect. Is it important in diverticular disease? Am J Gastroenterol 1977 ; 67 : 157-162

48) Sadahiro S, Ohmura T, Yamada Y, et al : Analysis of length and surface area of each segment of the large intestine according to age, sex and physique. Surg Radiol Anat 1992 ; 14 : 251-257
49) 貞廣荘太郎，鈴木俊之，前田裕次，他：結腸憩室症の成因と特徴．日本大腸肛門病会誌 2008 ; 61 : 1015-1020
50) Beighton PH, Murdoch JL, Votteler T : Gastrointestinal complications of the Ehlers-Danlos syndrome. Gut 1969 ; 10 : 1004-1008
51) Suster SM, Ronnen M, Bubis JJ : Diverticulosis coli in association with Marfan's syndrome. Arch Intern Med 1984 ; 144 : 203
52) West AB, Losada M : The pathology of diverticulosis coli. J Clin Gastroenterol 2004 ; 38 : S11-16
53) Bode MK, Karttunen TJ, Mäkelä J, et al : Type I and III collagens in human colon cancer and diverticulosis. Scand J Gastroenterol 2000 ; 35 : 747-752
54) Stumpf M, Cao W, Klinge U, et al : Increased distribution of collagen type III and reduced expression of matrix metalloproteinase 1 in patients with diverticular disease. Int J Colorectal Dis 2001 ; 16 : 271-275
55) Whiteway J, Morson BC : Elastosis in diverticular disease of the sigmoid colon. Gut 1985 ; 26 : 258-266
56) Painter NS, Truelove SC, Ardran GM, et al : Segmentation and the localization of intraluminal pressures in the human colon, with special reference to the pathogenesis of colonic diverticula. Gastroenterology 1965 ; 49 : 169-177
57) Arfwidsson S, Knock NG, Lehmann L, et al : Pathogenesis of multiple diverticula of the sigmoid colon in diverticular disease. Acta Chir Scand Suppl 1964 ; 63(Suppl 342): 1-68
58) Parks TG, Connell AM, et al : Motility studies in diverticular disease of the colon : Part II Effect of colonic and rectal distension. Gut 1969 ; 10 : 538-542
59) Tomita R, Fujisaki S, Tanjoh K, et al : Role of nitric oxide in the left-sided colon of patients with diverticlar disease. Hepatogastroenterology 2000 ; 33 : 692-696
60) Bassotti G, Battaglia E, Bellone G, et al : Interstitial cells of Cajal, enteric nerves, and glial cells in colonic diverticular disease. J Clin Pathol 2005 ; 58 : 973-977
61) Iwase H, Sadahiro S, Mukoyama S, et al : Morphology of myenteric plexuses in the human large intestine, comparison between large intestines with and without colonic diverticular. J Clin Gastroenterol 2005 ; 39 : 674-678
62) Parks TG : Natural history of diverticular disease of the colon. Clin Gastroenterol 1975 ; 4 : 53-69
63) Stollman N, Raskin JB : Diverticular disease of the colon. Lancet 2004 ; 363 : 631-639
64) Hinchey EJ, Schaal PG, Richards GK : Treatment of perforated diverticular disease of the colon. Adv Surg 1978 ; 12 : 85-109
65) Wasvary H, Turfah F, Kadro O, et al : Same hospitalization resection for acute diverticulitis. Am Surg 1999 ; 65 : 632-636
66) Ambrosetti P, Jenny A, Becker C, et al : Acute left colonic diverticulitis--compared performance of computed tomography and water-soluble contrast enema: prospective evaluation of 420 patients. Dis Colon Rectum 2000 ; 43 : 1363-1367
67) Kaiser AM, Jiang JK, Lake JP, et al : The management of complicated diverticulitis and the role of computed tomography. Am J Gastroenterol 2005 ; 100 : 910-917
68) Morris CR, Harvey IM, Stebbings WS, et al : Incidence of perforated diverticulitis and risk factors for death in a UK population. Br J Surg 2008 ; 95 : 876-881
69) Masoomi H, Buchberg BS, Magno C, et al : Trends in diverticulitis management in the United States from 2002 to 2007. Arch Surg 2011 ; 146 : 400-406
70) Ambrosetti P, Grossholz M, Becker C, et al : Computed tomography in acute left colonic diverticulitis. Br J Surg 1997 ; 84 : 532-534
71) Schwesinger WH, Page CP, Gaskill HV, et al : Operative management of diverticular emergencies, strategies and outcomes. Arch Surg 2000 ; 135 : 558-563
72) Zeitoun G, Laurent A, Rouffet F, et al : Multicentre, randomized clinical trial of primary versus secondary sigmoid resection in generalized peritonitis complicating sigmoid diverticulitis. Br J Surg 2000 ; 87 : 1366-1374
73) Salem L, Flum DR : Primary anastomosis or Hartmann's procedure for patients with diverticular peritonitis? A

systematic review. Dis Colon Rectum 2004 ; 47 : 1953-1964
74) Masoomi H, Stamos MJ, Carmichael JC, et al : Does primary anastomosis with diversion have any advantages over Hartmann's procedure in acute diverticulitis? Dig Surg 2012 ; 29 : 315-320
75) Novitsky YW, Sechrist C, Payton BL, et al : Do the risks of emergent colectomy justify nonoperative management strategies for recurrent diverticulitis? Am J Surg 2009 ; 197 : 227-231
76) Maggard MA, Zingmond D, O'Connell JB, et al : What proportion of patients with an ostomy(for diverticulitis) get reversed? Am Surg 2004 ; 70 : 928-931
77) Vermeulen J, Coene PP, van Hout NM, et al : Restoration of bowel continuity after surgery for acute perforated diverticulitis: should Hartmann's procedure be considered a one-stage procedure? Colorectal Dis 2009 ; 11 : 619-624
78) Dharmarajan S, Hunt SR, Birnbaum EH, et al : The efficacy of nonoperative management of acute complicated diverticulitis. Dis Colon Rectum 2011 ; 54 : 663-771
79) Thaler K, Baig MK, Berho M, et al : Determinants of recurrence after sigmoid resection for uncomplicated diverticulitis. Dis Colon Rectum 2003 ; 46 : 385-388
80) 森田　康，安積靖友，中本光春：急性腸間膜虚血症49例の臨床的検討．日消外会誌 2005 ; 38 : 394-400
81) Condat B, Pessione F, Helene Denninger M, et al : Recent portal or mesenteric venous thrombosis : increased recognition and frequent recanalization on anticoagulant therapy. Hepatology 2000 ; 32 : 466-470
82) Morasch MD, Ebaugh JL, Chiou AC, et al : Mesenteric venous thrombosis : a changing clinical entity. J Vasc Surg 2001 ; 34 : 680-684
83) Ruotolo RA, Evans SR : Mesenteric ischemia in the elderly. Clin Geriatr Med 1999 ; 15 : 527-557
84) Gupta PK, Natarajan B, Gupta H, et al : Morbidity and mortality after bowel resection for acute mesenteric ischemia. Surgery 2011 ; 150 : 779-787
85) Baker ML, Williams RN, Nightingale JM : Causes and management of a high-output stoma. Colorectal Dis 2011 ; 13 : 191-197
86) Nightingale JM, Lennard-Jones JE, Gertner DJ, et al : Colonic preservation reduces need for parenteral therapy, increases incidence of renal stones, but does not change high prevalence of gall stones in patients with a short bowel. Gut 1992 ; 33 : 1493-1497
87) Nightingale J, Woodward JM : Guidelines for management of patients with a short bowel. Gut 2006 ; 55 : 1-12
88) Carlsson E, Bosaeus I, Nordgren S : Quality of life and concerns in patients with short bowel syndrome. Clin Nutr 2003 ; 22 : 445-452
89) Marzano AV, Vezzoli P, Colombo A, et al : Peristomal bullous pemphigoid. J Dermatol 2010 ; 37 : 840-842
90) Funayama Y, Kumagai E, Takahashi K, et al : Early diagnosis and early corticosteroid administration improves healing of peristomal pyoderma gangrenosum in inflammatory bowel disease. Dis Colon Rectum 2009 ; 52 : 311-314
91) Altieri M, Vaziri K, Orkin BA : Topical tacrolimus for parastomal pyoderma gangrenosum : A report of two cases. Ostomy Wound Manage 2010 ; 56 : 56-59
92) Isogai M, Yamaguchi A, Hori A, et al : A case of obstructive colitis caused by possible colostomy dysfunction. Hapatogastroenterology 1998 ; 45 : 1598-1600
93) Riddel RH : Histopathology of ulcerative colitis. In Inflammatory bowel disease. 3rd ed. By Allan RN, Rohdes JM, HanauerSB, Churchill Livingstone, New York, 1997, p291-309

IV
ストーマ閉鎖

IV ストーマ閉鎖

1 双孔式回腸ストーマ

▶ ストーマ閉鎖は通常，2〜3ヵ月後に行われることが多いが，直腸手術後では早期に行う試みがなされるようになってきた．早期閉鎖では創感染が多いという欠点が指摘されている．
▶ 閉鎖術に関する器械吻合と手縫い吻合の比較では，大きな差はみられないが，手術時間が短縮できる点で器械吻合が好まれる傾向にある．
▶ ストーマ創の閉鎖法では，一次縫合に比べ遅延縫合の優位性は認められていない．
▶ 一次縫合に比べ，巾着縫合では創感染が少なく，患者満足度は高かった．

A ストーマ閉鎖時期と閉鎖時期による問題点

- 直腸手術後，吻合部を保護する目的で双孔式回腸ストーマが造設されるが，通常閉鎖までの期間は，平均2〜3ヵ月程度おくのが多い[1〜3]．
- ストーマ閉鎖までの期間が長いほうが，ストーマ閉鎖に伴う合併症が少ないため，ストーマ閉鎖までの期間を少なくとも8.5週以上とし，癒着や炎症反応が軽減した時期に行うべきであるとする報告がある[4]．
- しかし，fecal diversionでは，術後のストーマケアが必要であり，入院期間が延長する．また，ストーマによるストーマ周囲皮膚炎，ストーマ周囲膿瘍，離開創などによるストーマ管理困難が生ずる．これらは医療コストを増加させ，患者のQOLを低下させる．したがって，ストーマ閉鎖時期を早める試みが近年直腸切除例の術後になされるようになってきた．
- 術後8日でストーマ閉鎖を行う早期閉鎖と術後2ヵ月での晩期閉鎖とのRCTでは，早期閉鎖では手術部位感染が多いものの腸閉塞が少なく，他の合併症では差がなかったとして，早期閉鎖を勧めている[5]．他の報告でも術後11日で閉鎖した症例では合併症が少なく良い結果であったと述べている[6]．これらも含め多くの報告を集計したレビューでは，感染徴候がなく水様性造影剤による造影CTにより吻合部にリークがないことが確認された場合には，術後2週間以内のストーマ閉鎖を推奨している[7]．
- 回腸肛門吻合術においては，ストーマ閉鎖時期に関する研究は少なく，早期閉鎖においては癒着や腸管の脆弱性の問題があるため一般に3ヵ月程度あけることが多い[8〜10]．1,504例の多数例の検討から，3.2ヵ月以前の閉鎖では明らかに創感染のリスクが高いとする報告がある[11]．
- 早期閉鎖，晩期閉鎖の時期，すなわち初回術後，何週以内を早期，その後を晩期とするかの定義は定まっていない．

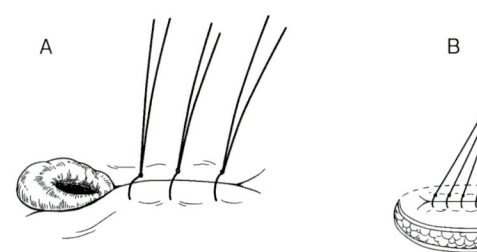

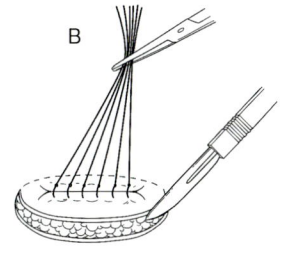

図1　ストーマの仮閉鎖
ストーマを腹壁内に押し込めるように，2-0絹糸などで結節縫合し（図A），皮膚切開後縫合糸を牽引しながら周囲皮膚を切除（図B）．

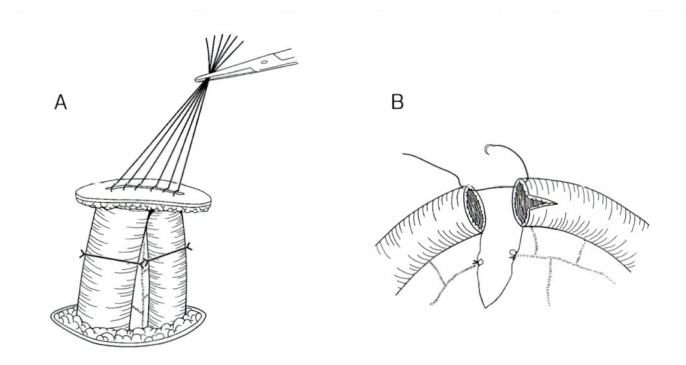

図2　ストーマ造設腸管を切除し吻合する方法
A：腹壁よりストーマ部腸管を剥離し，腹壁外に引き出し，ストーマ部直下の腸間膜血管を切離，結紮する．吻合部予定の腸管を切離する．
B：肛門側腸管の口径が小さい場合には，腸間膜対側に縦切開を加え，吻合口を合わせる．吻合終了した後，腸間膜も縫合閉鎖する．

- 吻合部の縫合不全の有無に加え，肛門括約筋機能の問題を含め，閉鎖時期を検討するのが今後の課題である．

B　双孔式回腸ストーマ閉鎖術の実際

- ストーマ閉鎖術での術中汚染を低減する目的で，ストーマ周囲皮膚を結節縫合で仮閉鎖し，結紮糸を支持糸としながら腸管を剥離する方法も行われるが，皮膚の切除範囲が拡大する欠点がある（図1）．ストーマの仮閉鎖は次項の双孔式結腸ストーマも参照．

1）手縫い吻合 handsewn anastomosis（ストーマ造設腸管の切除を行う方法）

- ストーマ部を腹壁より遊離した後，ストーマ部を口側，肛門側ともに切除し，吻合する方法である．通常，端々吻合が行われるが，肛門側腸管が萎縮し口径が縮小している場合には，適宜，トリミングや腸間膜対側に縦切開をおき口径を合わせる（図2）．

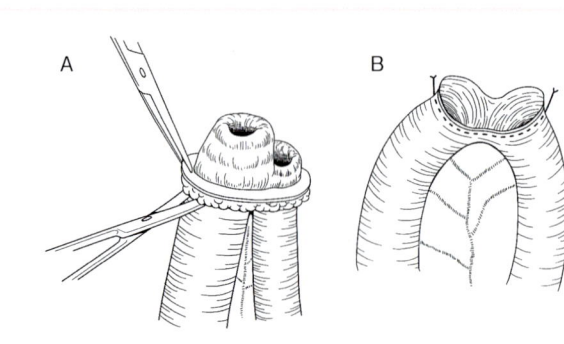

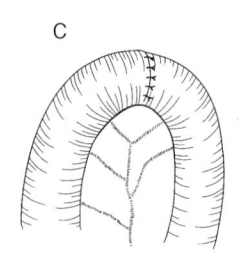

図3　ストーマ造設腸管を切除せず吻合を行う方法
A：ストーマの翻転した部分の漿膜を剥離しストーマを元来の腸管の状態に戻す．
B：皮膚縁の付着した断端をトリミングし，吻合の準備を行う．
C：腸間膜付着側は切離せずに断端を縫合する．腸間膜血管は処理しない．肛門側腸管が萎縮し口径が小さい場合には，腸間膜対側を縦切開し口径を合わせる．

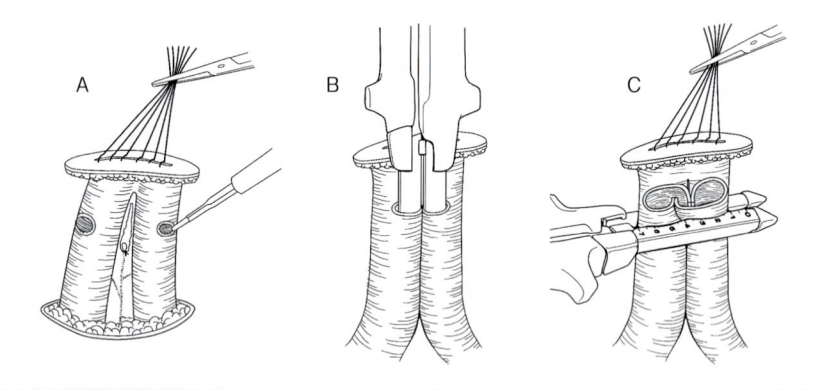

図4　器械吻合（機能的端々吻合FEEA）
A：ストーマ直下の腸間膜血管を切離結紮し，口側，肛門側の脚に自動縫合器挿入用の小孔を作製する．
B：リニアステープラーを挿入し側々吻合を行う．
C：挿入口の直下で再度リニアステープラーで切離し，吻合を完成させる．

2) 手縫い吻合（ストーマ造設腸管の切除を行わない方法）

- 同様にストーマ部の遊離後に，ストーマの翻転部を剥離することによって元の状態に戻して，ストーマ造設腸管を切除せずにストーマ部を単純閉鎖する方法である．これも適宜，トリミングや腸間膜対側に縦切開をおき口径を合わせる[12]（図3）．

3) 器械吻合 stapling anastomosis

- ストーマ部を遊離後に口側，肛門側腸管にリニアステープラーを挿入し，側々吻合し吻合部よりもストーマ部寄りで，ストーマ部を再度リニアステープラーで切離し吻合を完了する方法（機能的端々吻合術 functional end to end anastomosis：FEEA）である（図4）．ストーマ部を切離して，断端よりリニアステープラーを挿入し吻合し，ステープルラインを

引き離すように吻合し吻合口が三角形の大きな吻合口となるような方法もある[13].

4) 器械＋手縫い吻合

- 上記の器械吻合術でストーマ部を切離する段階で，リニアステープラーによる切離を行わずに，挿入口を手縫いで閉鎖する方法である．ステープラーで切離しない分，吻合口が広く確保できる点と手縫い吻合のため縫合線の調節が可能であることが利点である[14]．器械吻合にはさまざまな方法があり，ストーマ閉鎖時の状況に応じて選択する．

C ストーマ閉鎖術に関する比較研究―手縫い吻合vs器械吻合

- ストーマ閉鎖術の手技について，手縫い吻合と器械吻合とを比較したRCTは4件あり[12, 15〜17]，多くの報告で在院期間，合併症，縫合不全には差がみられず，手術時間では器械吻合のほうが短かったと報告している．手縫い吻合（端々吻合）で術後腸管運動の回復が遅延していたとする報告もある[16].
- 6論文のメタアナリシスでは，手術時間が器械吻合で短縮していた以外は，在院期間，腸閉塞，縫合不全，創感染には差がなかったとしており，器械吻合の方が，腸閉塞が少なく手術時間が短縮できるため，外科医に好まれる傾向があると述べている[18]．6,107例のシステマティックレビューでは，手術時間は63.5分で，在院期間は5.1日，全合併症は17.3％にみられ，うち術後腸閉塞7.2％，手術部位感染5.0％，縫合不全1.4％，手術死亡0.4％と報告されている[19].

D ストーマ創の閉鎖法

1) 一次縫合 primary suture(closure)

- 一次癒合を考え皮膚および皮下組織を通常どおり一次縫合する方法であるが（図5），縦に縫合する方法と皮膚割線に沿って横方向に縫合する方法とがある．
- 横切開でストーマ貫通孔を作製し，ストーマ閉鎖時には横方向に縫合することで整容性と創感染が低減したとする報告と[20]，真皮縫合と皮膚ステープラーを用いた皮膚縫合とを比較し，真皮縫合を行うことで明らかに創感染が減ったとする報告がある[21].

2) 二次縫合 secondary closure，遅延縫合 delayed primary closure

- ストーマ閉鎖創は感染が高率であることから，感染していることを前提に皮膚および皮下組織は一次縫合せずに開放創のままとするものがある[12]．一方，開放創に湿潤ガーゼを軽く詰めておき，術後に感染徴候がなければ（または，感染徴候が消失した時期に）二次縫合し閉鎖するか，あるいは術後第3〜5病日に計画的に遅延縫合する方法がある[22].

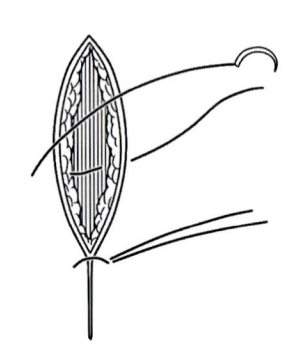

図5　ストーマ創の一次縫合
皮膚縫合は粗に行い，滲出液の排泄を図る．感染を低減させるために真皮縫合を用いることもある．

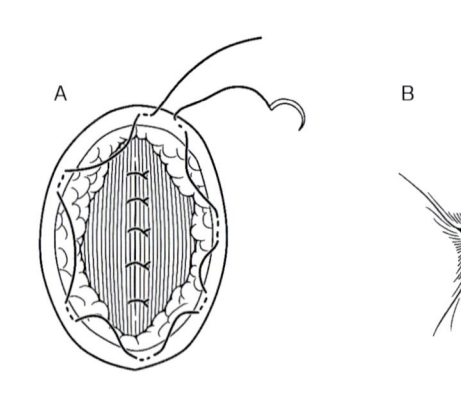

図6　皮膚巾着縫合法
A：ストーマ切開創の真皮層にモノフィラメント糸（1-0または2-0の吸収糸または非吸収糸）で巾着縫合を行う．
B：縫縮後には，中央に5〜10mm程度の開放創が形成され，湿潤ガーゼを留置しwet dressingを行い管理する．

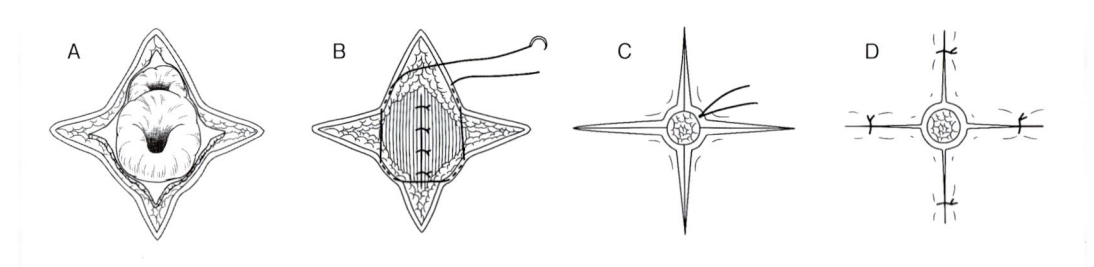

図7　"Gunsight"皮膚切開・縫合法
A：ストーマ切開創にさらに4方向に楔状に皮膚切除を追加する．
B：真皮層に吸収糸（2-0モノフィラメント）をかけ中央部付近を巾着縫合する．
C：縫縮後は中央に開放創が残り，ドレナージ創となる．
D：4方向の皮膚縁を追加縫合し，終了とする．

3） 巾着縫合 pursestring suture, circumferential subcuticular suture

- ストーマ創の真皮層をモノフィラメントの1-0ないし2-0非吸収糸で巾着縫合し，中心に5mm程度の開放創を残して縫縮する方法である．縫合糸は8〜10日後に抜糸するが，吸収糸を用いる報告もある[23]．中心の開放創にはロール状にしたガーゼを留置し第2病日に抜去する（図6）．90％以上の患者で8週以内に創閉鎖が得られる[23]．
- 良好な術野，容易な創処置，良好な整容性を得る目的で，ストーマに沿った円形の皮膚切開の上下左右の四方向に楔状の皮膚切開を追加し，中央を残して十字状に縫合する"Gunsight"皮膚切開・縫合法と呼ばれる方法がある（図7）[24]．

創傷治癒形式と縫合・閉鎖

創傷治癒は次の3つのカテゴリーに分類される.

1. 一次治癒(primary intention, primary healing)

切創を層々に縫合(一次縫合 primary suture または, 一次閉鎖 primary closure)して, 一次治癒に向かわせる方法である(図8).

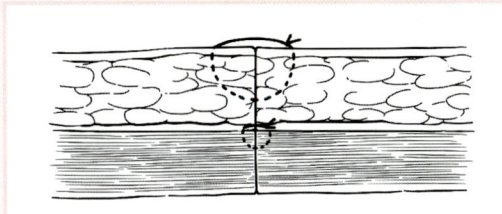

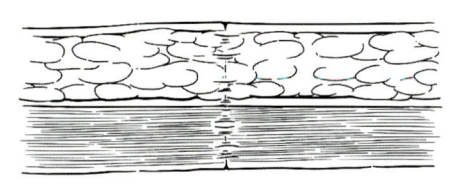

図8 一次治癒

2. 二次治癒(secondary intention, secondary healing)

組織の欠損が大きい場合や感染を起こす可能性が高いときに, 開放創のままで創傷治癒を執行させる方法で, 自然に肉芽組織が盛り上がってくる open granulation を待ち, 開放療法にて二次治癒(secondary intention, secondary healing)を図る方法である(図9).

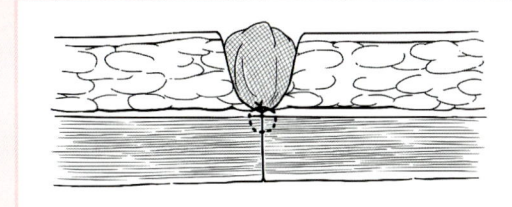

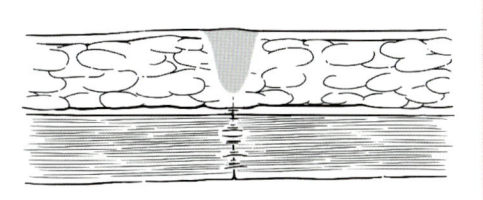

図9 二次治癒

3. 三次治癒(tertiary intention, tertiary healing)

はじめは, 創を開放しておき wet dressing で管理し, 数日後に感染がみられないか創が清浄化した場合に縫合し, 三次治癒に向かわせる方法である(図10). 最初から意図的に縫合を遅らせるものを遅延一次縫合(閉鎖)(delayed primary suture, closure)と呼び, 感染が消退したのちに縫合するものを二次縫合(secondary suture)または, 二次閉鎖(secondary closure)と呼ぶ.

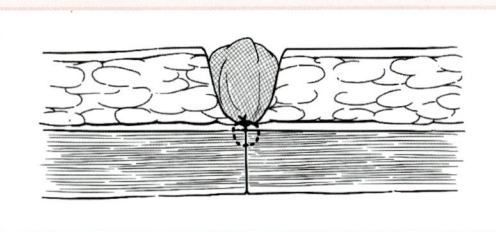

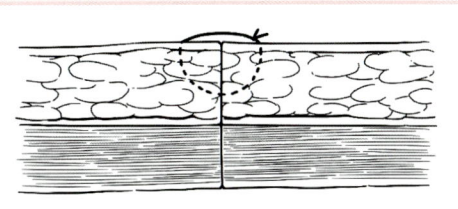

図10 三次治癒

E ストーマ創閉鎖法の比較研究

1) 一次縫合 vs 二次縫合

- 一次縫合と二次縫合とを比較したRCTによれば，入院期間に差はないものの，創感染は一次縫合の10％に比べ二次縫合では20％と一次縫合の方が，創感染は少ない結果であった[22]．別の後ろ向き比較試験でも差はなく，一次縫合でも感染は増えないという結果が報告されている[25]．

2) 巾着縫合 vs 一次縫合

- 巾着縫合と一次縫合を比較した2つのRCTでは巾着縫合の方が，明らかに創感染が少なく[26, 27]，巾着縫合で治癒期間が短く，患者満足度も優れていた[27]．非ランダム化前向き試験でも巾着縫合で創感染が少なく，患者満足度も高かった[28]．その他の後ろ向き試験においても，創感染が少ないことが報告されている[29〜31]．

F 術後合併症と合併症対策

1) 縫合不全

- 英国のデータベースを用いた5,401例の集計では[32]，ASA grade，長時間の手術，COPD，透析，進行癌などが独立した危険因子であった．ストーマ閉鎖後の感染症は4.3％で，体腔内感染は3.0％と報告されており，重症合併症は9.3％で，決して合併症は少なくない．
- 6,107例のシステマティックレビューでは，縫合不全は1.4％であった[19]．単独施設での報告でも，1〜4.3％の数字が報告されており[33〜35]，吻合法による縫合不全，その他の合併症には違いがないという報告がほとんどである．

2) 創感染

- 一次縫合における創感染の頻度は，9〜41％と高率であり[22, 34〜36]，入院期間の短縮と医療コストの低減には創感染をコントロールすることが重要であり，この観点からさまざまな試みがなされてきた．
- 一次縫合よりも巾着縫合において創感染が少ないことが示されている．
- 病的肥満は感染のリスクを上げ，抗生物質はセフェム系(またはペニシリン系)，アミノグリコシド系，メトロニダゾールの3剤併用で感染は減少する[31]．しかし，創部にゲンタマイシンを浸ませたスポンジを留置する二重盲検試験の報告では，全く効果はみられなかった[39]．
- 周術期管理を標準化することにより創感染は42.8％から13.9％に減少する．多方面から

のアプローチが重要であり，創感染の危険因子は，ストーマ周囲皮膚炎，術中合併症である[40].

3) その他

- ストーマ閉鎖部に生ずる腹壁瘢痕ヘルニアについてのシステマティックレビューでは，腹壁瘢痕ヘルニアは回腸ストーマよりも結腸ストーマの閉鎖例に多く，全ストーマ閉鎖症例の約1/3に発生し，そのうちの半数にはヘルニア修復が必要であるとされている[41].

引用文献

1) van de Pavoordt HD, Fazio VW, Jagelman DG, et al：The outcome of loop ileostomy closure in 293 cases. Int J Colorectal Dis 1987；2：214-217
2) Lewis P, Bartolo DC：Closure of loop ileostomy after restorative proctocolectomy. Ann R Coll Surg Engl 1990；72：263-265
3) Senapati A, Nicholls RJ, Ritchie JK, et al：Temporary loop ileostomy for restorative proctocolectomy. Br J Surg 1993；80：628-630
4) Perez RO, Habr-Gama A, Seid VE et al：Loop ileostomy mobidity：timing of closure matters. Dis Colon Rectum 2006；49：1539-1545
5) Alves A, Panis Y, Lelong B, et al：Randomized clinical trial of early versus delayed temporary stoma closure after proctectomy. Br J Surg 2008；95：693-698
6) Bakx R, Busch OR, van Geldere D, et al：Feasibility of early closure of loop ileostomies. Dis Colon Rectum 2003；46：1680-1684
7) Hindenburg T, Rosenberg J：Closing a temporary ileostomy within two weeks. Dan Med Bull 2010；57：A4157
8) Chapman JR, Larson DW, Wolff BG, et al：Ileal pouch-anal anastomosis. does age at the time of surgery affect outcome? Arch Surg 2005；140：534-540
9) Rickard MJ, Young CJ, Bissett IP, et al：Ileal pouch-anal anastomosis：the Australian experience. Colorect Dis 2007；9：139-145
10) Wasmuth HH, Tranø G, Endreseth B, et al：Long-term surgical load in patients with ileal pouch-anal anastomosis. Colorect Dis 2009；11：711-718
11) Wong KS, Remzi FH, Gorgun E, et al：Loop ileostomy closure after restorative proctocolectomy：outcome in 1504 patients. Dis Colon Rectum 2005；48：243-250
12) Hull TL, Kobe I, Fazio VW：Comparison of handsewn with stapled loop ileostomy closures. Dis Colon Rectum 1996；39：1086-1089
13) 舟山裕士, 高橋賢一, 生澤史江：回腸ストーマ(ileostomy)．炎症性腸疾患の外科治療(佐々木巌, 杉田昭, 二見喜太郎編)．メディカルビュー社，2013, p52-59
14) Horisberger K, Beldi G, Candinas D：Loop ileostomy closure：comparison of cost effectiveness between suture and stapler. World J Surg 2010；34：2867-2871
15) Hasegawa H, Radley S, Morton DG, et al：Stapled versus sutured closure of loop ileostomy. a randomized controlled trial. Ann Surg 2000；231：202-204
16) Shelygin YA, Chernyshov SV, Rybakov EG：Stapled ileostomy closure results in reduction of postoperative morbidity. Tech Coloproctol 2010；14：19-23
17) Löffler T, Rossion I, Bruckner T, et al：HAnd suture versus STApling for closure of loop ileostomy(HASTA Trial)：results of a multicenter randomized trial(DRKS00000040). Ann Surg 2012；256：828-836
18) Leung TTW, MacLean AR, Buie WD, et al：Comparison of stapled versus handsewn loop ileostomy closure：a meta-analysis. J Gastrointest Surg 2008；12：939-944
19) Chow A, Tilney HS, Paraskeva P, et al：The morbidity surrounding reversal of defunctioning ileostomies：a sys-

tematic review of 48 studies including 6107 cases. Int J Colorect Dis 2009 ; 24 : 711-723
20) Keating J, Kelly EW, Hunt I : Save the skin and improve the scar. a simple technique to minimize the scar from a temporary stoma. Dis Colon Rectum 2003 ; 46 : 1428-1429
21) Kobayashi S, Ito M, Sugito M, et al : Association between incisional surgical site infection and the type of skin closure after stoma closure. Surg Today 2011 ; 41 : 941-945
22) Lahat G, Tulchinsky H, Goldman G, et al : Wound infection after ileostomy closure : a prospective randomized study comparing primary vs. delayed closure technique. Tech Coloproctol 2005 ; 9 : 206-208
23) Banerjee A : Pursestring skin closure after stoma reversal. Dis Colon Rectum 1997 ; 40 : 993-994
24) Lim JT, Shedda SM, Hayes IP : "Gunsight" skin incision and closure technique for stoma reversal. Dis Colon Rectum 2010 ; 53 : 1569-1575
25) Harold DM, Johnson EK, Rizzo JA, et al : Primary closure of stoma site wounds after ostomy takedown. Am J Surg 2010 ; 199 : 621-624
26) Reid K, Pockney P, Pollitt T, et al : Randomized clinical trial of short-term outcomes following purse-string versus conventional closure of ileostomy wounds. Br J Surg 2010 ; 97 : 1511-1517
27) Comancho-Mauries D, Rodriguez-Diaz JL, Salgado-Nesme N, et al : Randomized clinical trial of intestinal ostomy takedown comparing purse-string wound closure vs conventional closure to eliminate the risk of wound infection. Dis Colon Rectum 2013 ; 56 : 205-211
28) Milanchi S, Nasseri Y, Kidner T, et al : Wound infection after ileostomy closure can be eliminated by circumferential subcuticular wound approximation. Dis Colon Rectum 2009 ; 52 : 469-474
29) Marquez TT, Christoforidis D, Abraham A, et al : Wound infection following stoma takedown : primary skin closure versus subcuticular purse-string suture. World J Surg 2010 ; 34 : 2877-2882
30) Lee JR, Kim YW, Sung JJ, et al : Conventional linear versus purse-string skin closure after loop ileostomy reversal : comparison of wound infection rates and operative outxomes. J Korean Soc Coloproctol 2011 ; 27 : 58-63
31) Milbagheri N, Dark J, Skinner S : Factors predicting stoma wound closure infection rates. Tech Coloproctol 2013 ; 17 : 215-220
32) Sharma A, Deep AP, Ridkles AS, et al : Closure of defunctioning loop ileostomy is associated with considerable morbidity. Colorect Dis 2012 ; 15 : 458-462
33) Van Westreenen HL, Visser A, Tanis PJ, et al : Morbidity related to defunctioning ileostomy closure after ileal pouch-anal anastomosis and low colonic anastomosis. Int J Colorect Dis 2012 ; 27 : 49-54
34) Fauno L, Rasmussen C, Sloth KK, et al : Low complication rate after stoma closure. Consultants attended 90 % of the operations. Colorect Dis 2012 ; 14 : e499-e505
35) El-Hussuna A, Lauritsen M, Bülow S : Relatively high incidence of complications after loop ileostomy reversal. Dan Med J 2012 ; 59 : A4517
36) Hackam DJ, Rotstein OD : Stoma closure and wound infection : an evaluation of risk factors. Can J Surg 1995 ; 38 : 144-148
37) Vermulst N, Vermeulen J, Hazebroek EJ, et al : Primary closure of the skin after stoma closure. Dig Surg 2006 ; 23 : 255-258
38) Pokorny H, Herkner H, Jadesz R, et al : Mortality and complications after stoma closure. Arch Surg 2005 ; 140 : 956-960
39) Haase O, Raue W, Böhm B, et al : Subcutaneous gentamycin implant to reduce wound infections after loop-ileostomy closure : a randomized double blind placebo controlled trial. Dis Colon Rectum 2005 ; 48 : 2025-2031
40) Porras-Hernandez J, Bracho-Blanchet E, Tovilla-Mercado J, et al : A standardized perioperative surgical site infection care process among children with stoma closure : A before-after study. World J Surg 2008 ; 32 : 2316-2323
41) Bhangu A, Nepogodiev D, Futaba K, et al : Systematic review and meta-analysis of the incidence of incisional hernia at the site of stoma closure. World J Surg 2012 ; 36 : 973-983

ストーマ閉鎖

2 双孔式結腸ストーマ

- ▶ 双孔式結腸ストーマは横行結腸やS状結腸に造設されることが多い．
- ▶ 術後合併症の発生率や手術の困難性を低減するため，ストーマ閉鎖は通常，初回手術から約3ヵ月の間隔を待って行うことが推奨されているが，早期の閉鎖を行うことも検討されている．
- ▶ ストーマ閉鎖のときのストーマ造設腸管は縫合不全などの術後合併症を低減のため切除することが多い．
- ▶ 吻合法には手縫い吻合(handsewn anastomosis)，機能的端々吻合(functional end to end anastomosis：FEEA)，三角吻合(triangulating stapling technique)などがある．
- ▶ 創感染が高率であるため，皮膚縫合は一次閉鎖(primary closure)やドレナージ創を残す巾着縫合(purse string suture)などが行われる．
- ▶ 低位前方切除術と同時に行われる一時的双孔式結腸ストーマの閉鎖手術では特に肛門側結腸への血流確保に留意する．
- ▶ ストーマ閉鎖術後の合併症として腸閉塞，創感染，瘻孔形成，縫合不全や腹壁瘢痕ヘルニアなどがある．

A ストーマ閉鎖時期 timing of stoma closure

- 通常，初回手術から約3ヵ月の間隔を待ってストーマ閉鎖を行うことが推奨されている[1]．重症の腹膜炎症例でストーマを造設した患者のストーマ閉鎖の合併症についての検討では，縫合不全と死亡率を低減するために初回手術とストーマ閉鎖の間隔を3ヵ月以上開けることが有効であると結論付けている[2]．これは患者の全身状態が十分に回復し，腹腔内の癒着が血流に富む時期を過ぎたころに当たるからである．多くの報告が6～12週待つことで術後合併症の発生率や手術の困難性を低減することができることを示している[3]．
- 近年では直腸手術において初回手術後8日の早期ストーマ閉鎖の有用性を60日後の閉鎖と比較して検証すると，創感染率は高いもののイレウスの発症は少なく，適応を考慮すれば早期のストーマ閉鎖も選択肢となることが示されている[4]．

B ストーマ閉鎖法 technique of stoma closure

- ストーマ閉鎖に先立ち，ストーマより肛門側の吻合部を含めた腸管に異常がないことを注腸造影検査あるいは大腸内視鏡検査で確認しておく．

図1　ストーマの仮閉鎖と剥離

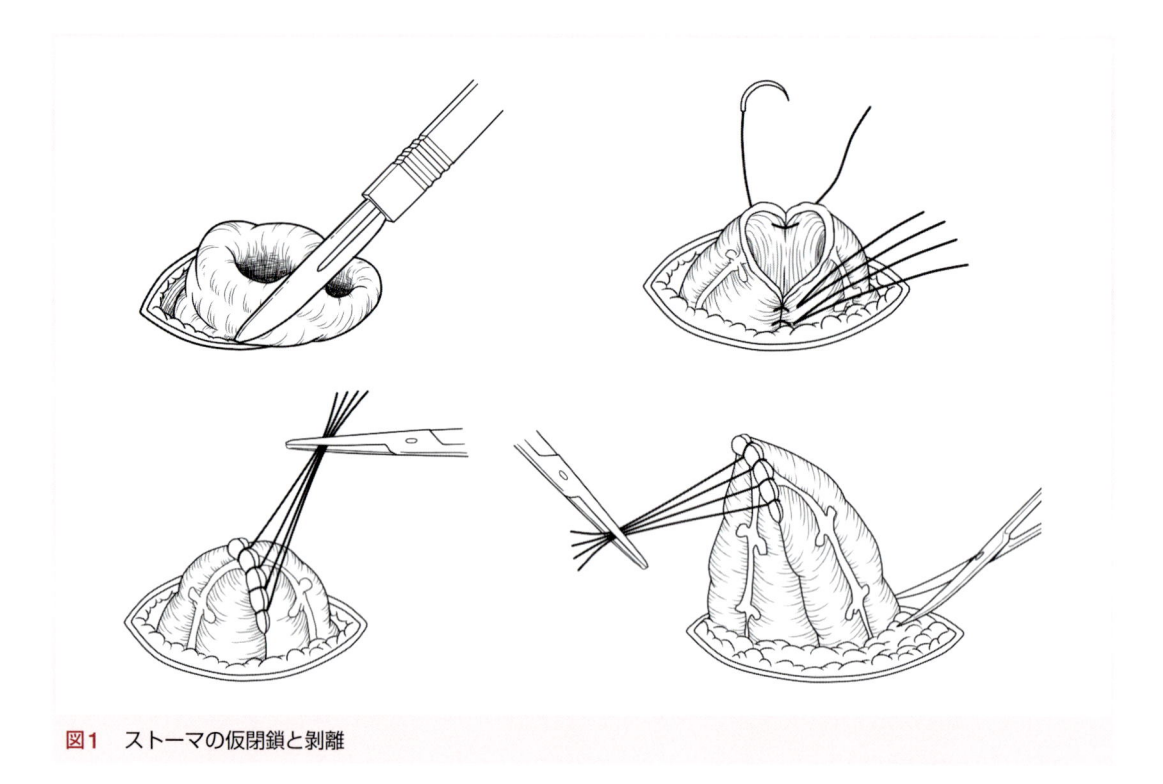

1) 術前処置 bowel preparation

- 手術前の腸管処置は，一般的な大腸手術と同様である．

2) 造設腸管の一次閉鎖と剥離

- 手術中の便漏れは手術部位感染（surgical site infection）の原因となるため，腸管内容が漏れないよう仮閉鎖を行う．
- ストーマ周囲を消毒した後，粘膜皮膚接合部をメスで切開して剥離を皮下組織まで進める．全周剥離を進めて開口した腸管同士を一層吻合して牽引すると翻転していた腸管壁が翻転解除となる．
- 仮閉鎖は8～10針ほどで内容が漏れないようにしておく．閉鎖した糸を牽引して皮下組織，腹膜と腸管の癒着を可能な限り剥離して吻合できる状態とする（図1）．

> **ストーマ閉鎖のときのストーマ腸管は切除するか**
>
> ストーマ閉鎖時に腸管から腹膜や大網の癒着を剥離した後，腸管が浮腫もなく損傷もない場合には，腸管切除を行わずそのまま吻合を行ういわゆるsimple closureを標準とする施設もある．しかしながら，近年は縫合不全などの術後合併症の発症を低減するため，浮腫や損傷のない正常な腸管まで切除してから吻合することを標準とする施設が多くなっている[5]．

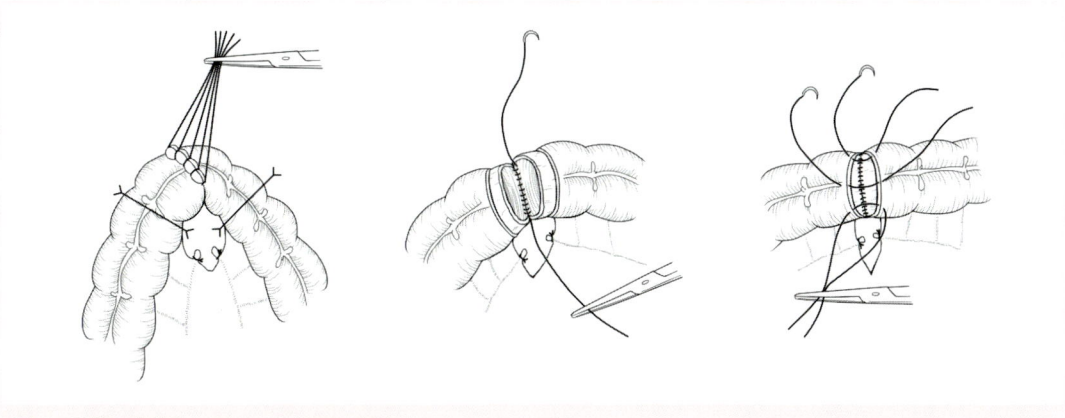

図2　手縫い吻合（handsewn anastomosis）

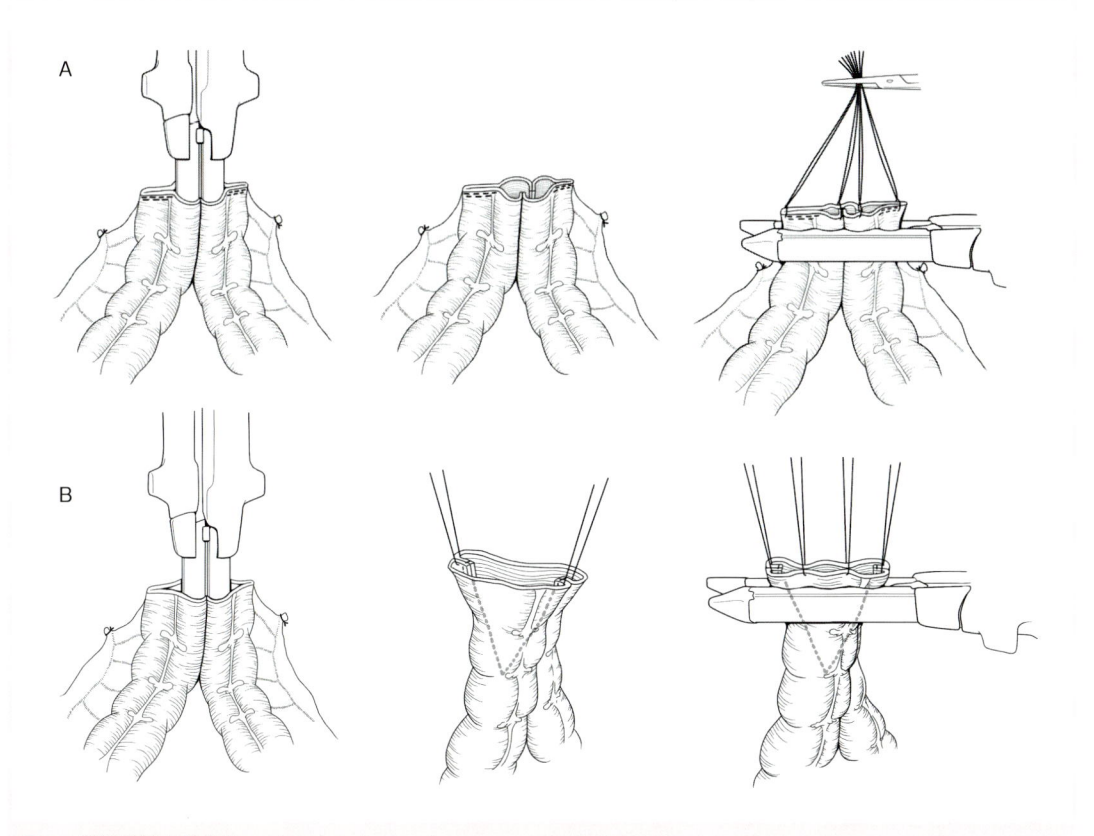

図3　機能的端々吻合（functional end to end anastomosis：FEEA）
(A) closedや，open techniqueで吻合口を広くする方法(B)などがある．

3) 吻合法

- 手縫い吻合（handsewn anastomosis：図2）あるいは機能的端々吻合（functional end to end anastomosis：FEEA：図3）が行われることが多いが，最近ではリニアステープラーを応

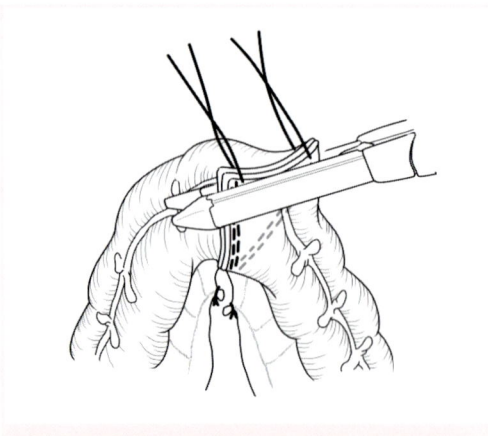

図4　三角吻合(triangulating stapling technique)

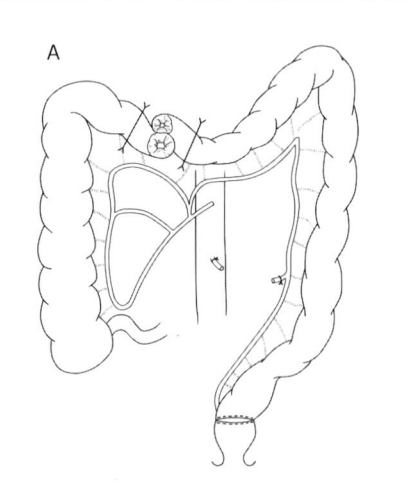

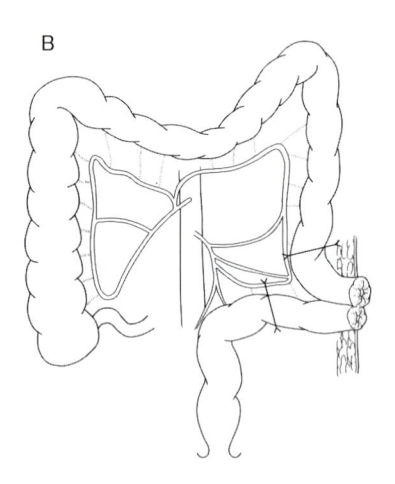

図5　ストーマの腸管血流(blood supply to the bowel)
A：低位前方切除＋横行結腸人工肛門
B：穿孔部腸管体外誘導(exteriorization)

用した三角吻合(triangulating stapling technique：図4)も行われる．

4) ストーマの腸管血流 blood supply to the bowel

- 双孔式結腸ストーマが作製される状況は，大きく二つに分類される．
- 第一に直腸癌などで低位前方切除術(low anterior resection)を行い吻合部の安静のためにストーマを横行結腸に造設する場合(diverting stoma/defunctioning stoma/covering stoma)である．この場合には，下腸間膜動脈血流の温存状態に注意すべきである(図5A)．下腸間膜動脈が根部で処理されている場合には，横行結腸中央から肛門側の腸管の血流は中結腸動脈の左枝のみで栄養されている．ストーマ閉鎖の場合には，この血流は必

表1 ストーマ閉鎖における皮膚感染の頻度

報告者（報告年）	研究デザイン	症例数	ストーマの種類と症例数	感染率(%)	有意差
Vermulst N (2006)[6]	後ろ向き	一次閉鎖25	回腸ストーマ6 結腸ストーマ19	36	p＝0.005
		二次閉鎖37	回腸ストーマ34 結腸ストーマ3	5	
Harold DM (2010)[7]	後ろ向き	一次閉鎖26	回腸ストーマ45	0	NS
		二次閉鎖49	結腸ストーマ30	5.3	
Camacho-Mauries D (2013)[8]	ランダム化比較試験	単純縫合閉鎖30	回腸ストーマ（エンド4/ループ13） 結腸ストーマ（エンド11/ループ2）	36.6	p＜0.0001
		巾着縫合31	回腸ストーマ（エンド7/ループ16） 結腸ストーマ（エンド6/ループ2）	0	

ず温存しなければならない．通常はこのことを考慮して双孔式結腸ストーマは右側横行結腸を用いて作製される．

● 第二にS状結腸憩室穿孔などの場合に行われる穿孔部分の腸管をそのまま体外に誘導してストーマを作製する場合（腸管前置術exteriorization）である（図5B）．この場合には，下腸間膜動脈からの腸管血流は十分であるので，通常の切除吻合を行えばよい．

5）創の閉鎖法

● ストーマ腸管の吻合が終了したら，腹膜・腹直筋を縫合閉鎖する．
● 皮膚縫合は一次閉鎖（primary closure）する方法が行われてきたが，縫合部の感染が高率に発生するため一部にドレナージ創を残したまま巾着縫合（purse string suture）行う施設もある．一次閉鎖よりも巾着縫合の方が，感染率が低いとされるが[6, 10]，感染発生率は変わらないとする報告もある[7]（表1）．

C 術後の合併症とその頻度

● ストーマ閉鎖術後の合併症として周術期に発生する腸閉塞，創感染，瘻孔形成や縫合不全などがある．報告によって頻度が大きく異なり，現在のところ十分なエビデンスはない（表2）[9〜15]．
● ストーマ閉鎖創部の腹壁瘢痕ヘルニアが7％（0〜48％）の頻度で発生するが，報告によってその頻度は大きく異なる．腹壁瘢痕ヘルニアの発生は，ループ式回腸ストーマの閉鎖よりもループ式結腸ストーマの閉鎖で危険性が高い（オッズ比 0.28, 95％CI 0.12〜0.65）[16]．

IV ストーマ閉鎖

表2 ストーマ閉鎖後の合併症の頻度

報告者（報告年）	研究デザイン	ストーマの種類と症例数	イレウス	創感染	瘻孔	縫合不全
Gooszen AW（1998）[9]	ランダム化比較試験	ループ式回腸ストーマ 37	5.4	5.4	5.4	2.7
		ループ式横行結腸ストーマ 39	2.6	2.6	2.6	0
Rullier E（2001）[10]	後ろ向き	ループ式回腸ストーマ 96	5.2	3.1	0	0
		ループ式結腸ストーマ 50	4.0	20.0	4.0	4.0
Edwards DP（2001）[11]	ランダム化比較試験	ループ式回腸ストーマ 34	0	2.9	0	
		ループ式結腸ストーマ 36	2.8	5.6	2.8	
Law WL（2002）[12]	ランダム化比較試験	ループ式回腸ストーマ 42	7.1	2.4	2.4	
		ループ式結腸ストーマ 38	2.6	5.3	0	
Kaiser AM（2008）[13]	後ろ向き	単孔式回腸ストーマ 10	0	20.0	0	0
		ループ式回腸ストーマ 56	3.6	7.1	1.8	0
		単孔式結腸ストーマ 59	6.8	33.9	1.7	1.7
		ループ式結腸ストーマ 31	0	25.8	6.5	3.2
Klink CD（2011）[14]	後ろ向き	ループ式回腸ストーマ 100		8		0
		ループ式横行結腸ストーマ 100		27*		3
Sakai Y（2001）[15]	ケースコントロール	ループ式回腸ストーマ 63	0	4.2		
		ループ式結腸ストーマ 63	3.2	5.0		

*$p<0.01$

CQ 直腸癌の自然肛門温存術時に造設した一時的ストーマを閉鎖できず，永久的ストーマになる頻度や原因は何か

直腸癌での肛門温存手術で一時的ストーマとして造設された例では，結果的に数％〜20％の例では永久的ストーマになっている．

ストーマ閉鎖ができない（nonreversal）の主な原因は，臨床症状がある縫合不全，吻合部狭窄，がんの再発・転移，肛門機能不全，患者の希望などである．

- 直腸癌に対して前方切除術の際に一時的ストーマ造設は有症状の縫合不全を減少させることが報告されている[17]．
- 縫合不全を予防する目的で一時的ストーマが造設されるが，結果的にストーマを閉鎖することができない症例は数％から20％程度存在する（表3）[18〜21]．
- ストーマが閉鎖できない原因としては，肛門機能不全，吻合部狭窄などの合併症や局所再発，転移，患者の希望，などである．
- 縫合不全をきたした症例の33％の症例でストーマが閉鎖不可能であり，症状のある縫合不全例では，症状のない縫合不全例と比較して永久ストーマとなる率が高いと報告されている[22]．

表3 直腸癌手術で一時的ストーマを閉鎖できない頻度

報告者（報告年）	手術症例	ストーマ造設症例数	ストーマ造設率（%）	非閉鎖症例	再造設	永久ストーマ率（%）	原因
Bailey（2003）[18]	154例	59（回腸33, 結腸26）	38.3	5		8	吻合部狭窄2, 転位2, 患者希望1
Nelson RS（2009）[19]	201例*	201		29			局所再発12, 合併症10, 肛門機能不全7
Junginger（2010）[20]	397例	292	73.6	279例中33例11.8%	閉鎖246例中28例11.4%	18	吻合部合併症, 局所再発
Lindgren（2011）[21]	234例	116	49.6	45		19.2（単孔式結腸25 ループ式回腸20）	肛門機能不全28, 転位9, 縫合不全3, 全身状態不良3, 他癌2, 患者希望2, 慢性便秘1

*術前化学放射線療法あり

CQ 自然肛門温存術後の一時的ストーマを閉鎖はQOLを向上させるか．

直腸癌での肛門温存手術で一時的ストーマを閉鎖後のQOLの変化についてのエビデンスはきわめて少ない．一般に思われているほど，ストーマ閉鎖によりQOLや日常生活の改善が得られていない．ストーマ閉鎖術後の排便機能について十分なインフォームドコンセントのもとに肛門温存手術の適応を考慮する．

- 一時的ストーマ閉鎖術後のQOLの変化やストーマ閉鎖術後の排便機能についても十分な検討がなされていない．
- 一時的ストーマが造設された35例を対象に前向きにSF-36を用いてQOLを調査すると，ストーマ閉鎖術後にはbody imageやレジャーなどでは改善がみられたものの，ストーマ閉鎖を行った1年後も消化管に関する症状・問題が続く例が多く，一般的に思われているほど，ストーマ閉鎖を受けた患者ではQOLや日常生活の改善は得られていなかった[23]．
- ストーマ閉鎖後に予測される排便機能について，十分なインフォームドコンセントのもとに肛門温存術の適応を考慮する．さらにストーマ閉鎖術前後には，術後早期の排便状態に関するカウンセリングが必要である．
- ストーマ閉鎖早期の排便障害のため，ストーマ閉鎖に期待していたこと以上に患者にnegativeな印象を与えることにもなるため看護師の適切なサポートの必要性が報告されている[24]．

引用文献

1) Shellito PC : Complications of abdominal stoma surgery. Dis Colon Rectum 1998 ; 41 : 1562-1572
2) Martinez JL, Luque-de-León E, Andrade P : Factors related to anastomotic dehiscence and mortality after terminal stomal closure in the management of patients with severe secondary peritonitis. J Gastrointest Surg 2008 ; 12 : 2110-2118
3) Mosdel DM, Doberneck RC : Morbidity and mortality of ostomy closure. Am J Surg 1991 ; 162 : 633-637
4) Alves A, Panis Y, Lelong B, et al : Randomied clinical trial of early versus delayed temporary stoma closure after proctectomy. Br J Surg 2008 ; 95 : 693-698
5) Riesener KP, Lehnen W, Höfer M, et al : Mobidity of ileostomy and colostomy closure : Impact of surgical technique and perioperative treatment. World J Surg 1997 ; 21 : 103-108
6) Vermulst N, Vermeulen J, Hazebroek EJ, et al : Primary closure of the skin after stoma closure. Dig Surg 2006 ; 23 : 255-258
7) Harold DM, Johnson EK, Rizzo JA, et al : Primary closure of stoma site wounds after ostomy takedown. Am J Surg 2010 ; 199 : 621-624
8) Camacho-Mauries D, Rodriguez-Diaz JL, Salgodo-Nesme N, et al : Randomized clinical trial of intestinal ostomy takedown comparing pursestring wound closure vs conventional closure to eliminate the risk of wound infection. Dis Colon Rectum 2013 ; 56 : 205-211
9) Gooszen AW, Geelkerken RH, Hermans J, et al : Temporary decompression after colorectal surgery : randomized comparison of loop ileostomy and loop colostomy. Br J Surg 1998 ; 85 : 76-79
10) Rullier E, Le Toux N, Laurent C, et al : Loop ileostomy versus loop colostomy for defunctioning low anastomoses during rectal cancer surgery. World J Surg 2001 ; 25 : 274-278
11) Edwards DP, Leppington-Clarke A, Sexton R, et al : Stoma-related complications are more frequent after transverse colostomy than loop ileostomy : a prospective randomized clinical trial. Br J Surg 2001 ; 88 : 360-363
12) Law WL, Chu KW, Choi HK : Randomized clinical trial comparing loop ileostomy and loop transverse colostomy for faecal diversion following total mesorectal excision. Br J Surg 2002 ; 89 : 704-708
13) Kaiser AM, Israelit S, Klaristenfeld D, et al : Morbidity of ostomy takedown. J Gastrointest Surg 2008 ; 12 : 437-441
14) Klink CD, Lioupis K, Binnebösel M, et al : Diversion stoma after colorectal surgery : loop colostomy or ileostomy? Int J Colorectal Dis 2011 ; 26 : 431-436
15) Sakai Y, Nelson H, Larson D, et al : Temporary transverse colostomy vs loop ileostomy in diversion. a case-matched study. Arch Surg 2001 ; 136 : 338-342
16) Aneel Bhangu, Dmitri Nepogodiev, Kaori Futaba, et al : Systemic review and meta-analysis of the incidence of incisional hernia at the site of stoma closure. World J Surg 2012 ; 36 : 973-983
17) Matthiessen P, Hallböök O, Rutegård J, et al : Defunctioning stoma reduces symptomatic anastomotic leakage after low anterior resection of the rectum for cancer : a randomized multicenter trial. Ann Surg 2007 ; 246 : 207-214
18) Bailey CM, Wheeler JMD, Birks M et al : The incidence and cause of permanent stoma after anterior resection. Colorectal Dis 2003 ; 5 : 331-334
19) Nelson RS, Boland E, Ewing BM, et al : Permanent diversion rates after neoadjuvant therapy and coloanal anastomosis for rectal cancer. Am J Surg 2009 ; 198 : 765-770
20) Junginger T, Gönner U, Trinh TT, et al : Permanent stoma after low anterior resection for rectal cancer. Dis Colon Rectum 2010 ; 53 : 1632-1639
21) Lindgren R, Halböök O, Rutegård J, et al : What is the risk for a permanent stoma after low anterior resection of the rectum for cancer? A six-year follow-up of a multicenter trial. Dis Colon Rectum 2011 ; 54 : 41-47
22) Ogilvie JW Jr, Dietz DW, Stocchi L : Anastomotic leak after restorative proctosigmoidectmy for cancer : what are the chances of a permanent sotomy? Int J Colorectal Dis 2012 ; 27 : 1259-1266
23) Siassi M, Hohenberger W, Losel F, et al : Quality of life and patient's expectation after closure of a temporary stoma.Int J Colorectal Dis 2008 ; 23 : 1207-1212
24) Taylor C, Morgan L : Quality of life following reversal of temporary stoma after rectal cancer surgery. Eur J Oncol Nurs 2011 ; 15 : 59-66

ストーマ閉鎖

3 ハルトマン手術後の左側結腸の再建

▶ハルトマン手術症例のうち，実際にストーマ閉鎖が行われるのは20～70％である．
▶初回手術の状態により，その難易度は大きく異なる
▶術後合併症発症のリスクが高く侵襲も大きな手術である．
▶一般的に初回手術から3ヵ月以降に閉鎖されることが多い．
▶最近は腹腔鏡下手術でも行われるが，開腹移行率が比較的高いことに留意すべきである．

A ハルトマン手術となる病態

- S状結腸あるいは直腸を切除して吻合せず，口側結腸を単孔式ストーマとし，肛門側腸管を閉鎖して空置する手術である．
- 腹腔内の炎症や腸管の浮腫のために吻合が危険と判断した場合や肛門機能不全などの局所要因と栄養状態不良などの全身状態不良の場合に用いられる．実際には大腸癌で閉塞性大腸炎を伴っている場合やS状結腸憩室穿孔による腹膜炎などが多い．
- ハルトマン手術が行われた症例のうち，実際にストーマ閉鎖，再建Hartmann's reversalの手術が行われるのは20～70％である[1,3,4,6,7]．

ハルトマン手術の定義

厳密な定義としては癌占拠部の直腸を切除して，肛門側直腸は空置して口側腸管で単孔ストーマを造設する手術に限定される．しかしながら，実臨床ではS状結腸癌でS状結腸を切除する場合や，癌ではなくS状結腸憩室炎などの良性疾患でS状結腸を切除してストーマ造設を行う場合にもハルトマン（式）手術と呼称されている．

B ハルトマン手術後の左側結腸の再建の注意事項

- 初回手術の状態により，その難易度は大きく異なることに注意すべきである．
  注意すべき状態
  ①腹膜炎の手術後であれば，腹腔内の癒着が高度である場合が多い．
  ②S状結腸切除後の吻合では，再建のために脾弯曲部の剝離・脱転が必要となる．

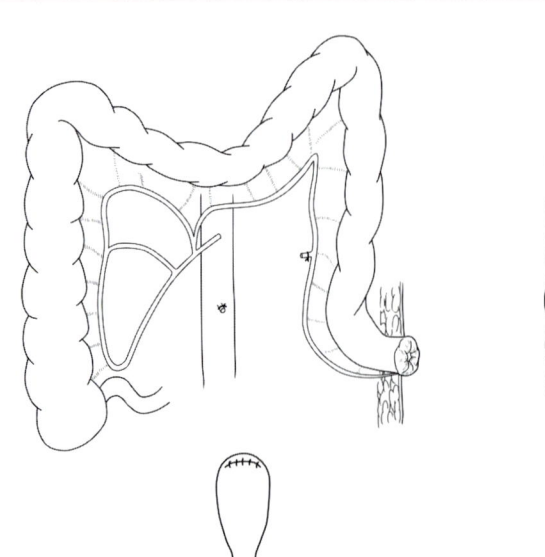

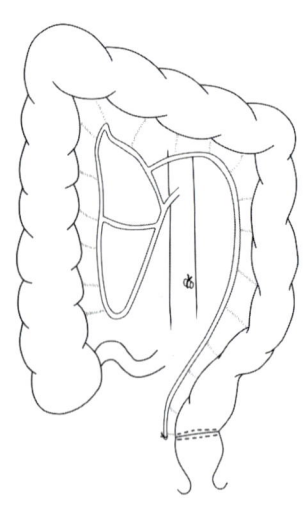

図1　ハルトマン手術後の左側結腸の再建

③肛門側閉鎖断端が腹膜翻転部以下である場合，吻合の難易度は高い．
④吻合する口側腸管の血流を確認する．
⑤吻合への緊張がかからないように剝離授動する（図1）．

C 吻合方法

- 通常の前方切除と同様の再建が行われる．吻合部腸管の状況に合わせて以下の吻合方法から選択する．
  ①手縫い端々吻合
  ②器械吻合による端々吻合（図2A）
  ③器械吻合による側々吻合（図2B）
  ④器械吻合による端側吻合（図2C）
  ⑤機能的端々吻合

> **ハルトマン手術後のストーマ閉鎖術における covering stoma**
>
> ハルトマン手術後のストーマ閉鎖手術の容易性は，既往手術の腸管癒着，空置された直腸断端の処理，吻合の容易性などが原因で大きく左右される．腹腔内の癒着が高度な例，空置された直腸断端が腹膜翻転部より下部にある場合などは難しい再建となる．縫合不全など術後合併症のリスクも高いことから，ストーマ閉鎖が目的の手術であるにもかかわらず，吻合後にcovering stomaが必要となる場合がある．

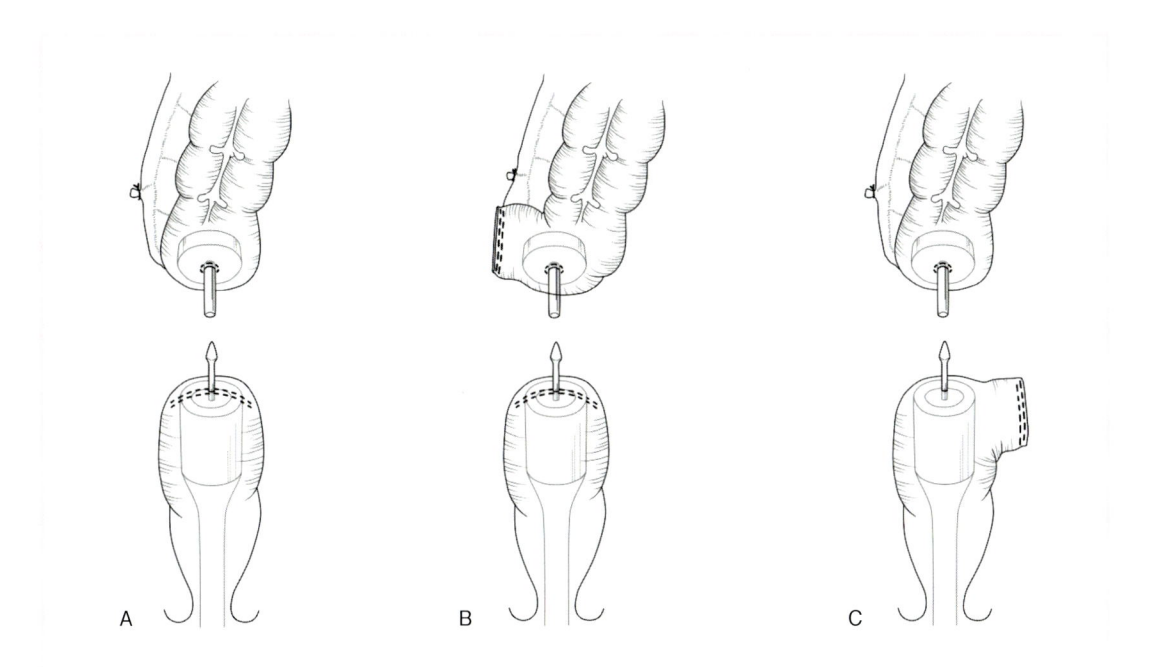

図2　左側結腸の再建方法−自動吻合器を用いた再建−

表1　ハルトマン手術後の左側結腸の再建術後の合併症

著者（報告年）	全ハルトマン手術症例数	ストーマ閉鎖手術症例数（％）	術後合併症例数（％）	死亡例（％）	合併症の危険因子
Banerjee S（2004）[1]	100	66（66）	26（39）	0	ASA分類，高血圧症
Schmeltzer TM（2007）[2]	−	113	28（25）	0	年齢，ASA分類
Roque-Castellano C（2007）[3]	162	42（25.9）	23（54.8）	0	
Riansuwan W（2009）[4]	117	80（68.4）	20（30.8）	0	年齢，PS，術前輸血，肺合併症
Okolica D（2011）[5]	−	204（腹腔鏡手術：24，開腹手術：180）	11（5.4）	0	腎不全
Tokode OM（2011）[6]	184	51（27.7）	19（37.3）	0	
Tan WS（2012）[7]	255	49（19.2）	10（20.4）	0	

D　術後合併症

● ハルトマン手術後の左側結腸の再建術後の合併症は，5〜55％と高率に発生している（表1）[1〜7]．ループ式回腸ストーマの閉鎖手術症例700例とハルトマン手術後の再建172例を比較すると早期合併症はそれぞれ33例（4.7％），34例（19.8％）でループ式回腸ストーマの閉鎖に比べハルトマン手術後の再建で術後合併症が高率に発生していた[8]．

表2 腹腔鏡を用いたハルトマン手術後の左側結腸の再建

報告腫(報告年)	症例数 開腹	症例数 腹腔鏡	開腹移行(%)	手術時間 開腹	手術時間 腹腔鏡	入院期間 開腹	入院期間 腹腔鏡	術後合併症(%) 開腹	術後合併症(%) 腹腔鏡
Faure JP (2007)[10]	20	14	2 (14.28)	180 (90〜350)*	143 (90〜240)*	11 (6〜39)	9.5 (4〜18)	6 (30.0)	2 (14.3)
Haughn C (2008)[12]	61	61	0	210±79*	154±21*	8.5±8.8*	4.1±0.6*	11 (18.0)	8 (13.1)
Mazeh H (2009)[13]	441	41	8 (19.5)	209.2 (57〜335)	193.1 (89〜460)	8.1 (4〜22)*	6.5 (3〜16)*	20 (48.8)*	11 (26.8)*
Rosen MJ (2005)[14]	—	22	2 (9.1)	—	158 (84〜356)	—	4.2 (2〜6)	—	3 (13.6)
Khaikin M (2006)[15]	—	27	4 (14.8)	—	226 (83〜329)	—	6 (3〜20)	—	9 (33.0)
Carus T (2008)[16]	—	28	5 (17.9)	—	69 (45〜172)	—	8.6 (6〜17)	—	5 (17.9)
Masoni L (2013)[17]	—	27	0	—	96 (68〜147)	—	5.7 (4〜19)	—	3 (11.1)

*$p < 0.05$

- 一期的切除吻合を行った731例との比較でもハルトマン手術後の再建121例では外科的合併症が43.8%とハルトマン手術後の再建は術後合併症の危険因子であった(オッズ比2.10, 95% CI 1.31〜3.36, p=0.002)[9].
- 合併症としては創感染が最も多いが,骨盤内膿瘍や縫合不全,吻合部狭窄などの合併症が認められる.術後合併症の危険因子として,年齢,ASA分類,performance statusや肺,腎機能障害などが指摘されている[1,2,4,5].

E ハルトマン手術後の再建のタイミング

- ハルトマン手術後の再建手術のタイミングは一定の見解が得られていない[10].
- 初回手術より15週以前に手術した13例と15週以降に手術した37例を比較して合併症率,縫合不全率に差を認めないが,15週以降に手術した症例で入院期間が短く,癒着の程度も軽度で,術後の腸管皮膚瘻の発生が15週以前に手術した症例で多かったという報告がある[11].

F 腹腔鏡手術を用いた再建

- 近年になり腹腔鏡手術を用いた再建が行われているが,症例の集積は十分ではない.
- 開腹手術への移行は0〜19.5%と報告され,既往手術による腹腔内の癒着や直腸断端の剥離操作の困難性が開腹移行の原因である(表2)[12〜18].

引用文献

1) Banerjee S, Leather AJ, Rennie JA, et al : Feasibility and morbidity of reversal of Hartmann's. Colorectal Dis 2005 ; 7 : 454-459
2) Schmelzer TM, Mostafa G, Norton HJ, et al : Reversal of Hartmann's procedure : a high-risk operation? Surgery 2007 ; 142 : 598-607
3) Roque-Castellano C, Marchena-Gomez J, Hemmersbach-Miller M, et al : Analysis of the factors related to the decision of restoring intestinal continuity after Hartmann's procedure. Int J Colorectal Dis 2007 ; 22 : 1091-1096
4) Riansuwan W, Hull TL, Millan MM, et al : Nonreversal of Hartmann's procedure for diverticulitis : derivation of a scoring system to predict nonreversal. Dis Colon Rectum 2009 ; 52 : 1400-1408
5) Okolica D, Bishawi M, Karas JR, et al : Factors influencing postoperative adverse events after Hartmann's reversal. Colorectal Dis 2012 ; 14 : 369-373
6) Tokode OM, Akingboye A, Coker O : Factors affecting reversal following Hartmann's procedure : experience from two district general hospitals in the UK. Surg Today 2011 ; 41 : 79-83
7) Tan WS, Lim JF, Tang CL, et al : Reversal of Hartmann's procedure : experience in an Asian population. Singapore Med J 2012 ; 53 : 46-51
8) Faunø L, Rasmussen C, Sloth KK, et al : Low complication rate after stoma closure. consultants attended 90 % of the operations. Colorectal Dis 2012 ; 14 : e499-e505
9) Aydin HN, Remzi FH, Tekkis PP, et al : Hartmann's reversal is associated with high postoperative adverse events. Dis Colon Rectum 2005 ; 48 : 2117-2126
10) Faure JP, Doucet C, Essique D, et al : Comparison of conventional and laparoscopic Hartmann's procesure. Surg Laparosc Endosc Percutan Tech 2007 ; 17 : 495-499
11) Keck JO, Collopy BT, Ryan PJ, et al : Reversal of Hartmann's procedure : effect of timing and technique on ease and safety. Dis Colon Rectum 1994 ; 37 : 243-248.
12) Haughn C, Ju B, Uchal M, et al : Complication rates after Hartmann's reversal : open vs. laparoscopic approach. Dis Colon Rectum 2008 ; 51 : 1232-1236
13) Mazeh H, Greenstein AJ, Swedish K, et al : Laparoscopic and open reversal of Hartmann's procedure—a comparative retrospective analysis. Surg Endosc 2009 ; 23 : 496-502
14) Rosen MJ, Cobb WS, Kercher KW, et al : Laparoscopic restoration of intestinal continuity after Hartmann's procedure. Am J Surg 2005 ; 189 : 670-674
15) Khaikin M, Zmora O, Rosin D, et al : Laparoscopically assisted reversal of Hartmanns procedure. Surg Endosc 2006 ; 20 : 1883-1886
16) Carus T, Bollmann S, Lienhard H : Laparoscopic reversal of Hartmann's procedure technique and results. Surg Laparosc Endosc Percutan Tech 2008 ; 18 : 24-28
17) Masoni L, Mari FS, Nigri G, et al : Total laparoscopic reversal of Hartmann's procedure. Am Surg 2013 ; 79 : 67-71

V

術後のストーマケア

V 術後のストーマケア

1 ストーマ創管理の基本

▶ストーマ造設術の直後管理は術直後という時期のストーマ排泄管理ではなく，ストーマ創，ならびに他のストーマ手術に関連してできる手術創の創管理である．
▶ストーマ造設の手術では通常複数の手術創がつくられる．ストーマ創と，開腹創に代表される手術創である．それぞれの創の構造と置かれた環境を正しく認識して適切なドレッシングを行う．
▶ストーマ術直後管理で最も留意しなければならないのは早期合併症の防止である．
▶原則として術後7日目にはストーマ粘膜皮膚縫合部の抜糸を行う．

A ストーマ創と手術関連創

- ストーマの排泄管理は自然排便法が基本であるが，ストーマ術直後管理は術直後という時期のストーマの排泄管理ではなく，ストーマが造設される手術でつくられる多様な手術創の創管理であり，医療者による管理の時期である．
- 手術創の管理であるから，当然管理時期は創が治癒するまでとなるが，ストーマ創の場合，治癒判定は必ずしも容易ではない．甲状腺や乳腺のような体表の手術や，心血管のような手術と異なり，消化管手術では細菌の塊といってよい便が内容物である消化管を扱うので，特に手術部位感染（SSI）に注意を払わなければならない．
- その理由として第1に準清潔創である腹部切開創と不潔創であるストーマ創が近いこと，第2に創治癒に至らないうちにストーマからの排泄が起こり，創汚染を起こす可能性が高いこと，第3に異なる上皮組織である腸管粘膜と皮膚を縫合するという特殊な縫合創であることがあげられる[1〜5]．

B ストーマ造設と創のデザイン　開腹手術と内視鏡手術

- 近年のストーマ造設手術では一次開口粘膜翻転術が行われる．また，骨突起および臍から距離を保ちながら，ストーマ周囲の装具装着部の安定した平面を確保するために腹直筋を貫通させてストーマが造設される．その結果，開腹創とストーマ創の距離が近くなりやすい[6〜8]．

📖 ストーマという人工構造物の正しい認識

1 ストーマ手術では複数の多様な手術創が作製される

- ストーマ創は①重層扁平上皮と円柱上皮という異なった構造と機能を有する上皮同士の一次縫合創であること，②縫合部は常に便にさらされる不潔創(たとえ便が排泄されない時期でも粘液などにより高度に汚染されている)の2点できわめて特異な手術創である．
- 異なる上皮の癒合は皮膚縫合のように同じ組織同士の癒合と異なり相性が悪く癒合はスムーズにいかない．したがって粘膜皮膚縫合部にはさまざまな合併症が生じる．ストーマの早期合併症のほとんどはこの部が関わってくると認識すべきである．また，ストーマ創では，本来腸の内腔にあって湿潤環境に置かれていた腸粘膜が大気環境という大腸粘膜にとっては，異常な環境にさらされるが，縫合組織の一方の担い手である粘膜にとってこの異常環境が縫合部の組織癒合にどのくらい妨げになっているかは定かではない．
- 一方，開腹創に代表されるストーマ手術関連創は，基本的に皮膚の一次縫合創であり，通常外科手術創と同様に一次治癒を目指した管理を行う．例外はドレーン創で，ドレーンを抜去した後に小さくても開放創になるので二次治癒を目指した創管理になるが，いずれも近くにストーマ創のように創自体に創傷治癒を妨げる危険因子は存在しないので準清潔創としてのドレッシングを行う．しかし，このストーマ関連手術創のうち特に開腹創だけは，しばしばストーマ創という不潔創が近接してつくられてしまうことが問題となる．ストーマ創管理を適正に行わないと，開腹創はストーマ創よりの汚染物(便)にさらされて二次感染を起こす危険が生じるからである．

2 医学的ストーマと臨床的ストーマという認識の必要性

- 通常われわれは医学的には**ストーマ粘膜部**をもってストーマと認識している．しかし，ストーマの排便処理に用いるストーマ装具の装着部はストーマ粘膜部ではなく，粘膜皮膚接合部から半径4～5cmのストーマ周囲皮膚が使われる．そのためにストーマ装具が装着される**ストーマ部**は体位にかかわらず装具装着のための安定した平面を提供できるものでなくてはならない．
- ストーマ創，開腹創いずれかでも感染などの合併症を起こすと最終的に開放創となり，二次治癒機転によって強い瘢痕組織となる(図1)．
- この瘢痕組織は周囲の皮膚・皮下組織などの軟部組織を引き込み，不整な局面を形成し装具装着を不安定にしてストーマ管理困難を引き起こす．したがって，いかに瘢痕組織の少ない創治癒をさせるかがストーマ造設術後創管理の基本となる．すなわち粘膜部と周囲の一定皮膚局面を加えたものを臨床的ストーマと認識してストーマ造設と術後管理を行うことがストーマ管理困難発生防止に不可欠である．

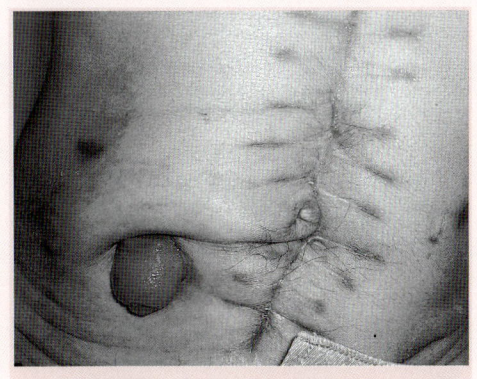

図1 開腹創，ストーマ創に感染を起こすと瘢痕治癒し，ストーマ皮膚部にしわが発生する

Consensus
開腹創とストーマ創の距離

- 準清潔創である開腹創と不潔創であるストーマ創を独立して管理するために最低でも両者間に3cm程度の距離が必要である（図2）．開腹創に創傷被覆材を貼付したうえで，ストーマには全面皮膚保護剤ストーマ袋を分けて貼付して排泄物，粘液による創汚染を避ける（図3）．
- ストーマ位置決めの際にはマーキングサイトを点でマークするだけでなく，造設されるストーマのサイズも考慮し，かつ開腹創も含めてマーキングすることはストーマ造設直後の創管理からみても大切である．したがってマーキングを担当する看護師は切開創とストーマ創の間に何cmの距離があれば創管理が可能かについて日頃から外科医と検討し，コンセンサスを得ておくことが必要である（p.28 ストーマサイトマーキングの実際を参照）．
- 腹会陰式直腸切断術においても腹腔鏡下手術を導入する施設が増えてきた[9,10]．腹腔鏡下手術ではポート孔以外に開腹創がないため，ストーマ造設部位と開腹創との距離に関する問題が少なくなり，ストーマ管理が容易となる．しかし現時点では腹腔鏡下腹会陰式直腸切断術は標準手術とはなっていないため患者の十分な同意を得たうえで慎重に適応を検討すべきである．

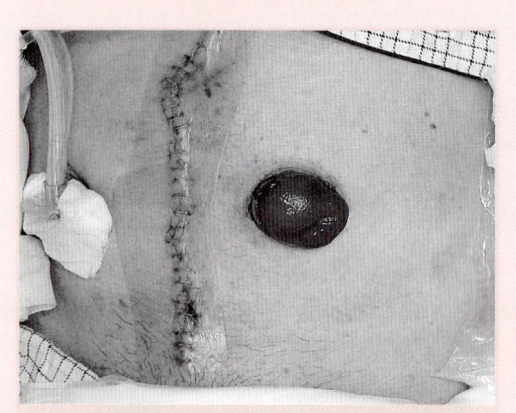

図2 開腹創とストーマ創をそれぞれ独立して管理するために開腹創からストーマ粘膜皮膚縫合部間に3cm程度の距離が必要である

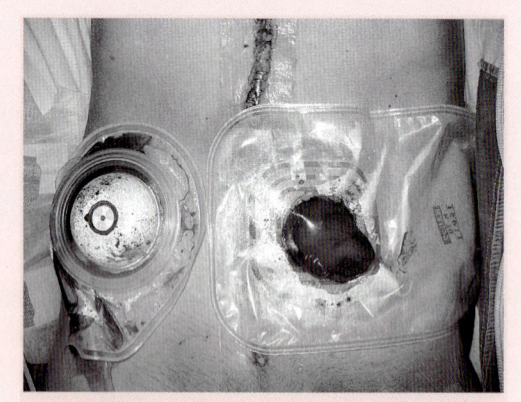

図3 開腹創，ストーマ創は分けて管理する．ドレーン創は必要に応じて瘻孔管理用装具を貼付する

C 創閉鎖時のストーマ手術創のドレッシング

- 腹腔内操作を終え，腸管をストーマ貫通孔から体外に誘導したら，まず開腹創を含むストーマ関連手術創の皮膚縫合を行い，創面が観察できる透見性のある低粘着性のハイドロコロイドドレッシング材などで被覆する．その後にストーマとする腸管を一次開口し，粘膜を翻転してストーマの粘膜皮膚縫合を行い，この部は粉状皮膚保護剤を散布したのち，低粘着性皮膚保護剤で連日交換に適し，透明で容量の大きめ（500mL）な粘着性ストーマ袋をストーマ創にパウチングして，開腹創とストーマ創を遮断する．
- ドレーン創には必要に応じて瘻孔管理用装具を貼付する（図3）．

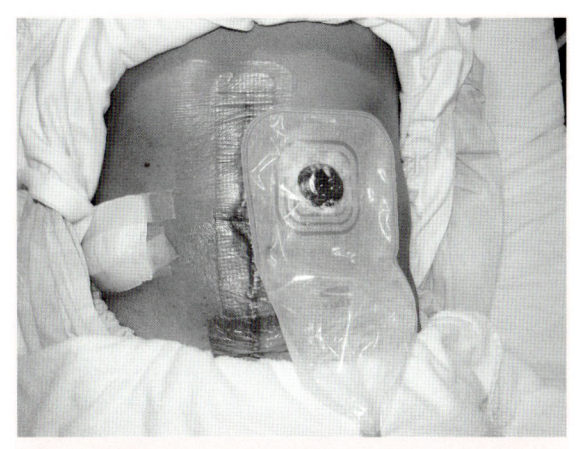

図4 開腹創とストーマ創が近いときはドレッシング材の上からさらにフィルムドレッシング材で補強する

- 創傷被覆材は創を十分覆うサイズを使用するが，開腹創とストーマ創に距離がない，創周囲が平坦でないなど，創汚染が起こりやすいことが予測されるときはフィルムドレッシング材で補強する(図4)．

創に使用するドレッシング材

- 透見性のある低粘着性ハイドロコロイドドレッシング材は創を被覆するだけでなく，ドレッシング交換に際しても準清潔創と不潔創が近い位置にある創管理に用いるのは合目的的である．
- 体外装着式粘着性装具によるパウチング管理はストーマ創からの便流を封じ込めて開腹創の汚染防止を図る目的で行われるが，肝心の粘膜皮膚縫合部の被覆をすることはできない．現在この縫合部の特殊状況に合致したドレッシング材は開発されてないので，粉状皮膚保護剤や用手形成皮膚保護剤で粘膜皮膚縫合部の保護を図る．また，皮膚保護剤の溶解，膨潤により必ず皮膚保護作用が低下しない期間内にストーマ袋の交換をする[16, 17]．

D ストーマ造設直後の創管理

- 術直後の創管理は術直後ケアを担当する看護師が行うことが多い．先に述べた外科手術創の管理の中でも難しいストーマ造設後の創管理は医師と看護師が一緒に行うべきであるが，最初に装具を外す医療者，主に看護師が創管理法を決定していることが多い．
- 開腹創管理には創傷被覆材による治癒促進の成果が認められるようになってきているが，皮膚保護剤と粘着性ストーマ袋によるパウチング管理では皮膚保護を担う親水性ポリマーは排泄物や粘液により溶解，膨潤するため，結果的にストーマ創が被覆されることはなく，ストーマ創の管理は確立されていない実態がある[11〜15]．

E 術後のドレッシングとストーマ袋の交換

- 開腹創のドレッシングに排泄物などによる汚染や溶解，または創自体からの滲出液による溶解がみられる場合には速やかにドレッシング材を交換する．基本的にあらゆる手術創は一日一回直視下に観察することが原則である．

- 通常，開腹創とストーマ創のドレッシングは一部重なっているため開腹創のドレッシング交換がしばしばストーマ創ドレッシング交換を行うことにもなってしまうことがあるが，頻回の交換は開腹創汚染の機会を増す可能性があること，また透見性のあるドレッシング材ではドレッシング材被覆のまま創の観察がある程度可能であること，などの理由からドレッシング状況に異常がなければ連日のドレッシング材交換に必ずしもこだわる必要はない．開腹創処置，ストーマ装具交換は創処置の原則にのっとり，原則，準清潔創の後に不潔創の創処置を行う．したがって，開腹創のドレッシングの交換が必要なときには被覆材の交換を済ませてからストーマ装具交換を行う．開腹創，ストーマ創が近く，分けて創処置ができない場合は可能なかぎりの清潔操作を心がける．

- 開腹創の処置が終了してから，ストーマ創の処置にかかる．ストーマ装具をはずした後，最初に粘液やストーマに付着している便をふき取り，石けんで周囲皮膚を清拭し，石けんが残らないように微温湯で洗浄または清拭する．ストーマ袋の交換は使用する皮膚保護剤の種類にもよるが，カラヤ系は連日，ポリマーブレンドタイプは2〜3日ごとの交換とする．

術後のストーマケア

2 どこを，どのように観察するか

- ▶ ストーマ粘膜の血行障害ならびに粘膜皮膚縫合部の異常に伴うストーマ早期合併症はストーマ陥凹，ストーマ部皮膚のしわの発生など，早期合併症が起因となるストーマ管理困難症への移行が指摘されている．
- ▶ 術直後はストーマ粘膜，粘膜皮膚縫合部の観察を行う．
- ▶ 開腹創にはハイドロコロイド材などを，ストーマ創には大きめの透明なストーマ袋をそれぞれに独立して貼付する．
- ▶ 腸管蠕動がはじまると大量の水様便が排出されることがあり，開腹創を汚染しないように注意する．

A 早期合併症が管理困難を招く

- ストーマ造設術後の早期合併症はストーマ壊死，ストーマ脱落，ストーマ粘膜皮膚離開，ストーマ陥没などストーマ粘膜の血行障害ならびに粘膜皮膚縫合部の異常に伴う合併症が多くを占める．ストーマ壊死はストーマ脱落やストーマ創の蜂窩織炎に移行する．また，粘膜皮膚離開は瘢痕治癒を起こし，その結果，ストーマ陥凹，ストーマ皮膚部のしわの発生など，早期合併症が起因となるストーマ管理困難症への移行が指摘されている[18〜21]（図5）．

B ストーマの観察

- 術直後はストーマ粘膜の血行状態観察のために粘膜の色をチェックする．腸管の血行状態がよければストーマ粘膜全体が赤みを帯びている．全体的に黒色を呈し，腹腔内の腸管まで壊死が及んでいる場合には，緊急度の高い治療の対象となる重篤な合併症の可能性がある．部分的なストーマ粘膜壊死では経過の観察が必要となるが，粘膜脱落の結果，高さのないストーマとなることも少なくない．特に手術直後には，ストーマ袋を通してストーマ粘膜の色をしっかり確認することが大切で，そのため**術直後用のストーマ袋は透明**なものを使用する．
- 粘膜皮膚縫合部の状態はストーマ袋を外さなければ観察できない．ストーマ術直後にはストーマ粘膜に浮腫が発生するため，粘膜皮膚縫合部の観察を見落としていることが少なくない．浮腫のあるストーマでは粘膜皮膚縫合部の観察は，ストーマ粘膜を持ち上げ，注意深く観察する（表1）．

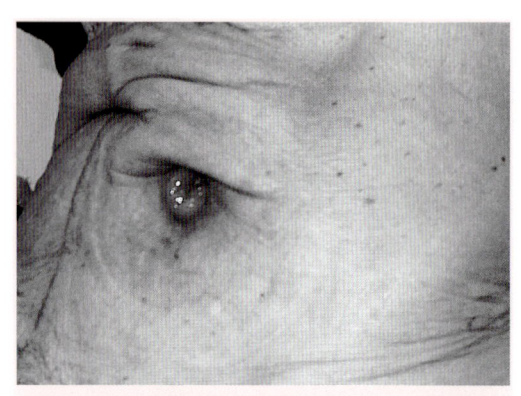

図5 ストーマ創が瘢痕治癒するストーマ皮膚部にしわが発生する

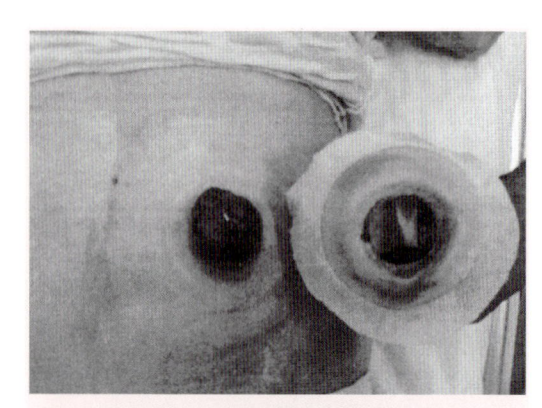

図6 排泄物による近接部皮膚の紅斑とびらん
皮膚保護剤粘着面の溶解部と一致する.

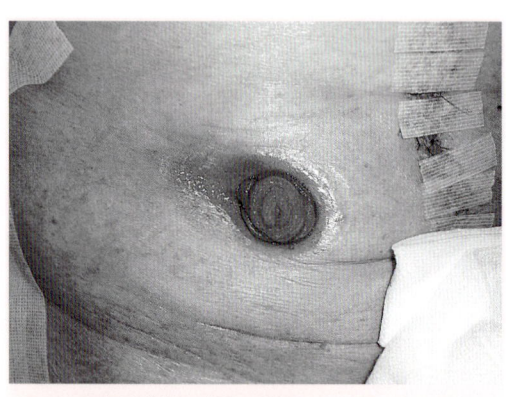

図7 皮膚保護剤の溶解, 膨潤

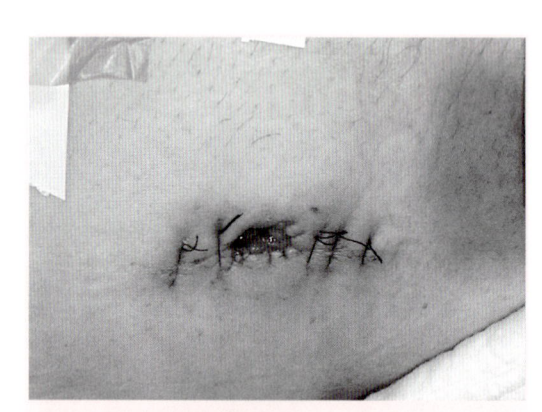

図8 ストーマ創の蜂窩織炎

C 腸蠕動と便の排出

- ストーマ袋内のガスによる膨らみを確認することは, 腸蠕動回復の指標として重要である. 腸蠕動が開始し, 便が出始めるとストーマ袋にガスと水様便が多量にたまる. 術後用のストーマ袋は容量の大きいものを用い, ストーマ袋を漏らすことのないように便, ガスを排出するタイミングを逃さないように注意する.

D 粘膜皮膚縫合部の抜糸

- 粘膜皮膚縫合部に感染があるとストーマ近接部皮膚に発赤がみられる. 排泄物によりストーマ近接部に生じる接触皮膚炎は皮膚保護剤の溶解, 膨潤と部位が一致する(図6, 7). 一方, 粘膜皮膚縫合部に感染徴候がある場合は溶解, 膨潤がないにもかかわらず, 発赤がみられる. また, 縫合部の癒合に何らかの異常がみられる場合が多い(図8).

表1 ストーマ創・手術関連創管理と排泄管理

術後経過	創管理　開腹創/ストーマ排泄管理	観察事項
手術終了後	開腹創：ハイドロコロイドなどの創傷被覆材を貼付 ストーマ創：ストーマ装具　皮膚保護剤＋ストーマ袋を貼付 ＊ストーマ袋は透明で大きめな容量 ドレーン創：瘻孔管理用装具貼付	ストーマの色 出血の有無 開腹創の創傷被覆材，ストーマ装具の剥がれの確認
第1病日	開腹創の創傷被覆材は粘液などによる汚染がなければ交換せず ストーマ装具交換	粘膜皮膚縫合部の状態 透見性創傷被覆材の上から創の状態を観察
第2～6病日	開腹創：創傷被覆材は汚染，溶解，剥がれの状態に応じ交換 ストーマ創：皮膚保護剤によって交換頻度が異なる 　＊KG系連日交換，CPB系他は2～3日交換 ドレーン創：皮膚保護剤の溶解の程度により交換目安3日ごと交換 排泄管理：ストーマ装具からの便漏れには注意する ＊排泄物が出始めると大量の排出がみられることもあるストーマ袋からの排泄物の排出は便漏れが起こらないうちに行う	粘膜の色，浮腫 粘膜皮膚縫合部の状態 ストーマ周囲皮膚の異常 腸蠕動 排泄物の量と性状
第7病日	開腹創，ストーマ創の抜糸を行う	創治癒の状態

- 縫合糸は生体にとって異物であるため，1週間が経過したら必ずストーマ縫合部の抜糸を行う．いたずらに時期を延長すると近接部の排泄物による皮膚炎が発生しやすくなる．また，時間が経過すると抜糸に痛みを伴う．

ストーマ縫合部の抜糸

- ストーマの粘膜皮膚縫合は埋没縫合により行われることが少なくないが，通常の結節縫合では，原則的に術後7日目には開腹創もストーマ創も抜糸を行う．粘膜皮膚縫合部の縫合糸は汚染環境の中では異物としての存在以外の何物でもない．また通常それ以上の縫合糸留置は縫合部の抗張力増加に寄与しない．

- 術後7日目には抜糸が行われるが，これをもって術直後管理終了とみなすことはできない．すべてのストーマ手術創の治癒が確認されて初めて患者自身による社会復帰管理へと移行する．ストーマの術後管理は術後何日までというような期日は存在しない．すべての創が治癒するまでの期間，医療者が責任をもって行う創の管理である．

3 ストーマケアの実際

▶ストーマケアの良否は，手術後，最初の排泄に対する看護者の態度と技術によって決まる．
▶術直後の排泄物の処理とストーマ装具交換のときからストーマのセルフケアに向かっての指導は始まる．
▶ストーマ装具によるアレルギーの報告は少なく，「面板貼付テスト」または「チャレンジテスト」を術前にルーティンに行う必要はない．
▶患者がストーマのセルフケアを実施できるようになるには，ストーマを自分のものとして認識し，ストーマのある生活をイメージできることが大切となる．

A 術直後のストーマケア

1) 装具交換の意義と注意点

- ストーマケアの良否は，手術後，最初の排泄に対する看護者の態度と技術によって決まるといっても過言ではなく，排泄があってストーマ装具を交換するそのときから，セルフケアに向かっての指導は始まる[22]．
- 看護師からの「こんなによく便が出てきましたよ」「ストーマもこんなにきれいですよ」などの喜びを表現したポジティブメッセージが送られ，ケアが手順よく行われるなら，ストーマを"自分のもの"として自覚がもてるようになる．術直後に行われる最初のストーマケアは医療者からストーマ評価を直接耳にする機会であり，患者はその評価がよいことに安心し，その後の終始一貫した技術や知識の提供は，ストーマの受け入れにつながる．
- 現在では入院中の排泄ケアはスタンダードプリコーション（標準予防策）にのっとり，ディスポエプロンやディスポ手袋を装着することが標準的となっている．そのためストーマケアにおいても同様の感染予防策がとられる方向にあるが，手袋を装着して行うストーマケアの行為を，「不潔なものを扱う看護行為」のように患者自身が受け取ったなら，マイナスイメージとともに屈辱や絶望感につながる可能性がある．
- ストーマ装具を交換するつど，①包帯交換車が運ばれてくる，②鉗子類を使って取り除く，③消毒する，④手袋をはめて交換する，⑤時間がかかる，⑥再三装具から排泄物がもれる，などの状況は，患者にとってストーマが造設されたことを悔いる因子となってしまうともいわれている[22]．

2) 術後のストーマ装具交換の目安・タイミング

- 初回の装具交換で，面板の溶解の程度や方向，腹部膨満や(座位などに)体位を変えたときの腹壁の形状変化，排泄物の性状と量などをアセスメントし，同様の術直後用装具を使用するか否か，次回の交換日の目安を決める．
- ストーマ創の感染や皮膚炎などの発生による問題がなければ，**ストーマ装具面板の皮膚保護剤の溶解が1cm程度になったとき**を目安に交換の時期とする．
- 装具交換の予定日でなくても，ストーマ装具粘着面の違和感や掻痒感を患者が訴えたとき，装具からの漏れが生じた場合には，すぐ交換する．
- ストーマ装具面板部分の皮膚保護剤・外周のテープ，医療用粘着テープなどによる接触皮膚炎やアレルギーの問題は，術前にパッチテストを行うことで回避される．

パッチテストの有効性と呼称変更

- ストーマ装具によるアレルギーの報告は少なく，術前のパッチテストをルーティンに行う必要はないとされる．
- 171名に対しパッチテストの有用性を検討しているが，皮膚保護剤使用前のパッチテストに対する有用性は認められなかった報告がある[23]．
- 左結腸ストーマ造設した126名の1ヵ月以内の皮膚障害の発生率は0.8％であり，術前のパッチテストの実施のいかんというより，皮膚保護剤の使用そのものが術後の皮膚障害に関係すると推測した報告がある[24]．
- ストーマ術前準備として施行されているパッチテストは皮膚科医が行うものとは異なるために誤解を招くとして，「面板貼付テスト」または「チャレンジテスト」という呼称が推奨されている[25]．
- 一方，医療用粘着テープの種類は増えており，患者の皮膚に合ったテープの選択をするためにパッチテストを行うこともある．また，使用目的に応じたテープの種類の使い分けをすることが一般的になってきている．

---

3) 術直後のストーマ装具の交換方法

❶ 必要物品の準備

- 下記のものを準備する(表2)．

表2　必要物品

(1)ストーマ用品	ストーマ装具，練り状皮膚保護剤(補正用)，粉状皮膚保護剤，医療用粘着テープ，油性ペン，ストーマケア用はさみ(曲剪刀)
(2)ストーマの計測用物品	ストーマゲージ(ストーマサイズ測定用型紙)定規またはノギス
(3)スキンケア用品	剥離剤(リムーバー)，石けん，微温湯，カット綿，紙ガーゼ，洗浄ボトル，バスタオル
(4)排泄物処理用物品	衣類キーパーまたは洗濯ばさみ，ごみ袋，ティッシュ(トイレットペーパー)，消臭剤，ディスポ手袋およびディスポエプロン
(5)記録用物品	カメラ，記録用紙

❷患者への説明と装具交換の環境整備

- 回診とともに、手術創の観察とストーマ装具の交換を行うことを、患者に事前に説明し、了解を得ておくことは、患者の権利擁護だけでなく、術後不安の軽減としても大切である.
- 装具交換を行う場所は、術直後には病室で行われることも多い. 同室者がいる場合には、装具の交換時間の配慮や臭気対策を十分行う必要があるが、事前に分解型の消臭剤を噴霧してから装具の剥離を行い、ゴミ袋に入れた後に素早く閉鎖するなどの配慮は欠かせない. 消臭剤の適切な使用は、患者の精神的な負担感の軽減となる.
- 初回の装具交換時の体位は、患者に動ける範囲を確認し、ベッド上で頭側挙上した腹部が見える体位とする.

❸ストーマ装具の除去

- 手術直後に手術室で貼付されてきた装具が術直後用装具であればKG系皮膚保護剤が使用されている場合が多く、装具の粘着特性が短期使用型として低く設定されており、皮膚を押さえながら容易に剥がすことができる.
- 術直後には臥位で過ごすことから装具装着は体軸に対して垂直方向に貼付されているため、装具を剥離する方向は、開腹創のある正中からストーマ袋の排泄物が貯留している側腹部に向かって剥離する.

❹ストーマ周囲の皮膚の洗浄

- 排泄物の汚れおよび皮膚保護剤の粘着成分の付着を落とすために、石けんを十分泡立てて指腹でやさしく洗うことが推奨されている[25].
- 術直後の洗浄においても、粘膜皮膚縫合部も消毒薬や生理食塩水を使用することはなく、石けんと水道水の微温湯で洗浄することをエキスパートオピニオンとしている[25].
- 皮膚洗浄時のこすり操作が角質バリアに及ぼす影響として、こすり回数が増えるに従って経表皮水分蒸発(喪失)量が上昇するとされる[26].

❺全身の観察とストーマ粘膜, 周囲皮膚, 腹壁の観察, およびアセスメント

- ストーマ装具の面板が安定して装着できているか否かについて、装具を除去する前後に観察し、アセスメントを行う.
- 術直後の初回の装具交換は、開腹創、ドレーン創、ストーマ創の各創について感染が制御され、適切に創傷の治癒過程をたどっているかをアセスメントする必要がある.
- 観察するべき内容は以下である(V-①, ②ストーマ創管理の基本などの前項を参照).

> a. 全身状態および腹部の観察では、腸蠕動の聴診や腹部の打診・触診により膨満の程度を把握する.
> b. 手術直後から初回の装具交換までの排泄状況を事前にカルテより把握し、排泄物の性状と量を観察する. ガスの排出については患者本人に聞いて、体内感覚を自覚する機会とする.

> c. ストーマ局所として，ストーマ粘膜色や粘膜皮膚縫合部の出血や縫合不全の有無，面板の粘着面である皮膚保護剤と医療用テープ固定部位の皮膚の発赤などの炎症反応の有無を観察する．ストーマの形を見て，サイズ(縦径×横径)，高さの計測をmmの単位で行う．ストーマ位置の評価のために，術前ストーマサイトマーキング実施時に記録した部位(ストーマと開腹創，ストーマと上前腸骨棘までの距離など)の計測を行う．
> d. ストーマ装具の面板貼付範囲とその周囲の腹壁の平坦度(突出・平坦・陥凹)，腹壁の硬さ(硬い・中程度・軟らかい)，新たなしわの形成がストーマ近接部4cm以内にないかを観察する[28]．
> e. 剥がした装具の面板の皮膚保護剤の溶解と膨潤の程度を観察する．面板の外縁に向かって一方向の排泄物の付着があれば，ストーマ周囲の皮膚に排泄物の付着している方向と合わせて漏れの原因となるしわが生じていないかを確認し，装具が確実に装着できるかアセスメントを行う．

❻装具の装着

- 術後用ストーマ装具は，KG系皮膚保護剤が使われている面板が多い．
- KG系皮膚保護剤は疎水性ポリマーのブレンドはなく，カラヤガムを主体とした親水性ポリマーによるゲルの化学的構成になっており，本来の粘着特性により皮膚に粘着しながら，高い吸水性を保持し，膨潤して隙間を埋める充塡作用も大きい．カラヤのもつ静菌作用やpH緩衝作用は，皮膚炎発生や感染の防衛的作用として有効であるために，術直後に汎用される[27]．
- KG系皮膚保護剤の上記特性により，面板はストーマサイズより3～5mm程度大きくストーマ孔を開ける．ストーマからの排泄物や粘液の水分を吸収し，膨潤の程度も大きいので，それを見計らってストーマ孔を開けるのが望ましい．
- その場合にストーマ粘膜皮膚接合部とストーマ装具面板ストーマ孔との間に隙間が生じるので，カラヤパウダーを散布すると，それが粘液でゲル化し充塡できる．
- KG系皮膚保護剤の術直後用装具は，ポリイソブチレン(PIB)などの疎水性ポリマーがブレンドされていないので粘着特性は低く軟らかい面板となる．そのため，貼付時に面板全体を広げるように把持していないと面板にしわが入りやすいので注意が必要である．

面板剥離のコツ

- 社会復帰用装具のように長期使用のために粘着特性が高く設定されている面板を剥離する場合には，剥離剤(リムーバー)の使用は欠かせない．
- 粘着特性の高い装具を引っ張って剥がすような乱暴な剥がし方は疼痛を伴い，上皮の部分剥離のような皮膚損傷を起こすことがある．ストーマケアが苦痛を伴うケアであると，患者はケアだけでなくストーマ自体を受け入れ難くなるので，剥離剤を適切に使用して苦痛のないケアを提供する必要がある．

表3 皮膚保護剤の成分分類（吉川による）

形態		板状（ウエファー）		
科学的構成	ゲル	ポリマーブレンド		
疎水性ポリマー / 親水性ポリマー	なし	PIB	PIB/SIS	SIS
カラヤガム	KG系			
カラヤガム/ペクチン		KPB系	KPBS系	
CMCカラヤガム	CKG系			
CMC/ペクチン		CPB系	CPBS系	CPS系
CMC		CB系	CBS系	CS系

B 術後の装具選択

1) 装具選択の時期と選択理由

❶装具選択の時期

- 装具選択の時期としては，開腹創やストーマ創の創傷管理を優先され，排便量が少ない時期である術直後から3日目頃までと，創傷が安定し排便量が増加する術後4～7日目頃に行われることが多い．
- **術直後**の状態に適合するストーマ装具を**術直後用装具**といい，外科管理の一貫として術後合併症の早期発見の目的で毎日交換が可能なKG系皮膚保護剤を主体とした袋部が透明で排出口が広いオープンエンドタイプが使用される．
- **術後4日目頃**には食事も開始されるので排便量が増加する時期であり，排泄管理を主体とした装具選択にシフトしていく．この時期には患者がセルフケアをしやすいように簡便な取り扱いのできる形状の**社会復帰用装具を選択**する．
- 社会復帰用装具は耐久性が強化されている皮膚保護剤として**中期使用型**といわれるCPB系皮膚保護剤や**長期使用型**のCPBS系皮膚保護剤が選択される．ストーマ袋の形状は排出口が狭く，手掌で把持できるほどの幅や形であるドレナブルタイプが選ばれる（**表3**）．
- ストーマケアとともに装具の選択はストーマ保有者のQOLを左右する．ストーマサイトマーキングの実施・評価，ストーマフィジカルアセスメントが的確に行える看護師が行うのがよい．
- 術直後には排便量が少ないために，中期～長期使用型の装具（社会復帰用装具）を選択している場合があるが，それが外科医師による創部観察の機会を減らすことにつながるといえる．術直後の創傷管理の重要性を理解し，適切な術直後ケアの実施が望まれる．

❷社会復帰ケア移行に伴う処置・ケア

- 近年のストーマ手術のクリニカルパスの導入は入院期間の短縮化を進め，入院期間が12.7日から9.2日になった施設もある[29]．退院日から遡って3日に1回の装具交換であれば，

入院期間中に2〜3回本人が実施できるか否かの状況となっている.
- 患者がストーマのセルフケアを実施できるようになるには，ストーマを自分のものとして認識し，ストーマのある生活をイメージできることが大切となる.
- 入院前からの装具のイメージをもてる関わりやモデルを使用するなどの退院指導の工夫が求められている.
- 装具交換の2回目以降は患者によるセルフケアを導入し移行していく時期であるために，ケアの実施からその評価までを患者自身が負うような気持ちになりやすい．患者自身が慣れない手つきで実施したために漏れが生じたと思うことがないように，看護師は患者のセルフケア能力をアセスメントし，漏れの原因を明確にしたうえで成功体験を重ねられるようにケアを進める必要がある.

術後合併症の予防は観察から

- 術後合併症の発生は，術直後の感染などによる早期合併症が原因となって粘膜皮膚接合部の離開が7日以降から多くなるともいわれる．術直後からの創の観察とアセスメントを適切に行うことが早期発見と悪化の防止につながる.
- 術後合併症で頻度が高いのは便漏れによる皮膚障害ともいわれている．術直後装具の交換は医療者が主体で行うからこそ，ストーマの特徴と併せて術直後用装具の特徴を十分理解し，患者に安全で快適なケアを提供する責任がある.

❸自然排便法と灌注排便法

- 近年のストーマ装具の改良とケア指導の普及，災害時の対応などから，装具使用による自然排便法は生理的で安心できる管理法として，手術直後から習得できるようにその指導が行われている.
- 一方で，灌注排便法を適応できる左半結腸ストーマや，適応社会で活躍する年代や立場のストーマ保有者には，一定時間の便の排出をコントロールできるという点でQOL向上に寄与できるので，適応者には自然排便法が確立してから外来などで説明し，指導するのがよい.
- 灌注排便法はストーマ保有者にとっての恩恵も大きいが，正確な情報を得ないまま，器具を自己購入して始めたいと考える場合もある．必ず医療機関で看護師の指導を受けるように情報提供が必要である.

引用文献

1) 穴澤貞夫：ストーマとは何か：ストーマは異なった組織の複合構造体．臨看 2011；37：281-291
2) 山邊素子，柴田興彦，有田 毅：粘膜と皮膚という異なった上皮の癒合．臨看 2011；37：292-301
3) 山田陽子，山中善文：ストーマ造設手術における創のデザイン．臨看 2011；37：302-311
4) 船戸ひとみ，安達真希，松村純香：感染創に密接するストーマケアに難渋した事例．東海ストーマリハ研会誌 2008；28：69-72
5) 岩本房子：し開創上に位置したストーマのケア～2症例に行ったパウチングの有効性．八鹿病誌 2003；12：85-88
6) 大村裕子：クリーブランドクリニックのストーマサイトマーキングの原則の妥当性．日ストーマリハ会誌 1998；14：33-41
7) 大塚正彦，片山隆一，穴澤貞夫：緊急時のストーマ造設：管理上の問題点とストーマサイトマーキングとの関連について．日腹部救急医会誌 1997；17：471-475
8) 大村裕子，畦倉 薫，太田博俊：ストーマケアにおけるストーマサイトマーキングの意義．日本大腸肛門病会誌 1988；41：44-49
9) 小出範正，九納孝夫，住田 啓：手術症例報告 腹腔鏡補助下にHartmann手術を施行したS状結腸軸捻転症の1例．手術 2008；62：1475-1478
10) 星野 徹，菅本祐司，福長 徹：腹腔鏡補助下腹会陰式直腸切断術における人工肛門造設経路の工夫．千葉医誌 2010；86：213-218
11) 田中淳介，田上祐子，間宮直子：術後創に対する創傷管理 カラヤヘッシブの有効性．済生会吹田病医誌 2006；12：9-14
12) 新見直正：広島市立安佐市民病院 院内創傷ケアマニュアル--外傷，手術創，ドレーン管理の基本的考え方．消外Nurs 2006；11：1236-1248
13) 篠原徹雄：腹部手術における術後創管理の工夫．福岡歯大会誌 2010；36：111-117
14) 吉留克英，角村純一，徳永俊照，他：術後創感染防止への取り組み 術中創被覆の有用性について．日手術医会誌 2003；24：197-199
15) 佐々木一晃，高坂 一，吉川智道，他：消化器外科手術後創傷管理法の検討：ハイドロコロイドドレッシングと半閉鎖式ドレーン管理法の有用性．日外科系連会誌 2004；29：209-213
16) 金子幸代：ストーマ造設手術の腹部切開創感染防止対策・ストーマ術後腹部切開創への腸液の潜り込み防止．中四国立病機構国立療養所看研会誌 2011；7：41-44
17) 安田智美：皮膚保護剤膨潤部の皮膚生理機能と皮膚構築の変化―皮膚保護剤膨潤部は交換目安となりえるか―．日ストーマリハ会誌 1996；12：15-20
18) 貞廣莊太郎：消化管ストーマの合併症，ストーマリハビリテーション実践と理論．金原出版，51-56，2006
19) Itabashi M, Bamba Y, Hashimoto T, 他：Early complications following ostomy surgery. 日ストーマ・排泄会誌 2011；27：29-37
20) Butler DL：Early postoperative complications following ostomy surgery：A Review. J Wound Ostomy Continence Nurs 2009；36：513-519
21) Janice C. Colwell, Margaret T, Goldberg and Jane E. Carmel：management and principles. Fecal & urinary diversions, Mosby, p224-225, 2004
22) 登坂有子：ストーマケア基礎と実際．ストーマ患者看護の基本（ストーマリハビリテーション講習会実行委員会編集），金原出版，1989
23) 水島史乃，他：パッチテストの有用性に関する検討．日ストーマリハ会誌 1996；12：69
24) 大村裕子，穴澤貞夫：皮膚保護剤使用例の皮膚障害発生状況からみたパッチテストの有用性の検討．日ストーマリハ会誌 2000；16：53
25) 日本ET/WOC協会編集：ストーマケアエキスパートの実践と技術．照林社，2007
26) 奥田峰広，吉池高志：皮膚洗浄方法の角質バリア機能に及ぼす影響について．日皮会誌 2000；110：2115-2122
27) 田澤賢次監修，穴澤貞夫，大村裕子，吉川隆造編集：皮膚保護材とストーマスキンケア―基礎と臨床のすべて―．金原出版，1998
28) 大村裕子監修：ストーマ装具選択基準で導くストーマ装具選択の実際．へるす出版，2011
29) 久保義朗，他：ストーマケアにおけるクリニカルパスの運用，日消外科会誌 2008；7：1492

VI ストーマ合併症

1 ストーマ合併症の定義と分類

- ストーマ合併症とは，ストーマ保有者が排泄とストーマ管理を行うことが困難であり，日常生活に障害をきたしている状態である．
- ストーマ合併症は発症した時期により，早期合併症と晩期合併症に分けることが多い．また，その合併症の種類はさまざまであるが今回は代表的な13種類について述べる．
- 早期合併症・晩期合併症およびそれぞれの厳密な定義は国際的には存在しない．ただし，合併症に対しての医療者の共通したイメージや認識はある．重症度に関しては客観的な評価が可能にできるようにさまざまな分類が考案されている．
- ストーマ合併症とは別に，もしくは一部重複する概念として「ストーマ管理困難」がある．ストーマを構成する腸管や皮膚が病的な状態とは限らなくても，社会的背景や不適切なストーマの位置などで，ストーマ保有者がストーマ管理し難い状態を指す．

A ストーマ合併症の定義

- 合併症とは，ストーマリハビリテーション用語集第2版[1]（以下，用語集）では，「ある疾患の経過中に引き続いて起こった他の疾病や病態」とされる．
- ストーマ合併症とは，『患者が日常生活の中でストーマが重大な障害になっていると認識している状態』と定義している報告もある．ストーマ保有者が自覚して症状を訴える合併症がわれわれのイメージしやすい合併症であるが，一方で，医師や看護師が日常診察の中で合併症と診断するが，必ずしもストーマ保有者が苦痛と感じていない状態もありうる．
- また，外科的手技が原因として引き起こされる合併症を狭義のストーマ合併症とし，患者の条件や術後の管理などが発生因子となる合併症を管理的合併症とし，両者を合わせて広義の合併症とする概念もある．

B 早期合併症と晩期合併症

- 用語集では以下のように定義される．
    - ・早期合併症（early complication）：手術の侵襲から完全に復帰しないうちに起こる合併症
    - ・晩期合併症（late complication）：軽快退院後に起こる合併症
- ストーマ合併症についてまとめた文献[2〜6]によると，早期合併症は①手術後1ヵ月以内，②手術後6週間以内，③手術から退院までと種々に定義づけられていることが多い．また，

晩期合併症は①手術後1ヵ月以降，②手術後6週間以降，③退院後に発生と定義付けられている．現実的には手術から退院までの期間は，患者の条件，施設間の差，時代背景，各国の保健制度などで差が生じるため，①や②のように期間を具体的に区切った定義の方が実際的である．早期合併症・晩期合併症の定義で最も頻用されているのは，術後1ヵ月で区切られる①の定義であった．

- 早期合併症に分類される合併症の内訳はストーマ壊死，ストーマ周囲膿瘍，ストーマ陥凹，ストーマ周囲皮膚炎・皮膚障害，ストーマ粘膜皮膚離開，腸閉塞などが多い．また，晩期合併症に分類される合併症の内訳は，傍ストーマヘルニア，ストーマ脱出，ストーマ狭窄，ストーマ周囲皮膚炎・皮膚障害といった分類がなされている[2, 4~7]．
- 上記のように合併症は，ⅰ）発症時期による分類，ⅱ）合併症の種類による分類，ⅲ）発生因子（手術手技・術後のストーマ管理・患者の身体条件等）による分類といった視点で分けることができる．

C 合併症の重症度による分類

- それぞれの合併症を評価するにあたって，医師や看護師が明確な基準を用いて，他覚的・客観的に評価する方法と，患者の苦痛の訴え，QOLの低下など自覚的な評価を用いる方法がある．
- 現在のところ，合併症の評価とその重症度に応じた対処法・治療が対応され示されている分類は非常に少ない．今後はそのような分類の構築と有用性の評価が待たれる．一般に広く知られている，合併症の定義とその重症度評価の一例として，CTCAE（Common Terminology Criteria for Adverse Events）のストーマ合併症に関する項目を**表1**に示す．また，高橋ら[3]がCTCAEを改変し，提唱した分類（p.183の**表2**）を参照．

D ストーマ管理困難

- 用語集によるとストーマ管理とは『ストーマとその周囲皮膚を良い状態に維持すること』と定義づけられている．また，ストーマ管理困難とは『ストーマ管理に難渋する状態』とされている．実際の臨床現場では，ストーマ管理困難とはストーマとストーマ周囲皮膚を良い状態に維持することが困難な状態といえる．
- ストーマ管理困難は，ストーマ合併症に付随して起こることもあればストーマ合併症が存在しても生じないこともあり，必ずしもストーマ合併症とは一致しない．例えば下痢便によるストーマ周囲皮膚炎で，装具選択が難しくなり，ストーマ管理困難な状態が生じるような状況が前者であり，ストーマ脱出が存在してもストーマ装具の管理に問題がない状態が後者といえる（**図1**）．
- ストーマ合併症のないストーマ管理困難には，社会的理由，例えば認知症や麻痺などでストーマ装具の管理がストーマ保有者自身では行えず，なおかつ介助する第三者がいない場合や，ストーマサイトマーキングが不適切である場合（poorly sited stoma），患者の体型

VI ストーマ合併症

表1 CTCEA Ver4.03 ストーマ合併症に関わる項目

Event	Grade 1	Grade 2	Grade 3	Grade 4	Grade 5
ストーマ部感染	限局性，局所的処置を要する	内服治療を要する（例：抗菌薬/抗真菌薬/抗ウイルス薬）	抗菌薬/抗真菌薬/抗ウイルス薬の静脈内投与による治療を要する；IVRによる処置/内視鏡的処置/外科的処置を要する	生命を脅かす；緊急処置を要する	死亡
消化管ストーマ壊死	-	表層的な壊死；治療を要さない	入院または待機的外科的処置を要する	生命を脅かす；緊急処置を要する	死亡
腸管ストーマ部漏出	症状がない検査所見のみ；治療を要さない	症状がある；内科的治療を要する	高度の症状がある；IVRによる処置/内視鏡的処置/待機的外科的処置を要する	生命を脅かす；緊急の外科的処置を要する	死亡
腸管ストーマ閉塞	-	自然に軽快する；治療を要さない	高度の症状がある；静脈内輸液，経管栄養，≧24時間のTPNを要する；待機的外科的処置を要する	生命を脅かす；緊急の外科的処置を要する	死亡
腸管ストーマ部出血	臨床所見でみられる軽微な出血；治療を要さない	中等度の出血；内科的治療を要する	高度の出血；輸血を要する；IVRによる処置/内視鏡的処置を要する	生命を脅かす；緊急処置を要する	死亡
腸管ストーマ脱出	症状がない；整復可能	用手整復後の再発；局所の刺激感や排便漏出；ストーマ用具がフィットしにくい；身の回り以外の日常生活動作の制限	高度の症状がある；待機的な外科的処置を要する；身の回りの日常生活動作の制限	生命を脅かす；緊急の外科的処置を要する	死亡
消化管ストーマ狭窄	-	症状がある；＜24時間の静脈内輸液を要する；ベッドサイドでの用手的拡張	消化管機能に高度の変化；経管栄養またはTPN，入院を要する；待機的外科的処置を要する	生命を脅かす；緊急の外科的処置を要する	死亡
吻合部潰瘍	症状がない；臨床所見または検査所見のみ；治療を要さない	症状がある；内科的治療を要する	高度の症状がある；待機的外科的処置を要する	-	-

（CTCAE v4.03/MedDRA v12.0（日本語表記：MedDRA/J v16.0）対応-2013年4月9日より）

1 ストーマ合併症の定義と分類

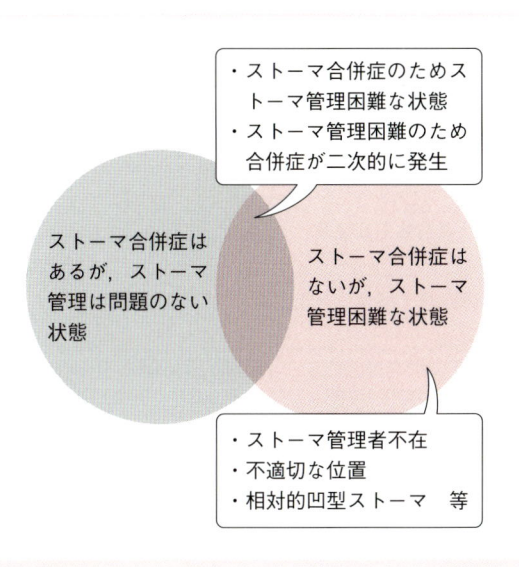

図1 ストーマ管理困難とストーマ合併症

・ストーマ合併症のためストーマ管理困難な状態
・ストーマ管理困難のため合併症が二次的に発生

ストーマ合併症はあるが，ストーマ管理は問題のない状態

ストーマ合併症はないが，ストーマ管理困難な状態

・ストーマ管理者不在
・不適切な位置
・相対的凹型ストーマ　等

や皮膚の状態が変化して相対的にストーマが凹型になっている場合（例；周囲皮膚陥凹ストーマ recession stoma，陥凹型ストーマ retracted stoma，没ストーマ sinking stoma）などがある．これらに対して適切に処置を行わない場合は，二次的にストーマ合併症が生じる可能性もある．

● ストーマ管理困難は，ストーマリハビリテーション講習会では1990年代からすでに用いられている概念であり，上記のようにストーマ合併症だけではなく，患者の体型や社会的条件などのさまざまな因子が関わっているため，ストーマの局所を観察するだけではなく，多面的・全人的に捉えていく必要がある．ストーマ管理困難をもたらす因子として，たびたび参照されるチャートを図2に示す．

ストーマ合併症の発生頻度

ストーマ合併症の発生頻度について，既出の報告をまとめると12～70％とかなり幅がある．合併症の種類でみると，皮膚障害を最多とする報告が多い．実際の臨床でもやはり，最もよく遭遇し対応を求められる合併症が皮膚障害であることは異論のないところであろう．しかし，皮膚障害をどの段階で合併症とするかどうかで，合併症の頻度は変わってくるとする報告もある[4]．

合併症の発生頻度の高いストーマとしては，いろいろな報告があるが，単孔式よりも双孔式ストーマの方が合併症の発生率が高いとする報告が多い．また，ストーマの造設部位としては，回腸よりも結腸ストーマの方が合併症を起こしやすいとする報告が多いが，やはり皮膚障害に関していえば水様便の排泄される回腸ストーマに多く発生するといわれている．

181

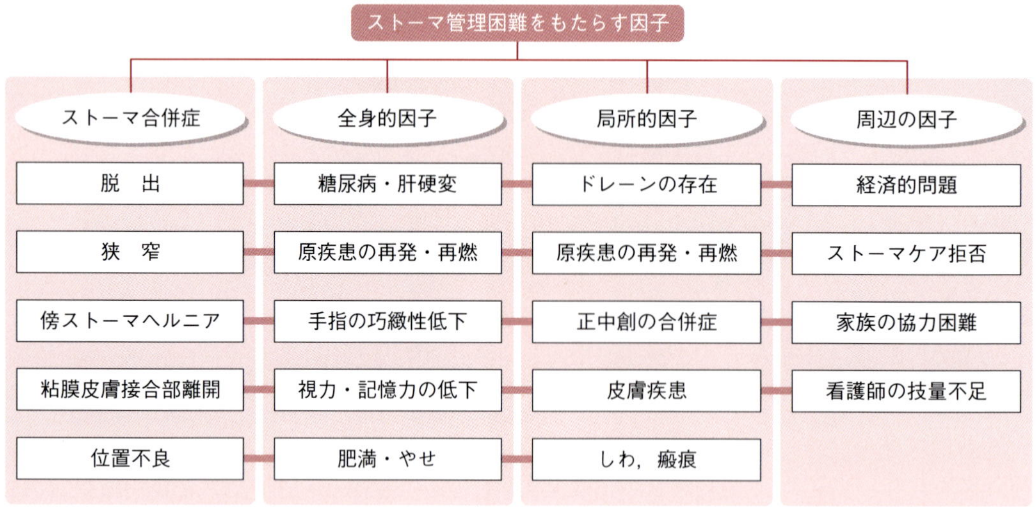

VI ストーマ合併症

```
                    ストーマ管理困難をもたらす因子
        ┌──────────────┬──────────────┬──────────────┐
   ストーマ合併症      全身的因子         局所的因子         周辺の因子
   ┌──────────┐   ┌──────────┐   ┌──────────┐   ┌──────────┐
   │  脱  出  │   │糖尿病・肝硬変│   │ドレーンの存在│   │ 経済的問題 │
   ├──────────┤   ├──────────┤   ├──────────┤   ├──────────┤
   │  狭  窄  │   │原疾患の再発・再燃│ │原疾患の再発・再燃│ │ストーマケア拒否│
   ├──────────┤   ├──────────┤   ├──────────┤   ├──────────┤
   │傍ストーマヘルニア│ │手指の巧緻性低下│ │正中創の合併症│ │家族の協力困難│
   ├──────────┤   ├──────────┤   ├──────────┤   ├──────────┤
   │粘膜皮膚接合部離開│ │視力・記憶力の低下│ │ 皮膚疾患 │   │看護師の技量不足│
   ├──────────┤   ├──────────┤   ├──────────┤
   │  位置不良 │   │ 肥満・やせ │   │ しわ，瘢痕 │
   └──────────┘   └──────────┘   └──────────┘
```

図2 ストーマ管理困難をもたらす因子
(ストーマリハビリテーション講習会実行委員会編：ストーマリハビリテーション 実践と理論．金原出版，2006より)

ストーマ合併症

2 早期合併症

- この項では合併症の発生時期に分けてストーマ合併症を紹介する．
- 早期と晩期の定義については I-(B)で述べたように，種々の見解がある．いずれの合併症を早期とするか，についてはいろいろな意見があるが，既出の文献を参照して[2〜6, 13, 14]表2のごとく分類し，各合併症を概説する．
- 早期合併症のなかでは，ストーマ周囲皮膚炎・皮膚障害，ストーマ粘膜皮膚離開，ストーマ陥凹の順に発生頻度が高い．

A ストーマ粘膜皮膚離開 mucocutaneous separation, detachment

- ストーマリハビリテーション学用語集第2版[1](以下，用語集)によると，粘膜皮膚離開は，「ストーマの皮膚縁が離開すること」と定義される．
- 粘膜皮膚離開とは，「ストーマ造設後から6週間以内に，ストーマのどの部位でも，粘膜皮膚接合部(縫合部)が離れ，なおかつ医学的介入を必要とする場合」と明確に定義している文献もある[5]．
- ストーマ粘膜皮膚離開の発生頻度は4.8〜42.6％と報告されている[5, 10, 13]．
- ストーマ粘膜皮膚離開とは，ストーマの粘膜と皮膚の接合部が離開している状態を指す

表2 早期および晩期合併症

早期合併症	晩期合併症
ストーマ粘膜皮膚離開	ストーマ脱出
ストーマ陥没・陥凹	傍ストーマヘルニア
ストーマ壊死	ストーマ狭窄
ストーマ周囲皮膚炎・皮膚障害	ストーマ静脈瘤
ストーマ部感染・周囲膿瘍	ストーマ周囲皮膚炎・皮膚障害
ストーマ閉塞・腸閉塞	
ストーマ瘻孔	
ストーマ出血	
ストーマ外傷	

が，現在のところその部位，離開の深さ，範囲などはその定義に含まれない．実際には離開の程度で対処方法，治療方法は大きく変わってくる．

B ストーマ陥没・陥凹 stomal subsidence, retracted stoma

- 用語集によると，陥凹型ストーマ(retracted stoma)は，「皮膚面より下にあるストーマ」，ストーマ陥没(stomal subsidence)とは，「係蹄式ストーマの中隔が落ち込んで単孔式ストーマに見えること」とされる．また，没ストーマ(sinking stoma with skin ptosis)は「周囲皮膚がストーマに覆いかぶさるような状態」，ストーマ周囲陥凹(peristomal recession)とは「ストーマ周囲皮膚の異常なくぼみ」とされる．用語集の付録に各用語の図示があるため，参照されたい[1]．
- ストーマの高さが皮膚表面から0.5cmより下になることをretractionと定義する報告もある[5, 8]．
- 一般的には，ストーマの高さが皮膚面と同じ高さかそれより低いものをストーマ陥凹と呼ぶことが多い(用語集によると陥凹型ストーマに相当)．しかし，ストーマ周囲の皮膚が肥満などで盛り上がることによって，相対的にストーマの高さが低くなるような状態もストーマ陥凹に含めている場合もある[9]．ここでいう"高さ"とは，皮膚からストーマ排泄口までの距離を示している．
- ストーマ陥凹の発生頻度は0〜32％と報告されている[2, 5, 8, 13, 20]．

> **retractionとrecessionについて**
>
> ストーマ陥凹・陥没は英文論文や英語のテキストではretractionもしくはrecessionと表現されている．いずれも，『退縮する，引っ込める』等の意味をもつが，検索し得た限りではretractionと表現している文献の方が多かった．英文でストーマ陥没・陥凹を検索する場合は，retractionのほうが効率的であろう．

C ストーマ壊死 stoma necrosis

- 用語集では，「ストーマ壊死とはストーマが何らかの原因で壊死に陥ること」とされる．
- また，WOCNのガイドライン[25]では，ストーマ壊死と血流障害によるストーマ組織の壊死とされている．また，ストーマは肉眼的に濃い海老茶色から黒色に変化すると記載されている．
- 手術後24時間以内に健康的なストーマの色調が暗紫色もしくは黒色に変化することと記載している文献もある[9]．
- 壊死の範囲がどのレベルまで広がっているかで対処方法が異なってくることが重要なポイントである，とされている(皮膚より上でとどまっているか，筋膜のレベルまで広がって

いるか，腹膜まで広がっているか，腹腔内の中枢側の腸管まで広がっているか，等）．
- ストーマ壊死の発生頻度は1.5〜15％と報告されている[5, 10, 13, 14]．

D ストーマ周囲皮膚炎・皮膚障害 parastomal dermatitis, skin excoriation, skin problem, skin irritation

- 用語集では，ストーマ周囲皮膚炎は「ストーマ周囲皮膚に生じた炎症」，ストーマ周囲皮膚障害は「ストーマ周囲皮膚の病的状態（紅斑，炎症，表皮剥離，びらん，潰瘍，肥厚など）」とされる．
- ストーマ周囲皮膚炎・皮膚障害は臨床的に最も頻度の高い合併症で，12〜54.3％と報告されている[2, 5, 10, 13]．
- ストーマ周囲皮膚炎・皮膚障害は晩期の合併症としても重要である．
- ストーマ周囲皮膚炎・皮膚障害の治療は，外科治療よりも保存的治療が治療の主となることが多く，その程度や状態によってさまざまな分類が試みられている[8, 9, 12]．
- ストーマ周囲皮膚炎・皮膚障害の原因として，重要なものは排便の性状と量である[17]．水様便，多量の排便，便の面板と皮膚の間の潜り込みなどが発生の要因である．

E ストーマ部感染・ストーマ周囲膿瘍 stoma site infection, parastomal abscess

- 用語集では，ストーマ周囲膿瘍とは「ストーマ周囲にできた膿瘍」とされる．
- CTCAEの定義ではstoma site infectionとは「ストーマに関連した感染（外科的に皮膚切開を加えたことによって生じるもの）」と定義される．したがってこの場ではストーマ周囲の，主に真皮および皮下脂肪識に生じる感染の状態と考えられる．その点でストーマ粘膜皮膚離開やストーマ周囲皮膚炎とは区別することができる．
- ストーマ部感染・ストーマ周囲膿瘍の頻度に言及している文献は，ほかの合併症項目に比べると少ないが，2.2〜5.9％と報告されている[2, 7, 13]．

F ストーマ閉塞・腸閉塞 stoma obstruction, bowel obstruction, ileus

- CTCAEでは「消化管ストーマの排液の正常な流出の途絶」と定義されている．用語集では，ストーマ閉塞に関しての定義は記載されていない．海外のテキストでは[7]，ストーマ閉塞（obstruction）と腸閉塞（prolonged ileus）を分けて定義している．
- それによると，腸閉塞（prolonged ileus）はいわゆる術後のイレウスを指しており，原因として，後腹膜もしくは腹腔内の出血・敗血症・消化管の虚血・電解質異常・局所麻酔や薬物の影響を挙げている．また，ストーマ閉塞（obstruction）は，イレウスと鑑別が難しいが，癒着・絞扼（ストーマ脚が腹腔内の溝や，腹膜を再形成した部分への内ヘルニア）・ストーマの重積・正中創への癒着などをその原因として挙げている．
- 他のテキストでは，筋膜レベルでの腸管の狭窄や屈曲，またそれに比して過剰な食品の摂

取などもobstructionの原因として挙げている[9]．このように，食物が腸管内に滞留し消化液の流れを阻害することをフードブロッケージ（food brockage）と呼ぶ．特に，消化管の径の細い小腸ストーマでより起こりやすいとされ，線維質の多い食事の過剰摂取が原因とされている．
- ストーマ閉塞もしくはストーマ造設後の腸閉塞は，炎症性腸疾患の患者で多いと報告する文献もみられる[18, 19]．

G ストーマ瘻孔 fistula

- 用語集では，「ストーマ脚に発生した外瘻」と定義される．
- また，WOCNのガイドラインではストーマ瘻孔（stomal fistula）は，ストーマとその周辺の組織の間にできた異常な交通，もしくはストーマと他の消化管との間の交通とされている[25]．
- ストーマ瘻孔の発生頻度は1.5～15％と比較的よく遭遇する合併症であるとの報告がみられる．
- 一般的に，クローン病の患者のストーマ造設後の合併症として知られている．クローン病以外にも潰瘍性大腸炎や家族性大腸ポリポーシスの患者にもみられる，との報告もある[7]．この中でクローン病のストーマ保有者に伴う瘻孔は，複雑で多発する傾向が強く，このためストーマ自体も変形して狭窄をきたしやすいとされている．しかし，一方でそれ以外のストーマ瘻孔は皮下もしくは腹直筋鞘とまっすぐにつながる単発で単純なものが多いとされている（図3）．
- ストーマ瘻孔は，晩期合併症に分類されることも多い．

H ストーマ出血 bleeding

- ストーマからの出血に関しては，用語集では，ストーマ粘膜出血を「ストーマ粘膜またはストーマ皮膚縁からの出血」，ストーマ出血を「ストーマ内腔からの出血」としている．ストーマ内腔からの出血は，出血源が明らかでない場合，下血や血便と同様の病態であるといえる．したがってストーマ出血として特徴的な病態はストーマ粘膜またはストーマ皮膚縁からの出血と考える方が妥当である．臨床的には，粘膜皮膚接合部からの出血によく遭遇する．
- ストーマ出血の頻度に言及した文献は少なかったが，0.74～12％との報告がある[2, 14]．

I ストーマ外傷 trauma

- 用語集では，ストーマ外傷は「ストーマが摩擦，圧迫，打撲などの外力によって擦過創，裂創などの創傷を受けた状態」とされる．
- 外傷を受ける原因としては，脱出した長い腸管をもつストーマや日常生活もしくは装具の

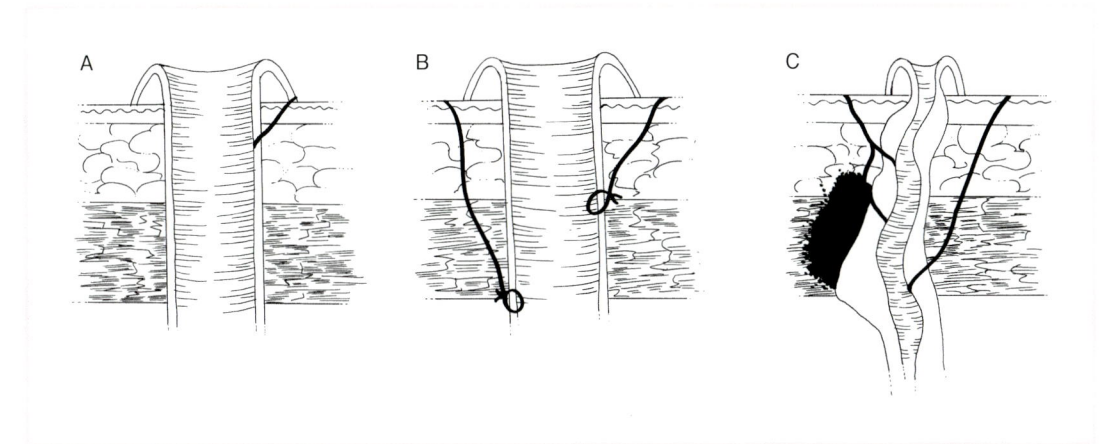

図3 ストーマ瘻孔
A：皮下までの直線的で浅い瘻孔　B：非吸収糸などが原因の腹直筋鞘や腹膜の高さまで連続する瘻孔
C：クローン病のような腸管自体の疾病で複雑で，膿瘍や狭窄を伴う瘻孔
（文献7より引用）

　交換時に擦過され損傷を負う場合や，装具のストーマ孔を小さくカットしすぎているため，装具によって損傷される場合などがある．
- 晩期合併症として分類されることもある．
- 頻度について言及した文献は検索し得なかった．

3 晩期合併症

▶ いずれの時期から発生するものを晩期合併症と呼ぶかについて統一した見解はないが，術後に全身状態が安定し，ストーマの成熟期も過ぎた後に遭遇することが多い．
▶ ストーマ周囲皮膚炎・皮膚障害は，早期・晩期にかかわらず，術後経過のどの時期においても発生しうる合併症である．

A ストーマ脱出 prolapse, prolapsed of intestinal stoma

- ストーマリハビリテーション学用語集第2版[1]（以下，用語集）では，ストーマ脱出は，「ストーマが造設時よりも異常に脱出（垂れる）すること」とされている．
- WOCNのガイドラインでは，ストーマ脱出は，「ストーマから消化管が伸縮すること」と定義されている[25]．
- また，海外のテキストではストーマ脱出はストーマと腹壁との不完全な固定であり，傍ストーマヘルニアの関連している可能性があると述べられている[7]．
- 脱出する腸管の長さや通常の状態から約何倍の脱出，などの客観的で測定可能な脱出腸管長で定義をしている文献はなかった．
- ストーマ脱出の発生頻度は1.73〜25％と報告されている[2, 5, 10, 14]．
- また，ストーマ脱出を二つのタイプ，固定されているタイプと滑脱する（脱出と還納を繰り返す）タイプに分けて論じている文献[9]も認められる．固定されているタイプとは，腸管の外翻が永久的で，術後の腸管浮腫が改善しても，もともと予測していたものより大きく飛び出ている状態を指す．滑脱するタイプのストーマ脱出は，小腸もしくは大腸の長い範囲が，腹壁のストーマ孔を通して間欠的に突出してくる状態と述べられている．
- また，ループ式ストーマの場合，肛門側の腸管の方がより脱出しやすいことが知られている．

B 傍ストーマヘルニア parastomal hernia

- 用語集では，「ストーマ孔に起こったヘルニア」とされる．
- 発生頻度は，0〜58％と報告によってかなり幅がある．しかし，共通してループ式結腸ストーマに高頻度で起こるとされている．
- 腹圧の上昇，慢性的な咳，肥満，栄養不良，免疫抑制剤，ステロイドの使用などが成因に関わっているといわれている．

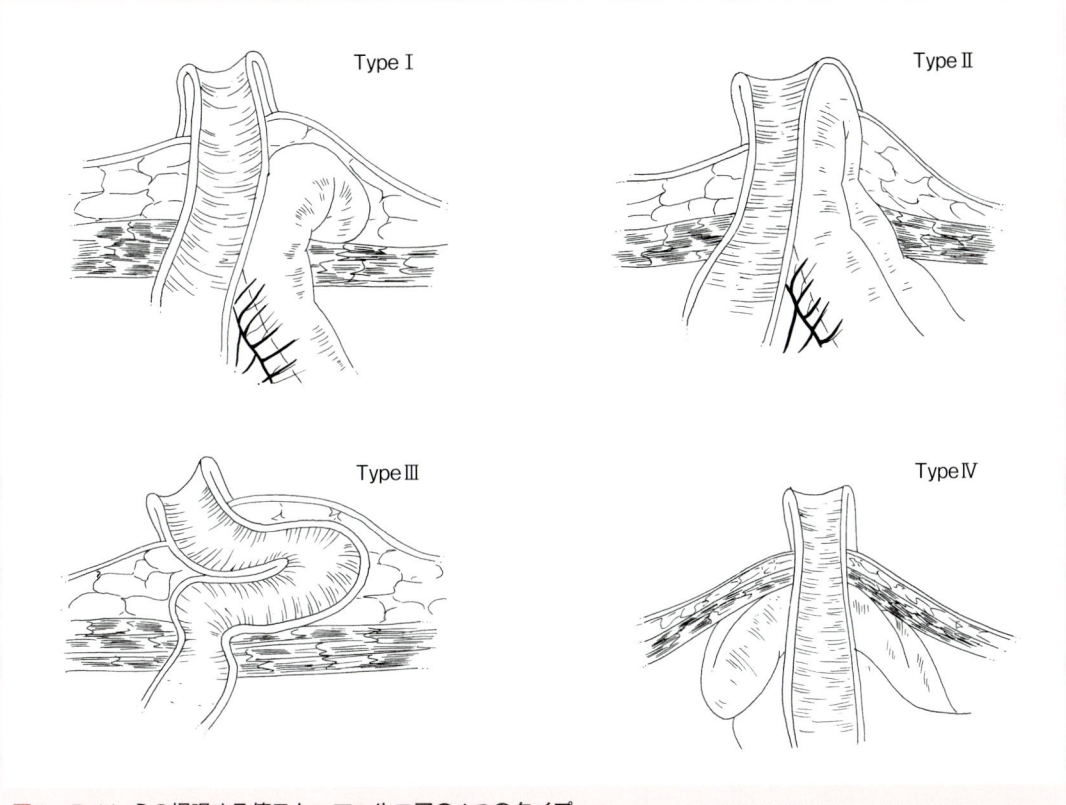

図4 Rubinらの提唱する傍ストーマヘルニアの4つのタイプ
（文献15より引用）

- ヘルニア内容は，ストーマを構成している消化管の一部，小腸，大網などであるが，Rubinらは，ヘルニアの脱出形式を4つに分けて分類している（図4）[9, 15]．
- また，手術時の開腹創の腹壁瘢痕ヘルニアとの関連から，傍ストーマヘルニアを分類し，その手術術式を提唱している文献もある[11]．

傍ストーマヘルニアに関する用語

日本医学会および日本ヘルニア学会では傍ストーマヘルニアと呼んでいるが，同様の事象に対して，日本ストーマ排泄リハビリテーション学会ではストーマ旁ヘルニア，大腸肛門病学会ではストーマ傍ヘルニアという用語を採用している[21]．文献や学会での簡便性を考えると，今後，用語を統一したほうがよいと考えられる．

本書においては，日本医学会の用語に従って，傍ストーマヘルニアを採用した．

C ストーマ狭窄 stenosis of stoma

- 用語集では，ストーマ狭窄は「ストーマの内径が細く，排便が不十分になった状態」とされる．WOCNのガイドラインでも，ほぼ同様の定義がなされている[25]．
- ストーマのどの部分を測定すべきか，狭窄の定義となる具体的な数値を示した文献は検索し得なかった．
- ストーマ狭窄の発生頻度は1.6～6％とされる[2,10,14]．
- ストーマ狭窄は，ストーマ周囲の感染・粘膜皮膚離開・ストーマ陥凹・虚血・不適切な皮膚切開や筋膜の高さでの不適切な縫合・クローン病などが危険因子とされる．

D ストーマ静脈瘤 stomal varices, peristomal varices

- 用語集では，ストーマ(周囲)静脈瘤は，「慢性的静脈血環流不全により，ストーマ(周囲)にできた静脈の拡張蛇行」とされる．
- ストーマ静脈瘤の成因として，硬化性胆管炎，肝硬変，転移性肝腫瘍などが原疾患として挙げられている．Wiesnerら[16]は危険因子として脾腫，食道静脈瘤，低蛋白，プロトロンビンの上昇を挙げている．
- ストーマ静脈瘤の発生頻度について言及した報告は認められなかった．

ストーマ合併症

4 ストーマ再造設を含む合併症への外科的治療

▶ 内科的,保存的治療が無効もしくは困難であったストーマ合併症や,ストーマ管理困難に対しては,外科的治療も行われる.
▶ 外科的治療でしか救命できない合併症が発生した場合は,絶対的な手術適応である.
▶ 再造設手術以外にも,全身麻酔を必要としない外科的処置も考案されている.

A 病態と適応

- ストーマ再造設の手術適応としては,早期合併症の結果として,もしくは晩期合併症の急激な変化として,腹膜炎などの生命に関わる病態に対する治療としての再造設と,晩期合併症のためにストーマ管理が困難になった状態に対する治療法としての二つに大別される.
- 合併症の種類別に,絶対的手術の適応と相対的手術の適応について以下,表3に示す.
- 上記以外にもストーマの位置が不適切であったり,急激な体型の変化のため,ストーマ管理困難となる場合も相対的手術の適応となる.

B ストーマ再造設法

- ストーマ再造設方法に関する標準的とされる術式はない.また,再造設する部位として,同じ部位に造設した場合と,異なる部位に造設した場合の術後の合併症や入院期間等についての比較をした報告も認められない.このため,どちらが再造設するのに適しているのかを示すエビデンスはない.

1) 同じ部位に再造設する場合

- ストーマの位置は適切であり,ストーマの存在する皮膚および皮下には炎症がなく健常な状態であるときは,同じストーマ貫通孔(trephine)を利用して再造設することも可能である.ストーマ陥没・陥凹,ストーマ壊死,ストーマ脱出,ストーマ狭窄,傍ストーマヘルニアなどが適応になる.
- 同じtrephineを使用する場合は,現存のストーマの周囲に沿って皮膚切開を加え,ストーマ脚である腸管と腹壁の間を剝離する.新しいストーマの高さを確保するために周辺との癒着も剝離し,十分に腹壁から腸管が挙上できるようにする.原則的に責任病変(陥没した部分,壊死部位,脱出腸管,狭窄部など)を切除し,新たに腸管を牽引・外翻させてス

VI ストーマ合併症

表3 ストーマ再造設の手術適応

ストーマ合併症	絶対的手術適応	相対的手術適応
傍ストーマヘルニア	ヘルニア嵌頓 ヘルニア嵌頓に伴う腸管の壊死・穿孔	ストーマ管理困難 疼痛 便秘などの排便異常 腸閉塞 整容的不満足
ストーマ陥没・陥凹	—	ストーマ管理困難（頻回のパウチの漏れなど） 難治性のストーマ周囲皮膚炎の合併
ストーマ狭窄・ストーマ閉塞	保存的治療が無効な腸閉塞 腹膜炎に発展した腸閉塞	排便コントロールの不良 繰り返す腸閉塞 拡張術などで解除できない狭窄・閉塞
ストーマ脱出	脱出腸管の嵌頓・壊死	ストーマ管理困難 排便コントロールの不良 脱出腸管が用手整復不可 疼痛 整容的不満足
ストーマ壊死	壊死が腹膜のレベルにまで及ぶ 腸管穿孔・脱落	壊死が腹膜のレベルには至らないが広範囲に及ぶ ストーマ管理困難なストーマ瘻孔の形成 保存的治療困難なストーマ狭窄の合併
ストーマ粘膜皮膚離開	腹壁全層に及ぶ離開で，腹膜炎を起こしうる状態	ストーマ管理困難な瘻孔の形成 炎症のコントロールが不良な皮下膿瘍の形成
ストーマ瘻孔	腹膜炎・敗血症などの重篤な感染の併発	複雑・多発で保存的治療に抵抗性の瘻孔 装具選択が困難な瘻孔 保存的治療困難なストーマ狭窄の合併

トーマを再造設する．傍ストーマヘルニアの場合はヘルニア嚢の処理と，ヘルニア内容となっている臓器を腹腔内に還納し再造設する．

- 傍ストーマヘルニアの場合再発予防のためにメッシュを挿入する手技が，欧米では広く行われている[22]．

開腹しないストーマ修復術について

- ストーマ陥凹に対して，アリス鉗子やバブコック鉗子で落ち込んでいる腸管の粘膜を把持，引き出して吸収糸で内腔側と外側の腸管を全層で固定する方法が報告されている．また吸収糸で縫合する代わりに自動縫合器で固定する方法もある[7]．
- ストーマ脱出に対しては直腸脱の経肛門手術に準じて，三輪ガント手術やアルテマイヤー法を応用した手術術式が時々行われている．ストーマ脱出に対して，還納した腸管と腹壁とをボタンで挟み込んで固定するボタン固定法や，余剰の腸管を自動縫合器で切除する方法を提示している報告もある[23, 24]（図6）．
- これらの術式には，ストーマ再造設法に比して，安全性や再発率など症例数の蓄積が少ないため，十分なエビデンスはないが，経静脈麻酔や鎮静剤の使用で施行できるという利点があり，高齢者やハイリスクの患者にも適応できる．

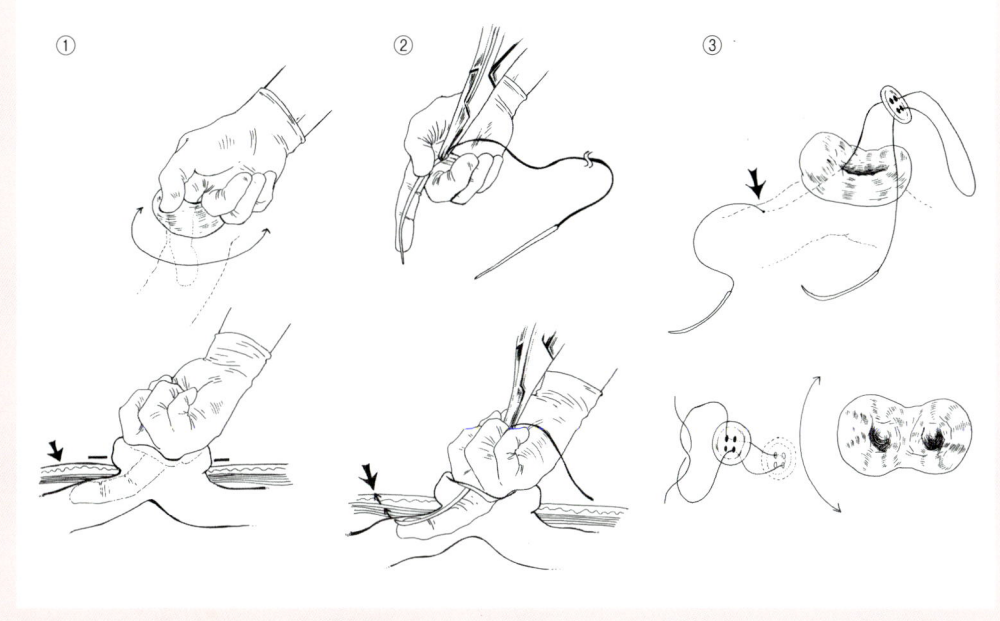

図6　ストーマ脱出に対するボタン固定法
①ストーマ脱出を整復し，示指を挿入し腸管と腹壁の間に介在物のないことを確認する．ボタンの固定部はフランジの外側になるように確認し，固定部を決定する．ボタンの固定位置(太矢印)の皮膚と腹壁に局所麻酔を施す．
②両針の2-0プロリンをマチュー持針器でゆるく彎曲させて示指に沿わせながら腸管内から皮膚に向かって，ボタン固定部の腹壁を貫く．このとき，針をしっかりと固定するために左手に持針器を持ってしっかりと方向を定める．
③片側の針からボタンを通し，腸管内腔にボタンを送る．残った針も同様に彎曲させて腸管内腔から腹壁を貫通させる．皮膚面から出た2本のプロリン糸をボタンの穴に通し，腹壁の内側と外側の両方からボタンで挟み込み固定する．

2) 違う部位に再造設する場合

- 位置が不適当で，別の部位に造設する必要がある場合，皮膚および皮下組織が炎症や瘻孔で新たなストーマの造設に耐え得ない場合は，異なる部位に再造設する．このときにも，慎重にストーマサイトマーキングを行い，瘢痕，しわ，炎症，瘻孔などが問題にならない部位を新たなストーマサイトとする．
- 正中切開を加えて，腹腔内と腹壁の両方からストーマを落とし，現在障害を起こしているストーマ部分を切除し，前述したストーマサイトから新たにストーマを再造設する．

引用文献

1) 日本ストーマリハビリテーション学会編：ストーマリハビリテーション用語集，第2版，金原出版，2003
2) Park JJ, Del Pino A, Orsay CP, et al : Stoma complications : the Cook County Hospital experience. Dis Colon Rectum 1999 ; 42 : 1575-1580
3) 高橋賢一，舟山裕士：消化管ストーマ造設術後の合併症の分類と問題点．日本大腸肛門病会誌 2011 ; 64 : 853-859

4) 赤木由人, 衣笠哲史, 海田真治子：消化管ストーマにおける合併症の文献的検討. 日ストーマ・排泄会誌 2012 ; 28 : 5-9
5) Arumugam PJ, Bevan L, Macdonald L, et al : A prospective audit of stomas-analysis of risk factors and complications and their management. Colorectal Dis 2003 ; 5 : 49-52
6) Pearl RK, Prasad ML, Orsay CP, et al : Early local complications from intestinal stomas. Arch Surg 1985 ; 120 : 1145-1147
7) Surgery of the Anus, Rectum and Colon 2nd edition
8) Robertson I, Leung E, Hughers D, et al : Prospective analysis of stoma-related complications. Colorectal Dis 2005 ; 7 : 279-285
9) Principles and Practice of Surgery for the Colon, Rectum, and Anus 3rd edition
10) Persson E, Berndtsson I, Carlsson E, et al : Stoma-related complications and stoma size- a 2-year follow up. Colorectal Dis 2010 ; 12 : 971-976
11) Gil G, Owski MS : A new classification of parastomal hernias- from the experience at Bielański hospital in Warsaw. Pol Pizegl Chir 2011 ; 83 : 430-437
12) 紺野千津子, 溝上祐子, 他：「日本語版DETスコア」における信頼性と正確性. Jpn. WOCM 2010 ; 14 : 272-278
13) Itabashi M, Bamba Y, Hoshimoto T, et al : Early complications following ostomy surgery. 日ストーマ・排泄会誌 2011 ; 27 : 29-37
14) Nastro P, Knowles CH, McGrath A, et al : Complications of intestinal stomas. Br J Surg 2010 ; 97 : 1885-1889
15) Rubin MS : Parastomal Hernia.Principles, Techniques, and Management 2nd ed : Marcel Dekker 2004, p277-305
16) Weisner RH, LaRusso NT, Dozois RR, et al : Parastomal varices after proctolectomy in patients with primary sclerosing cholangitis. Gastroenterology 1986 ; 90 : 316-322
17) Jennie B : Management of stoma complications. Nursing Times 2011 ; 107 : 17-20
18) Huges ES, McDermott FT, Masterton JP : Intestinal obstruction following operation for inflammatory disease of the bowel. Dis Colon Rectum 1979 ; 22 : 469-471
19) Bubrick MP, Jacobs DM, Levy M : Experience with the endorectal pull-through and S-pouch for ulcerative colitis and familial polyposis in adults. Surgery 1985 ; 98 : 689-699
20) Parmer KL, Zammit M, Smith A, et al : A prospective audit of early stoma comlications in colorectal cancer treatment throughout the Greater Manchester and Cheshire colorectal cancer network. Colorectal Dis 2011 ; 13 : 935-938
21) http://www.coloproctology.gr.jp/glossary2/
22) Hansson BM, Slater NJ, van der Velden AS, et al : Surgical techniques for parastomal hernia repair : a systematic review of the literature. Ann Surg 2012 ; 255 : 685-695
23) 勝野秀稔, 前田耕太郎, 松本昌久, 他：ストーマ脱出に対するボタン固定術. 日本大腸肛門病会誌 2006 ; 59 : 208-209
24) 前田耕太郎, 花井恒一, 佐藤美信, 他：人工肛門造設後合併症. 消外 2012 ; 35 : 1639-1649
25) Management of the Patient with a Fecal Ostomy : Best Practice Guidline for Clinicians

VII

ストーマ造設と社会保障制度

1 障害者総合支援法による社会保障制度

▶ 原疾患の治療のために造設されるストーマは，同時に排泄障害をもつことを意味し，専用の装具管理が必要となる．これらのハンディキャップに対し，日本においては障害者総合支援法，年金法，介護保険法等により，社会福祉制度が用意されている．

▶ ストーマ保有者に，社会福祉制度についての情報を提供することは，身体的，経済的，精神的負担を軽減するのに役立つことが多い．

▶ 永久的ストーマの場合は，造設直後から身体障害者に認定されるが，一時的なストーマであっても，閉鎖予定が数年後と予測される場合には，期限を切って認められることがある．自治体の審査委員会の判断により，さまざまな認定のケースがあるため，ストーマ保有者に申請の意思がある場合には，診断書の提出に協力する姿勢が必要である．

▶ 術後合併症として排泄障害を伴う場合，難治性の皮膚障害を伴う場合などには，6ヵ月の症状固定が確認されれば，障害認定の対象となり，等級が上位に修正される．

A 身体障害者の対象

- 永久的ストーマの造設者は，造設部位に関係なく手術直後から内部障害である膀胱・直腸機能障害者の認定（4級）を受けることができる（表1）．消化管ストーマと尿路ストーマの両方を造設した場合には，はじめから3級で申請が可能である．また，一時的ストーマであっても閉鎖予定が未定の場合などケースによって認定対象となる場合がある．この他，難治性皮膚障害の合併等で上位等級を申請する場合は，術後6ヵ月を経過した時点で再申請することができる．
- 自然に発生した腸瘻については，障害認定基準は消化管ストーマと同様の扱いとなる．治療が終了し障害が固定した時点で申請ができる．よくわからない場合は，居住する自治体の福祉課に相談をすることが望ましい[1,2]．

B 身体障害者手帳の申請

- 各種の福祉制度を利用するには，身体障害者手帳が必要である．身体障害者手帳は申請によって交付されるが，交付されるまでに30〜60日を要する．また，障害認定の診断書は，膀胱・直腸障害の認定資格のある指定医に診断書を書いてもらう必要がある．病院に該当する医師がいるかどうかも確認する必要がある．

表1 膀胱・直腸機能障害 3級, 4級

3級	a.	腸管のストーマに尿路変向(更)のストーマを併せもつもの
	b.	腸管のストーマをもち，かつストーマにおける排便処理が著しく困難な状態[*1]または高度の排尿機能障害[*2]があるもの
	c.	尿路変向(更)のストーマに治癒困難な腸瘻[*3]を併せもつもの
	d.	尿路変向(更)のストーマをもち，かつストーマにおける排尿処理が著しく困難な状態[*1]または高度の排便機能障害[*5]があるもの
	e.	治癒困難な腸瘻[*3]があり，かつ，腸瘻における腸内容の排泄処理が著しく困難な状態[*4]または高度の排尿機能障害[*2]があるもの
4級	a.	腸管または尿路変向(更)のストーマをもつもの
	b.	治癒困難な腸瘻[*3]があるもの
	c.	高度の排尿機能障害[*2]または高度の排便機能障害[*5]があるもの

[*1] 治療によって軽快の見込みのないストーマ周囲の皮膚の著しいびらん，ストーマの変形，または不適切なストーマの造設部位のため，長期にわたる装具の装着が困難な状態のものをいう
[*2] 先天性疾患による神経障害，または直腸の手術や自然排尿型代用膀胱による神経因性膀胱に起因し，カテーテル留置または自己導尿の常時施行を必要とする状態のものをいう
[*3] 腸管の放射線傷害等による障害であって，ストーマ造設以外の瘻孔(腸瘻)から腸内容の大部分の漏れがあり，手術等によっても閉鎖の見込みのない状態のものをいう
[*4] 腸瘻においてストーマ装具による腸内容の処理が不可能なため，軽快の見込みのない腸瘻周囲辺の皮膚の著しいびらんがある状態のものをいう
[*5] 先天性疾患(先天性鎖肛を除く)に起因する神経障害，または先天性鎖肛に対する肛門形成術または小腸肛門吻合術に起因し，かつ，
　ア．完全便失禁を伴い，治療によって軽快の見込みのない肛門周囲の皮膚の著しいびらんがある状態．
　イ．1週間に2回以上の定期的な用手摘便を要する高度の便秘を伴う状態のいずれかに該当するものをいう

3級と4級の違い
3級：介護者の支援が必要な第1種障害者．4級：自立しているが障害がある第2種障害者
(平成15年1月10日　身体障害者障害程度等級表の解説(身体障害認定基準)について(障発第0110001号)より作成)

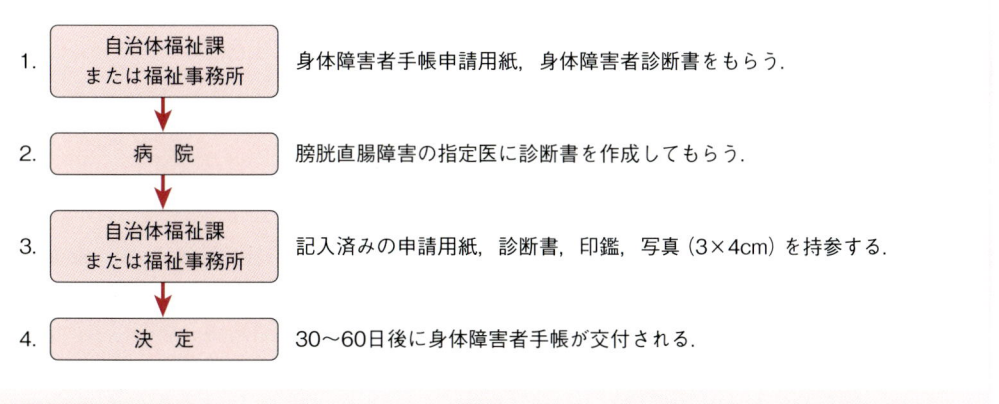

1. 自治体福祉課または福祉事務所　　身体障害者手帳申請用紙，身体障害者診断書をもらう．
2. 病院　　膀胱直腸障害の指定医に診断書を作成してもらう．
3. 自治体福祉課または福祉事務所　　記入済みの申請用紙，診断書，印鑑，写真(3×4cm)を持参する．
4. 決定　　30～60日後に身体障害者手帳が交付される．

図1　身体障害者手帳の手続き

● 申請手続きを速やかに行うためには，手術が決定した時点で役所の身体障害者の相談窓口に行き，「膀胱・直腸障害の診断書・意見書」を入手し，入院時に持参することが望ましい．ストーマ用品の給付は，身体障害者手帳を取得しないと手続きできないため，早く手続きをすることが重要である(図1)．

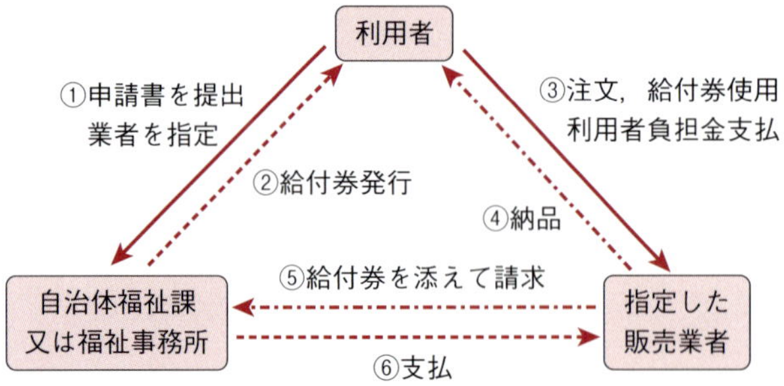

図2　ストーマ用具受給手続き
①申請には，身体障害者手帳，確定申告の控えなど収入証明，印鑑を持参する．また，あらかじめ指定する販売業者に見積を依頼しておく．
②見積書は，業者が直接自治体に提出する場合と，本人が業者から受け取って提出する場合があるため自治体の窓口で提出方法を確認しておく．
③装具購入の際は，給付券を渡し規定の利用者負担金を支払う（負担金額は自治体によって0～17％，世帯の所得に応じなどかなり異なる．給付券に金額が明記されているので確認する）．

C ストーマ用装具（日常生活用具）の給付

- 身体障害者手帳を取得すると，申請により自治体から日常生活用具としてストーマ用品の給付を受けることができる（図2）．身体障害者手帳を受け取ったら，その場で「日常生活用具の申請書」を提出すると早く手続きができる．しかし，申請までの間に使用する装具の購入費は本人負担となる．自己負担した装具の購入費用は，医療費控除の対象となるため，領収書は保管しておくように指導する．

ストーマ保有者への社会保障制度適応の歴史的流れ

1949年	日本国憲法に身体障害者福祉法が制定される
1977年	ストーマ保有者の厚生年金の「障害年金」受給がはじまる
1984年	膀胱または直腸機能障害が身体障害者福祉法の適応となる
1986年	小腸機能障害も対象となる
1989年	ストーマ用装具の医療費控除が実施される
1990年	公共運賃の割引適応となる
1994年	有料道路通行料の割引適応となる
2006年	身体障害者福祉法から障害者自立支援法に変更．原則利用費用の1割負担となる
2013年	障害者自立支援法から障害者総合支援法に変更，障害者の定義に難病等が追加される

表2 自治体ストーマ用装具給付対象品目例

対象品目		自治体	兵庫	大阪	東京		神奈川		埼玉
			神戸市	大阪市	豊島区	千代田区	横浜市	相模原市	川越市
		確認年	平成25	平成25	平成25	平成25	平成25	平成25	平成25
1	蓄便袋		○	○	○	○	○	○	○
2	蓄尿袋		○	○	○	○	○	○	○
3	洗腸装具		○	○		○	○	○	○
4	皮膚保護ペースト		○	○	○	○	○	○	○
5	皮膚保護パウダー		○	○	○	○	○	○	○
6	皮膚保護ウエハー		○	○	○	○	○	○	○
7	皮膚保護パテ		○	○	○	○	○	○	○
8	固定用ベルト		○	○	○	○	○	○	○
9	ストーマベルト(ヘルニア用)		○				○		
10	サージカルテープ		○	○	○	○	○	○	○
11	コンベックスインサート		○	○		○	○	○	○
12	剝離剤（リムーバー）		○	○	○	○	○	○	○
13	皮膚被膜剤		○	○	○	○	○	○	○
14	レッグバッグ		○	○	○	○	○	○	○
15	夜間用蓄尿袋		○	○	○	○	○	○	○
16	パウチカバー		○				○		
17	穴あけ専用はさみ		○		○	○	○	○	○
18	消臭剤／パウチ内用／消臭フィルム・シート		○	○	○	○	○	○	○
19	ガス抜きフィルター						○		
20	潤滑剤		○	○	○	○	○	○	○
21	凝固剤		○				○		
22	介護用ウェット		○						
23	その他皮膚保護材，排泄物の漏れ防止，皮膚への装具密着などのために使用する各種用品		○			○	閉鎖具 服帯 接続管	ガーゼ	
	合計品目数		22	16	15	19	23	20	19

平成25年 若葉オストミーセンター資料より作成
※千代田区はその他の用品でも個別に相談・検討可
※消臭潤滑剤が対象の場合は潤滑剤，消臭剤の両方に○

自治体によるストーマ用装具(日常生活用具)の給付の違い

- 給付対象品目・助成額は，自治体が規定しているため，住んでいる地域によって異なる(表2，3). また，身体障害者手帳がなくてもストーマ保有者であることを証明する診断書があれば，ストーマ装具購入費用を助成する自治体もある. 具体的金額や対象品目は，居住する自治体の福祉課や，ストーマ用品専門の販売店などで情報を得る必要がある.
- 助成金額は，補装具として国の基準で認められていた金額(1ヵ月　消化管ストーマ8,600

表3　日本オストミー協会が各自治体に給付を要求している13品目

1	皮膚保護ペースト/皮膚保護パテ	8	レッグバッグ(下肢装着用蓄尿袋)
2	皮膚保護パウダー	9	ナイトドレーナージバッグ(夜間用蓄尿袋)
3	皮膚保護ウエハー	10	ストーマ袋カバー
4	コンベックスインサート	11	サージカルテープ
5	固定用ベルト	12	皮膚保護剤穴あけ専用はさみ
6	剥離剤(リムーバー)	13	消臭剤
7	皮膚被膜剤(スキンバリア)		

円，尿路ストーマ11,300円)が基本とされているが，自治体により多少の増減がある．また，助成額の10％を自己負担金として本人から徴収する自治体が多いが，自己負担額は自治体によって異なるため役所に確認することが望ましい．収入が多い人の場合には，自己負担額が増え，場合によっては助成されない場合もある．

D　その他の福祉制度(表4)

- 身体障害者手帳を取得すると，各自治体でさまざまな福祉制度がある．詳細は，各自治体が発行する冊子(障害者福祉のてびき・しおり等)や，自治体の福祉課などから情報を得る．
- 入院中の社会福祉に関する情報源は，医師・看護師がほとんどで，その8割が「身体障害者手帳」と「装具の補助」に関する内容である．しかし，退院後の情報源は，役所や患者会などから情報得る人が7割近くを占め，内容も税金の減免や交通費の割引など日常生活に役立つものが多くなっている[3]．退院後継続して相談できる窓口として，自治体の福祉課，患者会などを伝えておくことが重要である．

表4 膀胱・直腸障害級別 税金・公共料金等の社会保障

項目	税金の減免	公共料金の減免 運賃の割引	公共料金の減免 その他	その他
問合せ先	市区町村の税務担当課・税務署	市区町村福祉課・福祉事務所	各当該施設	
対象級	3・4級　手帳を提示する			
	障害者控除 確定申告または給与所得申告時，所得税（1級40万円，3，4級27万円），住民税（1級30万円，3，4級26万円）の控除	JR 4級　本人のみ　普通乗車券片道101km以上5割引 3級　本人および介護同伴者　普通乗車券，回数券，急行券，定期券，介護者を含め5割引	携帯電話 基本料金・通話料・電話機など5割引程度，詳しくは各社支店，取扱店に問い合わせる	4級以上 運転免許取得費の助成 3級以上 駐車禁止の対象除外 福祉タクシー利用券 自動車燃料費助成
	医療費控除 自費購入装具代は確定申告時に控除可．医師の証明書と領収書が必要	国内航空運賃・旅客船・フェリー 割引率は会社によって異なる．航空運賃25～37％程度割引 3級では介護同伴者も同じ価格	公営施設 公園，美術館，博物館，動物園，温水プール，駐車場などの無料または割引	住宅について 家賃助成や都営住宅の申し込み優遇
	3級以上自動車税・軽自動車税の減免 本人または生計を同じくする人の所有する自動車について自動車税・自動車取得税の免除がある 相続税の減額 利子の非課税 貯金・預金利子が非課税（元金350万円まで）	有料道路 本人または生計を同じくする人の所有する自動車で本人が運転する場合（3級は同伴介護者の運転でも可）について，5割引．ETCではセットアップ証明書，ETCカードが必要． 電車・バス・地下鉄　無料・5割引・3割引 1・3級の介護同伴者は5割引．定期券3割引 タクシー料金 1割引		・オストメイト社会適応訓練． ・内部障害者自立支援訓練所の利用． ・身体障害者自動車購入資金の貸付（3％） ・住宅資金の貸付（3％） ・結婚・出産・葬祭・転宅費などの貸付（3％） このほか自治体独自の制度も多数あり

＊平成21年台東区障害者のてびき・H25年新ひだか町障害者福祉のしおりより引用・改変

2 年金法による社会保障制度 〜障害年金〜

▶身体障害者総合支援法と年金法の等級は，全く異なる基準によっており混同しないことが重要である．
▶国民年金は日常生活自立度で等級を判定し，厚生年金では仕事の遂行能力によって等級を判定するなど，本人が所属する年金機関によって判定基準が異なるため，ケースワーカーなどに相談することが望ましい．

- 年金法によって定められる障害年金の等級は，障害者総合支援法で定められる障害の等級とは無関係である．年金は，各自が加入している国民年金（障害基礎年金）や厚生年金，共済年金（被用者年金）などから支払われ，適応基準も加入している年金の種類によって異なる．また，障害に起因する疾病の初診日が，年金に加入していた時期であれば，その後，手術を繰り返した結果，ストーマ保有者になった場合にも認定対象となり，認定は，初診から1年半経過したときに障害の状態にあれば支給される．
- 最も多く認定されるのは，労働支障度が基準とされている厚生年金加入者の障害年金3級である．詳細や手続きは，ケースワーカー（MSW：medical social worker）や自治体の年金課に相談する必要がある（表5）．

表5 膀胱・直腸障害等級別 年金・医療福祉・装具の給付

項 目	国民年金 障害基礎年金	障害厚生年金	共済年金 障害年金	医療費助成	装具の給付
問合せ先	市区町村の年金課			市区町村福祉課・福祉事務所	
身体障害等級	3級以上	3・4級		3級以上	3・4級
所得制限	あり	なし	あり	あり	所得に応じて負担あり
備考	1級, 2級しかなく，日常生活に著しい支障がある場合しか認められない．ストーマ保有だけでは該当しない	3級又は障害手当金（一時金）に該当する	在職中は支給されない 3級または障害手当金（一時金）に該当する	医療費の自己負担の軽減	給付対象品目，金額は自治体によって異なる

★年金は加入している種類により，受けられる場合と受けられない場合がある．障害者手帳の等級と年金の等級は，基準が異なり一致するものではない．
＊平成21年 台東区障害者のてびき，平成25年 練馬区障害者福祉のしおりより作成

ストーマ造設と社会保障制度

3 医療費控除

▶ 医療費控除とは，本人または本人と生計を一にする配偶者やその他の親族のために，年間一定額以上の医療費を支払った場合，その費用を所得から控除できる制度である．
▶ ストーマ用品の購入費用は，医療費控除の対象となる．
▶ 確定申告の際に領収書とともに医師が記入したストーマ用装具証明書をつけて申請する．

- 医療費控除とは，所得控除の一つで，本人または本人と生計を一にする配偶者やその他の親族のためにその年の1月1日から12月31日までに一定額以上の医療費を支払った場合，その費用を所得から控除できる制度である．控除額は最高200万円で，その年に実際に支払った医療費の総額から保険金などで補てんされる金額を引き，さらに10万円を差し引いた額になる．
- あくまでも所得控除であり，全体の収入が減ることにより，かかる税金も減るという制度で，払った金額が戻ってくるという制度ではない．
- ストーマ用品の購入費用は，医療費控除の対象となるので，領収書は必ず保管し，確定申告の際にほかの医療費の領収書とともに，医師が記入したストーマ用装具使用証明書（図3）をつけて申請する．

ポイント：
① 期間：その年の1月1日から12月31日までの間に支払った医療費．
② 金額：実際に支払った医療費の合計額－保険金などで補てんされる金額－10万円
③ 給与所得がある場合は，源泉徴収票（原本）を添付する．

VII ストーマ造設と社会保障

（別紙様式）

ストマ用装具使用証明書

患　　者	住　所				
	氏　名			性　別	男・女
	生年月日	明・大・昭・平　　年　　月　　日生			
ストマの種類	人工肛門のストマ　　　　　　尿路変向（更）のストマ				
必要期間	平成　年　月から　6か月未満　6か月以上1年未満　1年以上				

　上記の者は、人工肛門／尿路変向（更）のストマを有しており、ストマケアに係る治療上、ストマ用装具の使用が必要であることを証明する。

　　　平成　年　月　日

　　　　　医療機関名　＿＿＿＿＿＿＿＿＿＿＿＿＿＿＿＿＿＿

　　　　　所　在　地　＿＿＿＿＿＿＿＿＿＿＿＿＿＿＿＿＿＿

　　　　　医師氏名　　＿＿＿＿＿＿＿＿＿＿＿＿＿＿＿㊞

注1　証明書は、当該患者のストマケアに係る治療を行っている医師が記載すること。
　2　「必要期間」が「1年以上」となる場合は、翌年分については改めて証明書を発行すること。
　3　既に経過した期間に係る証明については、証明書発行日の属する年の前年1月1日以降の期間に係るものに限り有効とする。

① この証明書は、ストマ用装具代について医療費控除を受けるために必要です。
② 医療費控除を受けるためには、この証明書とストマ用装具代の領収書を確定申告書に添付するか、確定申告の際に掲示することが必要です。

図3　ストマ用装具使用証明書
（平成元年7月11日　老健第45号　健政発第374号　社更第130号　保文発第506号　厚生省　大臣官房老人保健福祉部長　健康政策局長　社会局長　保険局長　回答　別紙2）

ストーマ造設と社会保障制度

4 在宅で受けられるサービス

▶在宅で受けられるサービスは，介護保険によるもの，医療保険によるもの，全額自己負担の自費によるものがある．
▶保険を使う場合，介護保険が最優先となるため，在宅サービスを導入する前に，どの保険を利用するのが最も利用者の利益になるかを考えてから，介護保険を申請することが重要である．

A 介護保険で受けられるサービス

- 介護保険料を納入している65歳以上の1号被保険者，40～64歳の2号被保険者（がん，脳血管障害等16項目の特定疾患の場合）が，要介護認定を受けた場合に対象となる．ストーマ保有者は，一次判定で「排泄の自立が十分できない」に該当し，医師の意見書を考慮した二次判定で，要支援または要介護1に認定されることが多い（図4）．
- 介護保険は，在宅で利用するサービスと施設で受けるサービスの2種類がある．施設に入所すると訪問看護や訪問介護のサービスは利用できない場合が多いため，施設を利用する場合は，ストーマケアに関するサービスを受けられるかどうか確認する必要がある．
- 介護保険で利用できる金額は，運営する自治体によっても多少差があるが，認定された要介護度に応じて異なり，かかった金額の1割が自己負担となる（表6）．具体的サービスには，訪問看護師による本人や介護者に対するセルフケア指導や装具交換．デイサービスでの看護師による装具交換，ホームヘルパーによる内容物の排除などがある（p.208　サイドメモ参照）．
- 介助があれば自分で交換できる場合は，ホームヘルパーによるサービスを利用したほうが，経費が安く済む（表7　表8）．
- 病院から在宅に移行する際は，在宅で「誰に」「何を」支援して欲しいのかケアマネジャーに具体的内容を伝えることが重要である．また，利用できる金額が指定されるため必要な回数利用できなくなることもある．その場合は，医療保険を利用したほうがよいのか十分検討してから介護認定を申請する必要がある．

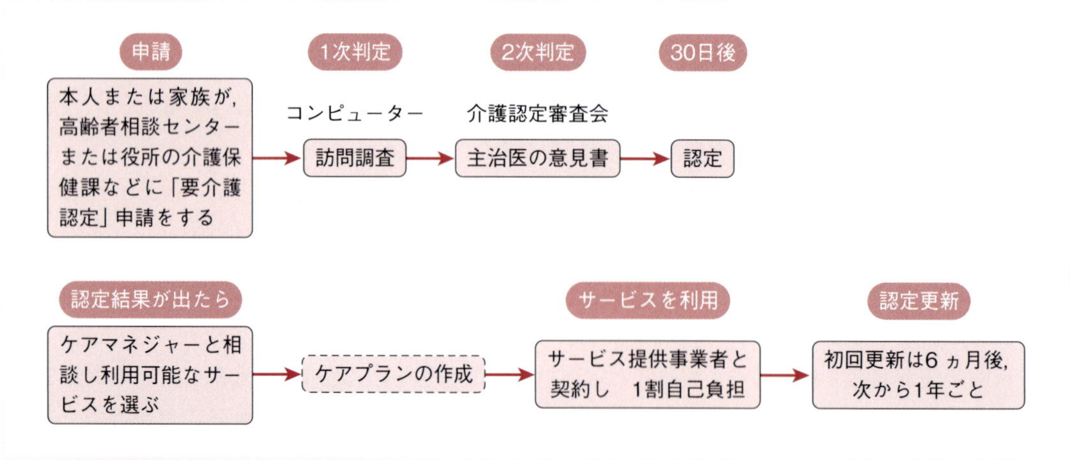

図4 介護保険の申請から利用まで

表6 介護保険認定度別1ヵ月の利用限度額

要介護度	利用限度額(円)	
要支援1	49,700	
要支援2	104,000	
要介護1	165,800	
要介護2	194,800	利用金額の1割が自己負担
要介護3	267,500	
要介護4	306,000	
要介護5	358,300	

＊平成25練馬区例　金額は自治体によって多少異なる

表7 介護保険の訪問看護の費用の目安(平成24年)

		20分未満	30分未満	30分～1時間未満	特別管理加算(ストーマ保有者)
介護保険	訪問看護ステーション	3,160	4,720	8,300	2,500(月1回)
	病院診療所から	2,550	3,810	5,550	

＊単位は円

表8 訪問介護の費用の目安(平成25年　練馬区)

		30～1時間未満	要支援	1ヵ月
訪問介護	身体介護	4,442	週1回	13,635
	生活援助	2,530		
	通院など乗降介助	1,105	週2回	27,271

＊単位は円

> **平成23年7月5日，ストーマ装具交換についての厚生労働省の見解**

【日本オストミー協会の「ストーマ装具交換について(照会)」】

平成17年7月26日付けの厚生労働省医政局長通知(以下「局長通知」という)によれば，医師法第十七条に規定する「医業」とは，当該行為を行うに当たり，医師の医学的判断および技術をもってするのでなければ人体に危害を及ぼし，または危害を及ぼすおそれのある行為(医行為)を反復継続する意思をもって行うことであると解されており，ある行為が医行為であるか否かについては，個々の行為の態様に応じて個別的に判断する必要があるとされている．

肌に接着したストーマ装具の交換については，局長通知において，原則として医行為ではないと考えられる行為として明示されていないため，介護現場では「医行為」に該当するものと考えられている．しかしながら，肌への接着面に皮膚保護機能を有するストーマ装具については，ストーマおよびその周辺の状態が安定している場合等，専門的管理が必要とされない場合には，その剝離による障害等のおそれはきわめて低いことから，当該ストーマ装具の交換は原則として医行為には該当しないものと考えるか如何．

【回答】平成23年6月5日付けの文書を持って照会のあった件について，貴見のとおりと思料します．なお，実施にあたっては「医師法第十七条，歯科医師法第十七条および保健師助産師看護師法第三十一条の解釈について(平成17年7月26日付け医政発第0726005号厚生労働省医政局長通知)の注2から注5までを踏まえ，医師または看護職員と綿密な連携を図るべきものと思料します．

- 解釈注2，病状が不安定であること等により専門的管理が必要な場合には，医行為であるとされる場合もあり得る．介護サービス事業者等はサービス担当者会議の開催時等に，必要に応じて医師，歯科医師または看護職員に対して，そうした専門的な管理が必要な状態であるかどうかを確認することが考えられる．さらに，病状の急変が生じた場合その他必要な場合は，医師，歯科医師または看護職員に連絡を行う等の措置を速やかに講じる必要がある．
- 解釈注3，原則として医行為の対象ではないと考えられるものであっても，業として行う場合には実施者に対して一定の研修や訓練が行われることが望ましいことは当然であり，介護サービス等の場で就労する者の研修の必要性を否定するものではない．介護サービスの事業者等は，事業遂行上，安全にこれらの行為が行われるよう監督することが求められる．
- 解釈注4，事故が起きた場合の刑法，民法等の法律の規定による刑事上・民事上の責任は別途判断されるべきものである．
- 解釈注5，看護職員による実施計画が立てられている場合は，具体的な手技や方法をその計画に基づいて行うとともに，その結果について報告，相談することにより密接な連携を図るべきである．

B 医療保険で受けられるサービス

- 訪問診療・訪問看護は，通院が困難な患者に対し医療保険により訪問による医療の提供をするサービスである．連携するのは，医療施設の医師・看護師と在宅医療を担う医師・看護師となり，医療者同士が迅速に連携を取れるところが，介護保険との違いといえる．
- また，ストーマ保有者は平成24年から特定患者に指定され週4日以上の訪問が認められるようになった．退院直後の不安が大きな時期に頻繁な訪問が可能になり，利用しやすく

- また，身体障害者3級に認定されている場合は，心身障害者医療費の助成制度の利用で経済的負担も軽減できるメリットがある．この他，訪問看護は運営する事業所によっても診療報酬の違いがある(表9)．
- 近年，診療報酬による在宅部門の改定はめまぐるしく，利用については最新の情報が必要である．身近な医事課やMSWを活用し，利用者にとって最も利用しやすいサービスを選択することが重要である．

訪問看護を医療保険と介護保険のどちらを利用するか

- 訪問看護の利用料金は，介護保険が1回約8,300円，医療保険は5,550円と差がある．また，介護保険では，介護度認定度により利用金額が決まり金額で利用回数が制限される．医療保険は，診療報酬により訪問回数が原則週3回に制限されるが，ストーマ保有者は「特定患者」に認定されており，週4日以上の訪問が可能である．
- ストーマによる身体障害認定の3級があり，世帯の所得が約650万円以下(家族数によって金額が変動)の場合は，自己負担を免除する心身障害者医療費の助成制度がある．該当する場合には，医療保険を利用する方が負担が少ない．
- 原則では，介護保険の対象であれば，医療保険より介護保険が優先となっているが，すぐに訪問看護を導入したい場合は，医師が直接訪問看護師に指示を出す医療保険による導入がスムーズである．介護保険では認定までに最低30日はかかり，導入もケアプランを立てるケアマネジャーの判断で行われる．医師が意見書の訪問看護の要否の欄に，必要と記載しておけばスムーズに導入ができる．また，介護保険申請時の医師の意見書は，医療機関や医師名は公開されない．ストーマケア以外にサービスを利用する予定がない場合や，すぐにサービスを開始したい場合には，医療保険が利用しやすい．
- 例外として末期がんの増悪期等は，医療保険と介護保険の併用が認められており，訪問看護は医療保険，他のサービスは介護保険を利用することができる．
- また，訪問看護の自費扱いもあるため，経済的に余裕がある場合は，医療保険，介護保険に組み合わせて利用することもできる．自費利用については，利用したい訪問看護ステーションに問い合わせて確認する必要がある．

表9 医療保険による訪問看護(看護師による訪問 平成24年)

	基本療養費(円)/回		管理療養費(円)	特別管理加算(円)(ストーマ保有者)
訪問看護ステーション	週3日目まで	5,550	1日目 7,300	2,500(月1回)
	週4日目以降	6,550	2日目から 2,950	
病院診療所から	週3日目まで	5,550		2,500(月1回)
	週4日目以降	6,550		

引用文献

1) 小林和世：ストーマリハビリテーションに強くなる―社会保障を上手に活用する―．ナーシング 2006；26：128-133
2) 小林和世：尿路ストーマ造設患者に対する福祉制度．泌尿器ケア 2010；15：78-83
3) 小林和世：ストーマ保有者の社会保障の情報取得に関する調査．日ストーマリハ会誌 2004；20：49
4) 台東区障害福祉課：障害者の手引き，東京都台東区，2009，p15-89
5) 新ひだか町：障害者福祉のしおり，北海道日高郡新ひだか町，2013，p1-12
6) 練馬区健康福祉事業本部介護保険課：すぐわかる介護保険，東京都練馬区，2013，p2-28
7) 社会保険研究所：医科点数表の解釈，平成24年版

VIII 日常生活の指導

VIII 日常生活の指導

- ▶ストーマリハビリテーションの目的は，患者が入院前の生活に戻ることである．
- ▶ストーマ保有者がストーマという障害を乗り越え，前向きに社会生活を送るためには，日常生活指導は必要不可欠である．
- ▶日常生活を営むうえでの情報，注意点，工夫などを知ることによって，社会生活が広がり，ストーマ保有者のQOLが向上する．
- ▶食事は，ストーマだからといって特別なものはない．食品の特徴と排泄物との関係を理解することで，生活に幅ができる．
- ▶入浴は，身体を清潔保持し，腸管の蠕動運動を促進する．温泉での入浴体験は，ストーマとともに生きるうえで大きな自信につながる．
- ▶運動，旅行では，ストーマ装具の選択や工夫により安心して活動ができる．
- ▶就学では，担任や養護教諭と連携が重要である．
- ▶ストーマ保有者の妊娠・出産は可能である．
- ▶患者会は，社会復帰したストーマ保有者がさまざまな情報を交換したり，親睦をもつことを目的として作られた．日本で最大の会員を有する患者会は，社団法人日本オストミー協会（JOA）である．
- ▶災害対策に備えたストーマケア教育，ネットワークの構築，医療連携が重要である災害ストーマ外来では，ストーマ保有者を術前から生涯にわたって全人的ケアを行う．
- ▶在宅においては，医療者と家族，在宅医療者が連携を取りながらストーマ保有者をフォローする．

A 食生活[1〜7]

- ●ストーマ保有者だからといって特別な食事制限はない．
- ●暴飲・暴食を避け，バランスのよい食生活を心がける．
- ●手術前より，糖尿病，高血圧，脂質異常症，心臓病，腎臓病などの疾患がある場合は，それらの疾患に対する食事療法を継続する．
- ●ストーマの種類に合わせた便性と食事との関係を指導すると日常生活に幅ができる．
- ●食事指導により，食事を制限してしまう場合があるので，基本的には何を食べてもいいことを繰り返し説明する．

表1 食品の特徴と主な食品

特徴	主な食品
便の性状を整える食品	穀類：玄米，白米（5分，3分づき），押し麦 野菜：緑黄野菜，根菜類，芋類 果物：りんご，バナナ，キウイフルーツ，いちご，パパイア その他：乳酸飲料，ヨーグルト，納豆
消化しにくいもの	海藻類：昆布，わかめ，ヒジキ きのこ類：エノキダケ，なめこ，しいたけ，しめじ 野菜類：ほうれん草，モヤシ，トウモロコシ，セロリ その他：山菜類，こんにゃく類，貝類，豆類，パイナップル，柑橘類
下痢を起こしやすいもの	冷たい炭酸飲料水，アイスクリーム，酒類，揚げ物類，脂肪の多い肉，ラーメン，バター，牛乳，生卵，柿，梨，柑橘類
ガスの発生を促すもの	炭酸飲料水，山芋，さつまいも，ごぼう，貝類，甲殻類，ねぎ類，キャベツ，カリフラワー，ピーナッツ，煙草
悪臭の元になりやすいもの	にんにく，にら，ねぎ類，ごぼう，春菊，アスパラガス，チーズ，生卵，甲殻類，酒類，ピーナッツ
消臭作用のあるもの	ヨーグルト，乳酸飲料水，クランベリージュース，パセリ 経口消臭食品：シャンピニオンゼリー，グリーンエンジェル

表2 食物線維の特徴と主な食品

	特徴	主な食品
水溶性食物線維	・腸管に与える刺激が比較的少なく，保水性，ゲル化形成，胆汁酸吸収作用がある． ・便中の水分を吸収し，便を有形にし，下痢を軽くする．	バナナ，りんご，桃，ジャムなどに含まれるペクチン，海藻のぬるぬるした部分に含まれるアルギン酸
不溶性食物線維	・不溶性食物線維の作用が腸管を刺激し，安静を保てなくなる． ・消化されない食物線維は，大腸での水分吸収を妨げ，便量を増やし下痢や腹痛の原因になる． ・消化管に狭窄がある場合は，摂取を控える．	豆類の皮，山菜，きのこ類，海藻，ごぼう，こんにゃく，とうもろこし，れんこん，さつま芋，干した果物など

1） 結腸ストーマ

- 食事の内容によって便の量，性状，臭い，ガスの量に影響を与える．食事摂取後の排便状況を確認し，排便コントロールの目安にする（表1）．
- 基本的に腸内細菌のバランスを整え，下痢・便秘をしないように心がける．

2） 回腸ストーマ

- 大腸全摘術の術後栄養管理では，水・電解質代謝異常による，脱水，便量の増加や腸管通過障害による吸収不良に注意する必要がある．
- 大腸切除により水分吸収作用が低下し，脱水，排便量の増加をきたす．回腸ストーマでは，1日1,000～2,000mLの水様性の便が排泄される．大腸で水分を吸収する機能がなくなるため，水分と電解質（Na，K，Cl，P）の喪失に注意する．
- 長期的には残存小腸に代償される吸収機能により，安定性が得られることが多い．しかし，潜在的に脱水状態を呈することも多く，腸閉塞の予防，排便のコントロールを目的に水溶性食物線維を中心とした食事療法が必要である（表2）．

- 不溶性食物線維は，腸管蠕動を活発にし，小腸通過時間を短縮する．また，ストーマ出口での排泄障害の原因になることがある(表2)．
- 一般的に報告されている乳製品，油分の多いもの，アルコール，コーヒー，チョコレートなどのカフェインを含むものは，排便中に含まれる水分量の増加につながる[10]．
- 小腸は大腸に比べて腸管内の腸管腔が狭く，消化されない食物が詰まることがある(フードブロッケージ)．

＜対策＞
- 尿量1,000mL以上を目安に水分を摂取する．
- 回腸ストーマからの排泄が1,500～2,000mL以上の場合は，水分の他に電解質を補給する．電解質を多く含む食品には，スポーツドリンク，刺激のない果汁，野菜ジュース，コンソメスープ，経口補水液オーエスワン®(OS-1)などがある．

経口補水液とは？

- これまで，わが国における脱水症に対する補液療法は一般的に経静脈的に行われることが多かったが，小児医療領域を中心に経口補液療法(oral rehydration therapy：ORT)が見直され[11]，現在は標準的な治療法として定着しつつある．
- 喪失した水分・電解質を経口的に補給するORTは，1970年代よりWHOが推奨した経口補液(WHO－oral rehydration solution：ORS)として根付き，発展途上国を中心にコレラをはじめとする激しい下痢性疾患に伴った脱水症の治療法として大きな成果を上げてきた[11～14]．
- 一方，欧米ではコレラのように激しい水様性下痢を伴うような感染性疾患はまれであり，ロタウイルスに代表される感染性下痢が多かったことからWHO－ORSとは異なる濃度のORSガイドラインが策定され実施されてきた[11,15,16]．
- ORTの根拠は，下痢・嘔吐により喪失した腸液あるいは胃液中の水分および電解質を補給するための組成であるとともに，腸管内におけるNa$^+$/ブドウ糖共輸送機構に基づく水分・電解質補給効果にあり，Na$^+$単独に比べてブドウ糖が共存した場合に水の吸収が促進することがヒトでの臨床薬理試験で明らかになっている[11,17,18]．その場合，ブドウ糖とNa$^+$のモル比が重要となるが，Lifshitzらはモル比が2.0のときに水吸収が最大となることを示し[11,19]，この共輸送系は急性下痢性疾患患者においてもある程度機能が保持されていることを明らかにした[11,20,21]．
- オーエスワン®(OS－1)はORSに関する数多くの研究成果およびガイドラインを参考にして，下痢，嘔吐，発熱による脱水患者の水・電解質補給を目的として開発された経口補水液である[11]．欧米におけるORSガイドラインの組成に合致し，WHO－ORSに比べナトリウム，クロールの濃度が低い．また，ブドウ糖とナトリウムのモル比は2.0となっている[11,22]．
- 感染性下痢による脱水症状患者60例を対象とした経口補水液OS－1と市販のミネラルウォーターの比較試験では，オーエスワン®(OS－1)は市販のミネラルウォーターに比べ，血清浸透圧を下げることなく効果的で速やかな水・電解質補給が可能であり，軽度から中等度の下痢による脱水症に対する有用な飲料であった[11,23]と報告されている．

- 水溶性食物線維を摂取する[1〜6].
- 水溶性食物線維は，腸管に与える刺激が少なく，保水性とゲル化形成作用があり，便を有形化させる(表2).
- ビフィズス菌や乳酸菌などを増加させ，腸内細菌のバランスを整える.

なぜ食物線維？ プレバイオティクス，プロバイオティクス，シンバイオティクスの概念

- プレバイオティクスの概念は，「その物質を摂取することによって腸内細菌が改善されて腸内環境が良好な状態になり，ヒトの健康の保持増進に寄与できるもの」である．現在最も研究が進んでいるのが，難消化性オリゴ糖であり，ビフィズス菌や乳酸菌などの特有の有用菌を増殖させる．食物線維は，難消化性オリゴ糖に分類されている[24].
- プロバイオティクスは，腸内環境を改善する有用菌を増殖させ，生体機能を高める特定の菌から経口的に摂取する菌製品のことを指す．乳酸菌やビフィズス菌が代表的で，ヨーグルトや乳酸菌飲料などに利用されている．安全で有用であることのほか，もともと腸内細菌フローラの一員であること，生きて腸まで到達し増殖可能なこと，などの条件がある．抗生物質を使った抗菌と違い，有用な菌を取り入れて健康増進に寄与しようという目的で用いられる[25].
- シンバイオティクスの概念は，有用菌とその餌になる難消化性オリゴ糖の混合したものを同時摂取させて，腸内細菌叢を効果的に改善して健康に寄与する[26].

- 脂肪の取りすぎに注意する：脂肪は腸管への刺激が強く，腸蠕動を促して下痢を生じやすい．動物性脂肪などを避け，高イオン酸，α-リノレン酸などの植物油を使用し，10g/以下にする.
- 牛乳を飲むと下痢，腹痛を生じる場合は，乳糖分解酵素(ラクターゼ)の不足が考えられる．乳糖があらかじめ分解されている低脂肪牛乳やチーズ，ヨーグルトなどを摂取する.
- フードブロッケージを予防する：不溶性食物線維を取りすぎない．摂取する際は，多量に摂取せず，よく噛む．刻む，皮をむく，加熱し軟らかくして摂取する.

B 排泄の変化[1〜5]

- ストーマがあるために，下痢や便秘になりやすいということはない.
- ストーマの造設部位によって便の性状が異なる.
- S状結腸ストーマでは，手術後3〜4ヵ月は，排便状態が安定しないが，半年を経過する頃には手術前の排便習慣に戻ることが多い.
- 回腸ストーマの場合は，手術後6ヵ月頃までは，水様便がみられるが6〜8ヵ月を経過するころには泥状便になる．年数が経過するに従い軟便になり回数も安定する.
- 便秘，下痢，ガスの発生，臭いが気になる場合は，原因を明らかにし，状況に応じた対策を実施する(表3).

表3　排泄状況の変化の原因と対策

	原因	対策
便秘	過度の緊張，ストレス，疲労，運動不足，食物の摂取不足，水分の摂取不足，発熱，薬物の服用(降圧剤，精神安定剤，睡眠剤，止痢剤の連用)，甲状腺機能低下症，糖尿病，癌の再発，イレウスなど	① 緊張，ストレス，疲労を取り除く． ② 適度な運動と規則正しい食生活に心がける． ③ 水分を十分に摂取する． ④ 食物線維を多く含む食品を摂取する． ⑤ ビフィズス菌や乳酸菌飲料，オリゴ糖を摂取する(腸内細菌の正常化)． 注意：排ガスがなく，嘔気・嘔吐を伴う腹痛がある場合は，腸閉塞の可能性があるので受診が必要
下痢	過度の緊張，ストレス，冷え，暴飲暴食，感冒，クローン病の再燃，潰瘍性大腸炎，過敏性大腸炎，甲状腺機能亢進症，下剤の乱用など	① 保温に注意し，心身ともに安静を図る． ② 水分と電解質を補給する． ③ 温かい消化のよいものを摂取する． ④ 水様性食物線維を摂取する． ⑤ ビフィズス菌や乳酸菌飲料，オリゴ糖を摂取する(腸内細菌の正常化)．
ガスの発生	食事と一緒に空気を飲み込む 腸内細菌の発酵 ガム，煙草，炭酸飲料の摂取	① 食事は口を閉じてよく噛んで食べる． ② 炭酸飲料はグラスに注ぎ泡立てて飲む． ③ 規則正しい食生活を心がける． ④ ガスが発生しやすい食品の摂取を控える． ⑤ ビフィズス菌や乳酸菌飲料，オリゴ糖を摂取する(腸内細菌の正常化)． ⑥ 必要に応じて，脱臭フィルター付きのストーマ袋を使用する． ⑦ ガスの発生を自覚できる場合は，手でストーマを軽く圧迫すると消音効果がある．
臭い	便臭，尿臭，汗臭，体臭など	① 悪臭の原因となる食事を避ける． ② 消臭作用のある食品を摂取する． ③ 必要に応じて，消臭剤を使用する． ④ 身体の清潔保持に努める． 　下着，袋カバー，ストーマベルトの洗濯 ⑤ ストーマ装具の種類，貼付状況，交換間隔，排便処理方法の確認・検討を行う．

C 入浴[1〜5]

- 入浴は，ストーマ保有者の日常生活において最大の心配事である．
- 入浴は，身体を清潔にするだけではなく，新陳代謝の促進や疲労回復，腸管の蠕動運動の正常化などの働きがある．
- ストーマ装具を装着のままで十分入浴やシャワー浴が可能であることを伝える．
- ストーマ装具をはずした状態で入浴しても，腹圧は水圧より高いためストーマから湯が入る心配はない．
- 入浴中に便が出る心配がある場合は，入浴用の装具を用いるなどの工夫を行うと安心して入浴ができる．

1) 消化器系ストーマの場合

- 装具を装着した状態でも，外した状態でも入浴ができる．
- 自分の排泄習慣を理解し，便が排泄する時間を避けて，入浴すると安心して入浴できる．食後2時間以内は，胃・結腸反射で便の排泄が多い．
- 入浴前にストーマ袋内の便を捨てる．
- ストーマ装具を装着したまま入浴する場合は，ストーマ装具をコンパクトに折りたたんでテープやクリップでとめておくとストーマ袋が浮かんでこない．
- 入浴用装具を利用してもよい．
- ストーマ装具の交換日には，装具をはずした状態で入浴するとよい．
- 入浴後は，乾いたタオルなどで十分水分を拭き取る．不織布タイプの装具は，水分が蒸散するまで時間を要するため，袋カバーなどを利用し，濡れた装具が直接皮膚に接触しないように注意する．

2) 公衆浴場や温泉の場合

- ストーマがあることで温泉に行くことを躊躇しているストーマ保有者が多いが，ストーマ装具などの工夫により十分に可能であることを伝える．
- 必ずストーマ装具を装着するのがマナーである．
- 温泉の種類や温度によってストーマ粘膜に刺激的な場合もあるので，装具を装着して入浴するよう指導する．
- 入浴指導にあたっては，肌色でコンパクトな入浴用ストーマ装具の利用や洗い場での工夫などイメージしやすいよう具体例を示して説明する．
- 入院中に入浴体験をすると退院後の生活に自信がもてる．
- 日本オストミー協会の一泊研修では，入浴体験などを研修に入れている支部もある．ここでの経験が大きな自信につながり，その後の社会生活が広がるストーマ保有者が多い[26]．

温泉での工夫は？

- 入浴前に部屋のトイレで，ストーマ袋にたまった排泄物を排泄する．
- ストーマ装具が気になる場合は，単品系装具は，ストーマ袋をコンパクトに折りたたんでテープなどでとめる[1]．二品系装具では，入浴用ストーマ袋に交換すると目立たない[2]．
- 浴場のトイレでは，慌てることが多いので，事前に部屋で準備すると心に余裕ができる．
- 回腸ストーマでは，ミニサイズの入浴用ストーマ装具では，突然の便の排泄に対応ができない場合もある．排泄の時間や排泄量を考慮して装具を選択する．
- タオルは，2本用意する．1本で体を洗い，もう1本で腹部を覆うとストーマを気にせずに温泉を堪能できる．
- 温泉にでかける前に自宅で練習すると自信をもって出かけることができる[2]．

D 運動[1,3〜5]

- 特に制限はないが，開始前には，医師の許可を得てから開始する．
- 毎日の適度な運動は，健康の維持，腸運動の正常化，ストレス解消などの利点がある．
- 特別に制限はないが，身体がぶつかり合う格闘技や鉄棒などでは，ストーマ粘膜を損傷する可能性があるので注意が必要である．
- 重量挙げなどの腹圧のかかる競技では，傍ストーマヘルニアに注意する．
- 運動中は腸蠕動が活発となり排便が促進されるため，運動前にはストーマ袋の便は排泄しておく．
- 発汗が多い場合には，皮膚保護剤の粘着が低下する場合があるので，ストーマ装具を早めに交換する．また，予備のストーマ装具を携帯すると安心である．
- ストーマ袋の音が気になる場合は，音が気にならないタイプを選択する．
- 回腸ストーマでは，高分子吸収体で便を固めると運動の妨げにならない．
- 水着は，男性はトランクス型，女子は，フレアーやパレオ付きの水着で腹部の膨らみをカバーする．
- ストーマベルトや伸縮チューブを使用すると装具の安定が図れる．
- トイレの場所を確認しておく．

E 旅行[1,3〜5]

- 特に制限はない．
- 体力の回復に問題がなければ術前と同様，積極的に外出するよう勧める．
- 近所を散歩から，買い物など徐々に距離を伸ばしてから1泊旅行をするなど，自信をつけて行うことが大切である．
- ストーマ装具は，旅行期間より2〜3回分多めに持参する．また，予備の装具一組は必ず持ち歩くようにする．
- 車で移動する場合には，車内の温度が高くなる場所にストーマ装具を置かないように気をつける．
- ストーマ保有者対応トイレや多機能トイレのある場所を把握しておく．
- 飛行機を利用する場合は，機内にはさみは持ち込めない．預ける荷物の中に入れておく．また，あらかじめ面板をカットしておくとよい．
- 消化管ストーマでは，機内でストーマ袋が気圧の影響で膨らむ(バルーン現象)ことがあるので，ガス抜きフィルター付きのストーマ装具を利用する．
- 灌注排便法を行っている場合は，イリゲーションバッグを吊すためのフックを持参する．また，灌注排便法の水は地域によって衛生面の問題や水の成分で飲用できない場合もあるのでミネラルウォーターなどの飲用水を使用する．
- 旅行時は，環境の変化で排便状況(下痢・便秘など)が変化する場合があることを説明する．

- 国内旅行の場合，保険証，身体障害者手帳（交付者）を携帯する．
- 海外旅行の場合，税関チェックが厳しいところもあるため，使用装具の説明書やストーマに関する英語表記の資料を持参するとよい．また，IOA（国際オストミー協会）支部の連絡先を控えておくとよい．
- 海外でストーマ装具を購入する場合は，あらかじめストーマメーカーに問い合わせ訪問先の販売店を調べておく．
- インターネットを活用して情報を得られるので，メーカーのアドレスを控えておくとよい．

F　就学・就労[1, 2, 4)]

- 手術前と同様でよいが，医師と相談し活動範囲を拡大していく．
- 通勤，通学のラッシュはできるだけ避ける，時間に余裕をもってでかける．
- 通学，通勤途中のトイレの場所を確認しておく．
- 不意な装具交換に備え，予備のストーマ装具一組とスキンケア用品を常備する．
- 就学においては，入院中より担任・養護教諭と連絡をとり，協力を得る．
- 重い荷物の持ち運びなどの重労働は控え目にする．

G　性生活[1, 3, 27, 28)]

- 身心の回復に伴い性生活も可能である．
- 術後性機能障害を伴う場合は，専門外来での治療も検討する．
- 性交渉の前には，入浴し，装具の交換を行う．
- ストーマ装具が気にならないよう，袋カバーや腹帯を使用する．
- 体位は，ストーマ部の圧迫や摩擦を避ける体位が望ましい．
- 疾患や治療の経過により，医師の許可があれば，妊娠・出産も可能である．
- 妊娠・出産にあたっては，外科，内科，産科など連携をとり，安心して出産できるよう心身面のサポートを行う．

H　睡眠[4, 5)]

- 就寝前にストーマ袋の排泄物を空にすることを習慣にする．
- 消化管ストーマで排ガスが多い場合は，脱臭フィルター付きのストーマ装具を選択する．
- 回腸ストーマでは，容量の大きく，逆流防止機構のあるイレオストミー用パウチを利用するとよい．また，高分子吸収体を用いると面板への水様便の潜り込みを予防でき，安心して睡眠をとることができる．

I 衣服[2,4)]

- 特に制限はないので，気分転換のためにもおしゃれを楽しめるよう工夫する．
- ストーマの真上を締めすぎない．排泄物が停滞しないように適度なゆとりをもたせる．
- ベルトがストーマにかかる場合には，サスペンダーを利用する．
- 好みの色・柄のストーマ袋や腹帯を利用する．

J 災害時の備え[1〜5)]

- 非常持ち出し袋を準備する．
- ストーマ用品は少なくとも1ヵ月分は備蓄する．
- 他に装具交換時に必要な物品を準備する．面板はあらかじめ孔をあけておくとよい．
- スキンケア用品の中に水を必要としない洗浄クリームを準備する．
- 使用しているストーマ用品の製品名，サイズ，メーカー名，販売店の電話番号，住所，かかりつけの病院，医師の連絡先などのメモを常に携帯する．
- ストーマ用品は，自宅だけではなく，親戚や友人宅に分散しておくと安心である．
- 既製孔のストーマ装具を使用している場合は，自由孔のストーマ装具が使用できるよう面板のカット方法を習得しておく．
- 灌注排便法の場合は，水と場所の確保が困難となるので，自然排便法を習得しておく．

> **重要!!**
> - 災害発生時の連絡方法，連絡ができない場合の対処法，ストーマ用品の入手方法などを指導する[29〜33)]．
> - 日本ストーマ・排泄リハビリテーション学会(以下JSSCR)，日本オストミー協会(以下JOA)，日本ストーマ用品協会，関連学会等の災害対策状況，各自治体の最新の災害対策状況を把握し，情報を提供する[28〜35)]．

大規模災害におけるストーマ保有者の支援(2013.8.1現在)

- **JSSCRにおける災害対策**
  平成23年3月11日の東日本大震災時に以下の支援体制が整備され，JSSCRホームページに掲載されている．
  * JSSCRオストメイト受け入れ病院リスト[33)]
  * 全国オストメイト受け入れ施設マップ[33)]
  * 東北地方 ストーマ装具販売店リスト[33)]

  JSSCRホームページ http://www.jsscr.jp/shinsai.html

- **JOAにおける災害対策**
  * 「オストメイトの方に勧められる災害対策」[34)]をもとに，災害時に心がけるべきことを常時呼びかけている．
  JOAホームページ http://www.joa-net.org

- 日本ストーマ用品協会

*平成24年12月改訂「災害時対策マニュアル」[35]を作成した．
災害時要援護者の避難支援ガイドライン（平成18年3月内閣府発行）に基づいた「災害対策に係るストーマ用品供給の対応について」および「緊急時対策マニュアル：ストーマ装具の供給について」が明記されている．
緊急時（災害発生から約1ヵ月間）には，ストーマ装具の無料提供を受けることができる．

- 日本ストーマ連絡協議会
JSSCR，JOA，日本ストーマ用品協会の三者会であり，個々の団体では解決できない課題を協議することで，ストーマ保有者QOL向上へ向けた総合的支援の取り組みのために発足した会である[35]．災害発生時にはこの協議会でさまざまな決定がなされる．

K ストーマ用品の入手方法と廃棄方法[3〜5]

1) 入手方法

- 使用するストーマ装具が決定したら，製品名・サイズ・製品番号・会社名を記載し手渡す．
- ストーマ用品を購入する取扱店を紹介する．
- 手術後2〜3ヵ月は，ストーマの局所条件が変化するため，大量に購入せず，2〜3ヵ月分を目安に購入するよう説明する．

2) 保管

- 品質管理上，高温多湿を避けて保管する．また，変色や変形を避けるために箱に入れた状態で保管する．
- 製造月日や使用期限が表示されていることを伝える．

3) 廃棄

- ストーマ袋内の排泄物は必ずトイレに捨ててから廃棄する．
- 病院では，各施設のごみ処理法に従い，医療廃棄物として廃棄する．家庭では新聞紙などで包んだ後にビニール袋に入れて密封し，地域のごみ分別の指示に従って廃棄する．

L サポートシステム[27]

1) 患者会

- 患者会とは，社会復帰したストーマ保有者がさまざまな情報を交換したり，親睦をもつことを目的として作られた会である．
- ストーマ保有者が中心になって作られた会や病院が主体となってできた会，用品メーカーが主催の会がある．

- 現在，日本で最大の会員を有する患者会は，社団法人日本オストミー協会（JOA）である．会員数 10,000名（2013年6月現在） 都道府県・指定都市に61の支部がある．
  JOAホームページ http://www.joa-net.org

2) オストミービジター

- 社会復帰しているストーマ保有者が病院などを訪問し，術前術後の患者の相談に応じ，社会復帰を手助けするボランティアである．現在は養成が中断されている．

3) 社会福祉制度の活用

- 身体障害者福祉法による身体障害者手帳の交付や，補装具の交付，税金の減免制度などがある．メディカルソーシャルワーカー（MSW）と連携し，患者に必要な福祉制度が活用できるようにする．詳細については，VII章を参照．

M その他[2〜5]

1) 定期受診

- 原疾患の継続的な治療，再発，転移のフォローを行う．
- 自分の健康を確認しながら，安心して社会生活を拡大していく．

2) ストーマ外来

- 専門的な知識に基づく技術と方法でストーマ保有者の"生活の質"を向上させることを目的としている．
- 術前から継続的にかかわり，ストーマ保有者が抱える問題を解決する．精神面の援助，局所管理指導，情報の提供，社会福祉制度の活用，他施設，訪問看護ステーションとの連携など生涯にわたって全人的ケアを提供する外来である．
- ストーマ外来がない施設では，退院後の窓口を必ず決めておく必要がある．

3) 在宅における継続ケア

- 安全で快適な生活を営むうえで，ストーマ保有者を支える家族やキーパーソンの存在は重要である．
- ストーマ保有者がセルフケアができなくなった場合は，家族や在宅医療者と連携を密にとり患者をサポートしていく必要がある．
- 平成23年7月5日の厚生労働省の通達により，専門的な管理を必要としない場合のストーマの装具は原則として医行為には該当しないことが明文化され，介護サービス担当者（ヘルパー，ストーマ保有者の家族など）によるストーマ装具の交換が認められた．実施にあたってはストーマケアの教育を受けていることが望ましいとされており，JSSCRによる「介護サービス担当者のためのストーマケア講習会」が各地で開催されている[37]．

引用文献

1) 襟川政代：消化器ストーマのリハビリテーション日常生活の援助．臨看 1988；14：539-543
2) 伊藤美智子：日常生活の援助．NURSING MOOK 15 ストーマケア，学習研究社，2003；121-135
3) 佐久間久美：ストーマ保有者の退院前後の支援と日常生活の援助．ストーマリハビリテーション講習会実行委員会編 ストーマリハビリテーション―実践と理論―，金原出版，2006；181-185
4) 世良俊子：退院時の日常生活指導―手術前の生活を目標にする，そのまま使える ストーマ・セルフケア 実践指導マニュアル（徳永恵子編），消外 Nurs 2004秋季増刊 2004；165-200
5) 上原美紀：オストメイトの生活，実践．ストーマケア（穴澤貞夫編），へるす出版，2000；157-168
6) 福山 恵，松田野利子，前間真弓，他：大腸癌 栄養指導の実際．栄評治 2007；24：479-484
7) 内野 基，池内浩基，平田晃弘，他：大腸全摘周術期の栄養管理．外科 2008；70：1070-1076
8) 五十嵐由美：空腸ストーマ造設後の多量の水様便に対する効果的な飲水指導――残存空腸約150cmとなった一症例を経験して．日ストーマリハ学会誌 2003；19：80-84
9) Glotzer DJ：The Surgical management of idiopathic inflammatory bowel disease. Inflammatory Bowel Disease, 3rd Ed, ed by Kirsner JB, Shorter RG, Lea & Febiger, Philadelphia 1998；585-644
10) Wexner SD, Jensen L, Rothenberger DA, et al：Long-term functional analysis of the ileoanal reservoir. Dis Colon Rectum 1989；32：275-281
11) 西 正晴，岡久稔也，矢野勇人，他：感染性腸炎の下痢による脱水症状患者を対象としたOS-1（食品）の水・電解質補給効果の検討―市販ミネラルウオーターを対照とした多施設共同並行軍比較試験―．薬理と治療 2003；839-853
12) Nalin DR, Cash RA, lslam R, et al：Oral maintenance therapy for cholera in adults. Lancet 1968；2：370-373
13) Avery ME, Snyder JD：Oral therapy for acute diarrhea. The underused simple solution. N Engl J Med 1990；323：891-894
14) Farthing MJ：Oral rehydration therapy. Pharmacol Ther 1994；64：477-492
15) Mauer AM, Dweck HS, Finberg L, et al：American Academy of Pediatrics－Committee on Nutrition. Use of oral fluid therapy and posttreatment feeding following enteritis in children in a developed country. Pediatrics 1985；75：358-361
16) Report of an ESPGAN Working Group. Recommendations for composition of oral rehydration solutions for the children of Europe. J Pediatr Gastroenterol Nutr 1992；14：113-115
17) Schedl HP, Clifton JA：Solute and water absorption by human small intestine. Nature 1963；199：1264-1267
18) Sladen GE, Dawson AM：Interrelationships between the absorptions of glucose, sodium and water by the normal human jejunum. Clin Sci 1969；36：119-132
19) Read NW, Holdsworth CD, Levin RJ：Electrical measurement of intestinal absorption of glucose in man. Lancet 1974；14：624-647
20) Lifshitz F, Wapnir RA：Oral hydration solutions：experimental optimization of water and sodium absorption. J Pediatr 1985；106：383-389
21) Pierce NP, Banwell JG, Mitra RC, et al：Effect of intragastric glucose-electrolyte infusion upon water and electrolyte balance in Asiatic cholera. Gastroenterology 1968；55：333-343
22) Phillips RA：Water and electrplyte losses in cholera. Fed Proc 1964；23：705-712
23) 西 正晴，岡久稔也，矢野勇人，他：感染性腸炎等の下痢による脱水症患者を対象としたOS-1（食品）の水・電解質補給効果―市販ミネラルウォーターを対照とした他施設共同並行群比較試験―．薬理と治療 2003；31：839-853
24) Gibson GR, Roberfroid MB：Dietary modulation of the human colonic microbiota；introducing the concept of prebiotics. J Nutr 1995；125：1401-1412
25) Lilly DM, Stiillwell RH：Probiotics：Growth promoting factors produced by micro-organisms. Science 1965；147：747-748
26) Schrezenmeir J, de Vrese M：Probiotics, prebiotics, and synbiotics-approaching a definition. Am J Clin Nutr 2001；73：361S-364S
27) 熊谷英子：患者会，ストーマリハビリテーション講習会実行委員会編，ストーマリハビリテーション―実践と理論―．金原出版 2006；198-204

28) 熊谷英子, 高橋真紀, 和泉順子, 他：クローン病のオストメイトにおける妊娠出産時のストーマケア. 日ストーマ・排泄会誌 2005；12：61（会議録）
29) 小田切宏恵：災害時のオストメイト支援―東日本大震災の体験からの提言. 日ストーマ・排泄会誌 2012；28：71-77
30) 齋藤弘美, 佐藤真知子, 森谷恵子, 他：東日本大震災における当院のオストメイトの現状. 日ストーマ・排泄会誌 2012；28：79-83
31) 国井久美子, 橋本明彦：東日本大震災後にストーマ装具の支給を受けたストーマ保有者の実態―今後の災害対策の課題―. 日ストーマ・排泄会誌 2012；28：84-89
32) 柴崎真澄, 齋藤優紀子, 菅野恵子, 他：東日本大震災における福島県下でのストーマ装具支援活動の学び. 日ストーマ・排泄会誌 2012；28：90-95
33) 大村裕子：東日本大震災における被災ストーマ保有者への支援. 日ストーマ・排泄会誌 2012；28：96-102
34) 高石道明：語りつぐ広域災害時の排泄課題への取り組み　オストメイトが災害から生きのびるために. 日ストーマ・排泄会誌 2013；29：58（会議録）
35) 福元真一：東日本大震災におけるストーマ用品協会の活動. 日ストーマ・排泄会誌 2012；28：103-112
36) 青木和恵, 河合俊乃：関連学会共通「災害時 Wed Site」の構築と運用. 日ストーマ・排泄会誌 2012；28：113-115
37) 渡邊　成：ストーマ保有者への在宅療養支援　介護サービス担当者向けストーマケア講習会. 日ストーマ・排泄会誌 2013；29：55（会議録）

和文索引

— あ —

悪性腸閉塞　121
アトピー性皮膚炎　130
アルギネート剤　107

— い —

胃・結腸反射　217
医学的ストーマ　163
一期手術　123
一次開口ストーマ　11
一次閉鎖　151
一次縫合　141, 144
一次癒合　141
衣服　220
イリゲーションバッグ　218
医療費控除　203
医療保険　207
イレオストミー用パウチ　219
インフォームドコンセント　25, 26

— う —

ウエットストーマ　17
運動　218

— え —

壊疽性膿皮症　104, 130
炎症性腸疾患　105
エンドループ式ストーマ　6, 72

— お —

オーエスワン　214
オストミービジター　222
温泉　217

— か —

介護サービス担当者のためのストーマケア講習会　222
介護保険　205
回腸ストーマ　4, 106, 214
回腸囊関連合併症　100
回腸囊肛門(管)吻合　99
回腸囊不全　100
開腹創処置　166
外翻固定　59
外翻縫合　51, 57, 66
潰瘍性大腸炎　99

化学的前処置　28
化学的腸管洗浄　28
括約筋間切除　100
カデキソマー　107
カデックス軟膏　107
陥凹　78, 79
陥凹型ストーマ　50, 184
患者会　221
感染徴候　168
灌注排便法　175, 218, 220
貫通孔の作製　44, 62
緩和ストーマ　121

— き —

機械的前処置　28
機械的腸管洗浄　28
機械的腸閉塞　55
器械吻合　140, 141
器械吻合による側々吻合　156
器械吻合による端側吻合　156
機能的端々吻合　140, 149, 156
逆流性回腸炎　103, 131
逆流防止機構　219
急性憩室炎　128
急性腸間膜血行不全症　129
キルシュナー鋼線　79
緊急手術　122
金属ステント留置　124
巾着縫合　142, 144, 151
筋膜切開　46
筋膜ブリッジ　76

— く —

クーパー剪刀　45
クリーブランドクリニックの原則　30
クローン病　186

— け —

経口補水液　214
経肛門的イレウス管　124
憩室炎　126
憩室炎の重症度分類　127
憩室炎の合併症　127
憩室炎の手術　128
継続ケア　222
経表皮水分蒸発(喪失)量　172
結節　104

索引

結腸　126
結腸，直径　126
結腸，長さ　126
結腸憩室症　126
結腸ストーマ　2
血流障害　53
減圧的結腸瘻　102

― こ ―

抗TNFα抗体治療　111
公衆浴場　217
口側腸管　63
高分子吸収体　218
肛門機能不全　152
肛門側腸管　63
肛門病変　109
後腹膜の修復　49

― さ ―

サーベイランス　111
災害　220
災害時対策マニュアル　221
災害時要援護者の避難支援ガイドライン　221
在宅　222
サポートシステム　221
三角吻合　150
三期手術　123
蚕食性潰瘍　104, 107

― し ―

自然成熟　13
自然排便法　220
社会福祉制度　222
社会復帰用装具　174
シャワー浴　216
就学　219
十字切開　46, 56
就労　219
手術部位感染　162
出血性水疱　104
術後栄養管理　213
出産　219
術前外来　24
術前教育　22
術前ケア　22
術直後の創管理　165
術直後用装具　172
術野感染症　148
受容　27
順行性洗腸療法　9
準清潔創　164

障害適応，ストーマ造設　27
障害年金　202
情報提供，術前　23
食事指導　212
食事制限　212
食生活　212
食物線維　213
人工肛門・人工膀胱造設術前処置加算　29
伸縮チューブ　218
尋常性乾癬　130
身体障害者手帳　222
身体障害者4級　26
シンバイオティクス　215
真皮・漿膜筋層埋没縫合　52
真皮・腸管漿膜筋層縫合　52

― す ―

水分　213
水分吸収作用　213
水溶性食物線維　213, 215
スタンダードプリコーション　170
ステロイド軟膏　106
ストーマ壊死　184, 191
ストーマ外傷　186
ストーマ外来　222
ストーマ合併症　178, 181
ストーマ陥凹　184
ストーマ貫通孔　191
ストーマ陥没　78, 184
ストーマ管理困難　163, 179, 181
ストーマ管理困難症　167
ストーマ狭窄　190, 191
ストーマケア　170
ストーマ再造設　191
ストーマサイトマーキング　26, 28
ストーマサイトマーキングの原則　30
ストーマ周囲陥凹　184
ストーマ周囲膿瘍　185
ストーマ周囲皮膚炎　185
ストーマ周囲皮膚障害　185
ストーマ出血　186
ストーマ静脈瘤　190
ストーマ成熟　59
ストーマ装具　171
ストーマ造設経路　123
ストーマ造設の不安　27
ストーマ脱出　72, 188, 191
ストーマ粘膜皮膚離開　183
ストーマの陥没　79
ストーマフィジカルアセスメント　174
ストーマ部感染　185

ストーマ袋　220
ストーマ閉鎖　10
ストーマ閉鎖時期　138
ストーマ閉塞　185
ストーマへの適応　27
ストーマベルト　218
ストーマ縫合部　169
ストーマ保有者対応トイレ　218
ストーマ用品　221
ストーマ瘻孔　186

— せ —

性機能障害　26, 219
税金　222
精神的サポート，術前ケア　27
性生活　219
接触皮膚炎　130
セルフケア　23
セルフケア能力　24
穿孔性腹膜炎　125
全国オストメイト受け入れ施設マップ　220

— そ —

創感染　151
創管理　165
早期合併症　55, 178
装具交換　170
装具選択　174
双孔式回腸ストーマ　138
双孔式ストーマ　5
双孔式ストーマ造設　122
創傷治癒過程　106
創処置の原則　166
造設直後　165

— た —

大腸　126
大腸，直径　126
大腸，長さ　126
大腸亜全摘術　124
大腸癌イレウス　122
大腸全摘術　99
多機能トイレ　218
タクロリムス水和性軟膏　105, 106
脱落　78, 79
ダブルストーマ　17
単孔式回腸ストーマ　56
単孔式結腸ストーマ　44
単孔式ストーマ　4, 44
短腸症候群　129

— ち —

チーム医療　27
遅延縫合　141
虫垂瘻　9
中毒性巨大結腸症　100, 101
腸管外合併症　105
腸管係蹄の回転　64
腸管前置術　125, 151
腸管の固定　50
腸管病変　108
腸蠕動回復の指標　168
腸閉塞　151, 185
直線切開　46, 56
直腸肛門病変　108

— て —

定期受診　222
デクラート　107
手縫い吻合　139, 140, 141, 149
デルモベート　106
電解質　213

— と —

東北地方ストーマ装具販売店リスト　220
ドレッシング材　165
トレフィンストーマ　16

— な —

難治性痔瘻　108

— に —

二期手術　123
二次開口ストーマ　12
二次的ストーマ成熟　125
二次縫合　141, 144
日本オストミー協会　220
日本ストーマ・排泄リハビリテーション学会　220
日本ストーマ連絡協議会　221
乳酸菌　215
乳糖分解酵素　215
入浴　216
入浴体験　217
入浴用装具　217
二連銃式ストーマ　6
妊娠　219

— ね —

ネラトンカテーテル　79
粘液瘻　8
粘膜翻転回腸ストーマ　59

索引

—の—
膿疱 104

—は—
ハイアウトプットストーマ 104
ハイドロコロイドドレッシング材 107
排泄口 66
排泄障害 23
排尿障害 26
排便機能 153
抜糸 51
パッチテスト 171
バルーン現象 218
ハルトマン手術 53, 122, 155
晩期合併症 55, 178
瘢痕組織 163

—ひ—
皮下脂肪 45
皮膚・腸管全層縫合 52
ビフィズス菌 215
皮膚切開の長さ 45
皮膚切開法 44
皮膚ブリッジ 75
肥満 48
標準予防策 170

—ふ—
フードブロッケージ 215
腹会陰式直腸切断術 97
腹腔鏡下APR 97
腹腔鏡下ストーマ造設 95
腹帯 220
腹直筋の処理 47
腹壁瘢痕ヘルニア 145, 151
腹膜外経路 47, 48, 49, 54
腹膜内経路 48, 49, 54, 56
不潔創 164
不溶性食物線維 213, 215
プレバイオティクス 215
プロトピック軟膏 106
プロバイオティクス 215
分割手術 99
分離型ストーマ 7

—へ—
閉塞性大腸炎 131

—ほ—
膀胱・直腸機能障害者 196
縫合不全 147, 151, 152
放射線皮膚炎 130
傍ストーマヘルニア 56, 188, 191
ボタン固定法 192
没ストーマ 184

—ま—
埋没縫合 51, 57
マイルズ手術 53

—め—
メス 45
面板剥離 173

—も—
盲腸瘻 9

—ゆ—
有痛性紅斑 104, 107
癒着防止吸収性バリア 68

—よ—
ヨウ素剤 107
予防的ストーマ 84

—ら—
ラクターゼ 215

—り—
臨床的ストーマ 163

—る—
類天疱瘡 130
ループエンド式ストーマ 74
ループ式回腸ストーマ 62, 99
ループ式結腸ストーマ 69
ループ式ストーマ 76

—ろ—
瘻孔形成 151
ロッド 78

欧文索引

—A—
acute mesenteric ischemia 129
afferent limb 63
AMI 129
antegrade continence enema 9
appendicostomy 9
APR 97

—B—
backwash ileitis 103, 131
bleeding 186
blowhole colostomy 101, 102
Brooke ileostmy 58
Brooke式ストーマ造設法 59

—C—
CBP 28
cecostomy 9
chemical bowel preparation 28
colostomy 2
Common Terminology Criteria for Adverse Events 179
covering loop ileostomy 99
covering stoma 84, 150
CTCAE 179

—D—
DALM 99
damage control手術 123
defunctioning stoma 84, 150
delayed maturation 13
delayed mucocutaneous suture 13
delayed opening 11
detachment 183
distal limb 63
distal loop transeverse colostomy 86
diverting stoma 84, 150
divided colostomy/ileostomy 7
double stoma 17
double-barrelled colostomy/ileostomy 6
dysplasia associated lesion or mass 99

—E—
early complication 178
efferent limb 63
end stoma 4

end-loop stoma 6, 72, 79
eversion suture 66
exteriorization 125, 151

—F—
falling 78
fecal diversion 84, 138
FEEA 140, 149
food brockage 186
functional end to end anastomosis 140, 149

—G—
ghost ileostomy 12, 14
Goligherトンネル 47, 48, 54
gunsight皮膚切開・縫合法 142

—H—
handsewn anastomosis 139, 149
hidden stoma 12
high output stoma 104, 129
high-grade dysplasia 99

—I—
IAA 99
IACA 99
ileostomy 4
ileostomy dysfunction 59, 103
intersphincteric proctectomy 100

—J—
JOA 220
JOAホームページ 220
JSSCR 220
JSSCRオストメイト受け入れ病院リスト 220
JSSCRホームページ 220

—K—
KG系皮膚保護剤 173
Kock ileostomy 10

—L—
late complication 178
loop end stoma 5, 74
loop stoma 5

—M—
malignant bowel obstruction 121

索引

MBO　121
MBP　28
mechanical bowel preparation　28
medical social worker　27
MSW　27
mucocutaneous separation　183
mucous fistula　8

― O ―

OS-1　214

― P ―

palliative stoma　121
parastomal abscess　185
parastomal hernia　188
peristomal recession　184
permanent stoma　10
PG　104
PGのストーマケア　106
poorly sited stoma　179
pouch failure　100
primary closure　151
primary maturation　11
primary mucocutaneous suture　11
primary opening stoma　11
prolapse　188
protective stoma　84
proximal limb　63
proximal loop transeverse colostomy　86
pursestring suture　142, 151

― Q ―

QOL　153

― R ―

retracted stoma　184
retraction　78
rotation　64

― S ―

secondary maturation　13
secondary opening stoma　12
Seton法　108
short bowel syndrome　129
simple closure　148
sinking stoma with skin ptosis　184
SSI　162
stenosis of stoma　190
stoma closure　10
stoma necrosis　184
stoma obstruction　185
stoma site infection　185
stomal fistula　186
stomal subsidence　78, 184
stomal varices　190
surgical site infection　148

― T ―

temporary stoma　10
trephine　191
trephine stoma　16, 97
triangulating stapling technique　150
tube ileostomy　103
Turnbull手術　101, 102

― W ―

wet stoma　17

検印省略

消化管ストーマ造設の手引き
Manual of Intestinal Stoma Construction

定価（本体 6,400円＋税）

2014年 2月 4日　第1版　第1刷発行
2019年 8月29日　　　同　　第4刷発行

編著者　日本ストーマ・排泄リハビリテーション学会
　　　　日本大腸肛門病学会

発行者　浅井　麻紀

発行所　株式会社 文光堂
　　　　〒113-0033　東京都文京区本郷7-2-7
　　　　TEL　(03)3813-5478（営業）
　　　　　　(03)3813-5411（編集）

ⓒ日本ストーマ・排泄リハビリテーション学会　　印刷・製本：公和図書
　日本大腸肛門病学会, 2014

ISBN978-4-8306-2338-7　　　　　　　　　　　Printed in Japan

・本書の複製権, 翻訳権・翻案権, 上映権, 譲渡権, 公衆送信権（送信可能化権を含む）, 二次的著作物の利用に関する原著作者の権利は, 株式会社文光堂が保有します.

・本書を無断で複製する行為（コピー, スキャン, デジタルデータ化など）は, 私的使用のための複製など著作権法上の限られた例外を除き禁じられています. 大学, 病院, 企業などにおいて, 業務上使用する目的で上記の行為を行うことは, 使用範囲が内部に限られるものであっても私的使用には該当せず, 違法です. また私的使用に該当する場合であっても, 代行業者等の第三者に依頼して上記の行為を行うことは違法となります.

・JCOPY〈出版者著作権管理機構　委託出版物〉
本書を複製される場合は, そのつど事前に出版者著作権管理機構（電話 03-5244-5088, FAX 03-5244-5089, e-mail：info@jcopy.or.jp）の許諾を得てください.